中医精诚文化 医院文化管理

刘志军　杨丁贵　张海芳　编著

中国协和医科大学出版社

北　京

图书在版编目（CIP）数据

中医精诚文化与医院文化管理 / 刘志军，杨丁贵，张海芳编著. —北京：中国协和医科大学出版社，2022.10

ISBN 978-7-5679-1978-5

Ⅰ. ①中… Ⅱ. ①刘… ②杨… ③张… Ⅲ. ①医院文化－文化管理－研究－中国 Ⅳ. ①R197.3

中国版本图书馆CIP数据核字（2022）第075384号

中医精诚文化与医院文化管理

编　著：	刘志军　杨丁贵　张海芳
责任编辑：	高淑英
封面设计：	邱晓俐
责任校对：	张　麓
责任印制：	张　岱

出版发行：**中国协和医科大学出版社**
　　　　　（北京市东城区东单三条9号　邮编100730　电话010-65260431）
网　　址：www.pumcp.com
经　　销：新华书店总店北京发行所
印　　刷：三河市龙大印装有限公司

开　　本：710mm×1000mm　　1/16
印　　张：13.25
字　　数：220千字
版　　次：2022年10月第1版
印　　次：2022年10月第1次印刷
定　　价：58.00元

ISBN 978-7-5679-1978-5

自唐代医药学家孙思邈提出"大医精诚"以来，"精诚"二字已经成为中医文化精神和内涵最为经典的概括。"精诚"不仅指历代大医、良医的医德之境界，更是中医医学精神之精髓；不仅指个体，更是指群体；不仅指个人修养，更是行业旨归。

中国现代医学发展及其医院的组织管理虽多受西学影响，但传统中医精神却是不绝如缕，在一代代中国医学大家身上血脉相承，绵延至今。2020年注定是考验中国人智慧和勇气担当的一年，同时也是中国大医精诚之精神熠熠生辉，照亮人类生途的时刻。"健康所系，性命相托，就是我们医务人员的初心；保障人民群众的身体健康和生命安全是我们医者的使命。"钟南山院士在"全国抗击新冠肺炎疫情表彰大会"的铿锵之言是传统中医"大医精诚"精神在世界的现代回响，指明了当今医者的价值所在及当代医院的价值追求。

近十年的医院管理探索，无论是面对医院规模的扩大，还是面对医院内涵的提升；无论是面对医护的困惑，还是面对患者的诉求；有一些问题始终萦系在心头，让人苦苦思索。医院可持续发展的动力源泉究竟是什么？什么是医院的核心竞争力？医院之魂在哪里？现代医院管理理论多从方法论及医院管理出发，是从"术"的层面上谈管理，虽然也大大促进了医院管理水平的提升，但往往塑造不出医院的灵魂。而一个医院如果缺乏文化之魂，是没有持续的生命力和核心竞争力的。当一座高水平的现代化医院建立了基于科学、信息、智能等的精密管理系统之后，试问我们的管理是否应在"道"的层面上反思医院发展的可持续动力？一个医院犹如一个人，如果以特质文化，比如精诚文化作为医院的灵魂，并将其贯彻到医院的管理系统之中，将会给医院的发展灌注生命之气和发展之力。

传统中医瑰宝孙思邈之《大医精诚》像高山之清泉，启迪着思考的灵感。新型冠状病毒肺炎疫情的抗击，尤其是无数白衣战士在无硝烟战场上的壮举，让人更加清晰明了孙思邈之"大医精诚"的时代内涵，以及当今医院文化管理的核心要点：那就是让"精益赤诚"成为医院精魂，成为整个医院上上下下奋战在各个岗位的工作人员的品质特征；并且成为医院可持续发展源源不断的动力。医院精诚文化管理的理论和实践是本书要探讨的核心问题，课题组成员在理论研究和实践探索中，对医院精诚文化管理的特征、内涵和具体展开模式等一系列问题进行了系统论证。

　　文化管理归根结底是对人的思想、信仰和价值观的管理。作为一所大学附属医院，除了治病救人外，还担负着教育教学的重要使命。通过文化管理促进思想引领，抓好全体医护人员及医学生的灵魂铸造与道路引领，是医院管理面临的新问题和任务。习近平总书记《思政课是落实立德树人根本任务的关键课程》重要文章的发表，更加坚定了课题组成员的信心。如果说教育的根本是全面贯彻落实党的教育方针，解决好培养什么人、怎样培养人、为谁培养人的根本问题，那么医院的根本就是要全面贯彻落实好党的卫生工作方针，通过思想引领与文化管理的深度融合，完成"时刻听党召唤、对待事业精益赤诚、时时事事预防为主、关爱病患"的使命。

　　本书即是相关研究成果的阶段性总结，力图比较全面地呈现医院精诚文化管理的理论要点和实践成果，内容完备，论证严谨，资料翔实。对于其中有争议之处，欢迎同道参与讨论，辨析明理，以达精准。

刘志军

2022 年 5 月于邯郸

目　录

第一章

绪　论

　　我国新医改政策的不断深化和健康中国战略的逐步实施，对医院的医疗服务水平、综合竞争实力都提出了更高的要求。医院既是我国科学就医体系、优质医疗服务的承担者，也是激烈和复杂的市场竞争中的角逐者。在这样的背景下，选择科学合理的管理模式，对全面提升医院管理水平，推动医院的可持续发展有着至关重要的作用。在不断的改革探索中，越来越多的研究者发现，无论是单纯的制度革新、片面的绩效管理还是外在的文化宣贯，都不能满足医疗体制改革和医院发展的全部要求。只有将一种内在的、得到深刻认同的价值观作为引领全体成员精神塑造和行为引导的核心理念，并将之全面贯彻在医院管理的各个环节，使之在医院的管理体系、诊疗体系、运营体系发挥内在的作用，才能对医院发展产生长远的推动力——这即是文化管理的核心内容。文化管理作为一种先进的、适合知识经济时代需求的管理模式，将对医院的改革创新起到巨大的推动作用。新医改要求坚持以人为本的原则，深入落实科学发展观，坚持医疗行业的公益性，以内涵管理为着眼点，全面实现制度创新和机制转换。文化管理恰恰符合新医改的原则和要求，是实现医疗改革目标和方向的有效途径。

　　文化管理不同于经验管理和科学管理，它以价值观管理为核心，追求的是整个组织在精神理念、行为宗旨和追求目标上的深度认同和高度统一，是使文化在人本层次上发挥内在作用，成为企业发展的持续动力。文化管理在我国医疗行业方兴未艾，在这方面一些医院做出了极有价值的探索。目前，越来越多的研究者和管理者认识到了单纯的文化建设不能满足医院发展的全部需求，更加注重围绕价值观进行的系统性文化管理。在文化管理的资源探索方面，我国传统文化提供了广阔的土壤，尤其是切合我国历史文化、生命力强大的中医文化。党中央、国务院发布的《"健康中国2030"规划纲要》中，中医药单设一章，纲要特别强调了中医药学对于健康中国目标实现的重要作用。习近平总书记在广东考察时也提出"让中医药走向世界"的号召。中医药学以优质的健康医疗服务造福国民，惠及世界。在天人合一的哲学理念下形成的中医理论，具有宝贵的思想价值，其对生命本质的注重、对人性力量的强调，都是宝贵的文化管理资源。针对医院的行业特征和新医改的要求，我们将精诚文化作为医院文化管理的核心文化。精诚文化是我国中医药学的宝贵资源，精准而全面地概括了医院文化所应具有的深刻内涵，切合医院组织特征的内在需求，对医院文化管理有着重要的价值和意义。将精诚文化价值观落实到医院文化管理模式中，最大成效地发挥精诚文化对医院管理的本质性作用，是传统医学理念与现代化管理方法相融合的创新性探索。

第一节 当前文化管理理论与实践探索

一、文化管理理念的提出

文化管理是从文化的高度来管理企业，以统一的文化精神引领对企业各个环节控制、计划、协调和组织。它并不是一种如质量管理、绩效管理那样的具体的管理方法，而更是一种管理理念，用文化作为企业塑造的根本途径。文化管理理论的出现，是时代需求和管理学深刻变革的结果。

文化管理出现于20世纪80年代，是伴随着日本企业的崛起，美日企业文化对比研究而产生的。在此之前，西方企业大多运用科学管理的方法，以追求组织效率最大化为目标，将组织看作一种科学的机械系统，对组织管理的各个环节进行量化的解析，从而进行科学管理和控制。随着科学技术和生产力的不断发展，世界经济形势发生了显著变化。企业规模的日益庞大与分工复杂程度的提高，以及企业外部环境不确定性的增强，使得科学管理的显性契约方式不仅成本过高，而且难以实现利益与责任分配上的同步。只有依靠培养统一的价值观念，才能从根本上协调利益与责任、个体与集体等关系，企业文化理论范式就是在这样的背景下产生的。20世纪80年代，日本企业的成功，给管理学家提供了科学管理之外的典型案例，也让美国企业看到了价值观管理的巨大力量。诸多学者开始从日本企业的成功中汲取经验，从中发现了文化对于企业管理的重要作用，企业管理理论从科学管理向文化管理转型。

随着对企业文化的深入研究，学者发现，相较于物质、组织架构、制度规则等因素，企业的理念、行为、发展宗旨等因素更能够决定企业的发展趋势，能够决定企业管理的成功与否。在对科学管理的反思、对企业文化作用的发掘中，先后有几部著作产生了决定性的导向作用：威廉·大内的《Z理论——美国企业怎样迎接日本的挑战》指出，日本企业中的集体主义文化带来了日本企业管理的成功，美国企业要吸取日本企业的经验，向"具有一套独特的价值观，其中包括长期雇佣、信任以及亲密的个人关系"的"Z"型文化转型。[①]理查德·帕斯卡尔和安东尼·阿索斯《日本企业管理艺术》，依据管理的七大要素即"7S"详细考察了美日企业在管理上的重大区别，得出结论：美国管理学界应当认清集体主义价值观的重要性，以此使美国的企业管理洗心革面。随后，特雷斯·迪尔和阿伦·肯尼迪《企业文化——企业生活中的礼仪和仪式》出版，对企业文化进行了较为细致和明确的分析，提出了企业环境、价值观、企业英雄、风俗和礼仪、文化网络是企业文化的五大要素，其中，价值观最为重要，具有奠基和导向作用。[②]"它能决定营造什么样的企业环境、风俗和礼仪，挑选什么样的员工作为企业英雄，还能为所有员工提供共同的目标，作为他们工作的行动指南。"[③]另外，彼得斯和沃特曼在《成功之路》一书中，概括总结出优秀企业的八条准绳。这些著作立足于对科学管理的反思和对文化作用的发掘，对企业文化管理的创新性和有效性进行了深入的论证，力图把文化管理引入当代企业管理的主流中，发挥文化管理的巨大功能，奠定了文化管理理论的基础。

20世纪80～90年代，有学者追随威廉·大内等人的脚步，在文化管理的领域中进行更深的探索，对企业文化的一些基础性问题进行梳理和探讨。如爱德加·沙因，对企业文化的一系列基本概念进行界定和分析，并且对于企业文化在管理中的具体作用进行探析。90年代以后，企业文化管理研究进一步深入，一方面，企业文化理论得到了极大的完善和拓展；另一方面，在企业文化的具体实施层面上，有更多个体性的研究案例出现。本杰明·斯耐德的《组织气氛与文化》是企业文化理论研究的代表性著作；约翰·科特和詹姆斯·赫斯克特的《企业文化与经营业绩》，对美国70多个不同公司的文化与管理模式进行个案采样，分析企业文化与企业发展的内在联系；还有企业文化的定量研究、企业文化的效用评估等方面的探索。许多学者发表论文和论著，运用不同

---

①【美】威廉·大内著：《Z理论——美国企业界怎样迎接日本的挑战》，孙耀君、王祖融译，北京：中国社会科学出版社，1984年版，第4-8页。

② 王虎成：《文化管理与战略管理互补研究》，华中师范大学博士论文，2013年10月。

③【美】特雷斯·迪尔、阿伦·肯尼迪著：《企业文化——企业生活中的礼仪与仪式》，李原、孙健敏译，北京：中国人民大学出版社，2009年版，第4页。

的方法对企业文化进行定量研究。

我国的企业管理受到了西方管理理论的较大影响。首先是企业文化这一概念备受重视，曾一度掀起了企业文化建设的热潮。但最初我国对企业文化的认识不够深入和全面，企业文化建设一度停留在简单的物质文化设计、行为文化宣贯的层面上。随着企业文化研究的深入，人们开始真正认识到在企业文化中价值理念的核心作用，开始以人本主义为出发点，探索文化对于企业的本质性力量。在理论层面，一批学者对企业文化的内涵与层次进行了深入的研究，如吴维库（2003）等用"文化陀螺"来描述企业文化的结构；李成彦（2006）试图建立企业文化结构的模型，分析其结构内部相互影响的因素和动力；罗高峰（2006）用"金字塔"型来描述文化结构等。[①]同时管理学界曾形成了一个"管理工具箱"繁荣的景象，各种各样的文化管理思想和方法被引入，并被直接运用为实用的管理工具。随着由理论向实践的深入，各种理论方法的应用案例也层出不穷。这些案例大多是将一种管理方法作为企业管理的普遍模式，套用到具体的文化建设和企业制度之中。如在成本管理、制度管理中，将"精细化"管理作为主要模式。这种具体管理工具的引入和套用，对企业管理起到了一定的促进和完善作用，但大多并没有形成一种系统化的长远机制。随着国内企业改革的深入，越来越多的管理者认识到，要提高中国企业的管理水平，一方面要借鉴与吸收先进的西方理论与经验，更重要的是认识到中国国情下国内企业的本质特点与内在需求，创造适合中国国情与企业实际的系统性管理理论与模式。

随着企业文化的内涵和外延不断被拓展，尤其是在知识经济和信息化浪潮的席卷之下，更多的管理学理论不断涌现，如知识管理理论、企业再造理论、学习型组织理论等。[②]新的理论给文化管理提供了创新性的视角和方法，如应用型的理论更能够为文化管理的实施提供具体的途径和策略，复合型的理论思考能充分发掘文化体系的多重性，这些理论为文化管理提供了良好的补充和借鉴作用。但是，企业文化管理的宗旨，始终立足于文化对企业的核心作用，强调价值观管理，这是文化管理理论的根基。

二、文化管理的特点

文化管理最突出的理念，是强调文化在企业管理中的本质性作用，把文化

---

① 张正鸿：《Z公司企业精神文化评价与改进研究》，广西大学硕士论文，2018年9月。
② 王虎成：《文化管理与战略管理互补研究》，华中师范大学博士论文，2013年10月。

作为人的决定性属性，特别注重价值观在管理中的引领和塑造功能。企业文化理论指出，以往的经验管理、科学管理都是通过外部的约束进行管理控制，忽视了人的能动性，文化管理是从内部发掘人的能动力量，从文化的层面实现人本管理。文化管理之所以被认为是超越以往科学管理的管理理论，是因为它有着深厚的人学底蕴和文化研究基础。

首先，文化管理是对人性认识深化的产物，是建立在把人作为"文化人"的理论假设之上。管理学的直接对象是人，任何一种管理科学的理念都是建立在对人性的某种假设之上。文化管理学超越了以往"经济人""社会人""自我实现人"等假设的局限，提出了"文化人"的概念。科学管理理论首先把人看作"经济人"，把追求物质和利益看作人的本质特征；而随之提出的"自我实现人""社会人"等定义，注重的是人际关系和人的行为的科学管理。这些理论对人的界定，都是偏重于人性的某一方面，从特定的角度去定义人，从而选择特定的管理方式。"将人置于技术管理手段的控制之中，过分强调人的工具性而忽视人的文化价值性。"[1]

随着对管理对象认识的不断深化，人们意识到人性的丰富性和能动性。而要发掘这种丰富性和能动性，并对其进行准确地把握，必须深入到文化的层面上。德国学者恩斯特·卡西尔指出，文化是理解人类本性的关键所在。"我们应当把人定义为符号的动物（animal symbolism）来取代把人定义为理性的动物。只有这样，我们才能指明人的独特之处，也才能理解对人开放的新路——通往文化之路。"[2]卡西尔认为随着人类活动的不断进展，构成人类本性的文化会展示出不同的新的层面。因此，对文化的把握，才是界定人的性质的最根本途径。在这样的人学观念下，管理学不再以工具理性片面地进行人性定义和对人的管理，而是在文化的视角下，将人还原为真正的人。

"文化人"的概念，将人的存在方式发掘到了本质上的层面：即决定人的存在方式的核心因素，是以价值观为引导的人的精神理念系统。人以什么样的价值观和方法论作为自己行为的指导，决定着人的存在属性是什么样的。因此，对人的管理的关键在于对价值观、精神理念的引导和塑造。对于群体来说，"真正把人们维系在一起的是他们的文化，即他们共同具有的观念和准

---

① 郭启贵、潘少云：《文化管理及其对管理本质的凸显》，《求索》，2013年第6期，第103页。

② 【德】恩斯特·卡西尔著：《人论》，甘阳译，上海：上海译文出版社，2004年版，第31页。

则。"①一个组织所共同形成的文化会对每一位成员产生作用，在价值观念、行为方式等层面对个体产生引导和约束作用。因此，可以认为，文化相对于其他管理资源来讲，能起到更为根本性的作用。

其次，文化管理是对组织文化更加能动的认识结果。在意识到组织文化的作用之前，企业往往被看作一个经济单位，需要进行精密的利益把控。而组织文化的提出，使人们意识到企业除了机器设备、规章制度等之外，还是一个综合性的整体，它囊括了道德、心理、法律、政治等多种要素，是一个文化复合体。而对于文化和企业的关系，随着文化管理研究的深入，人们有了更为充分的认知。文化既是企业长期运营、积累的结果，也在潜移默化中塑造着企业的存在方式。如果说文化是企业的灵魂，那么文化管理则是以主动的、建构性的方式，让文化在企业的发展中产生主导作用，以此构筑企业长久的生命力。

基于以上两点原因，我们可以看出文化管理是一种以人为本、创造性的管理理念。它具备如下几个特征。

第一，文化管理的本质是价值观管理。作为文化系统的核心要素，企业价值观是企业在经营过程中一以贯之的信念、宗旨和目标，是企业秉承的终极价值。价值观可以对组织成员产生引导、激励、凝聚和规范的作用，将组织成员凝聚在一个共同的价值目标之上，使员工的整体行为与企业的信念、追求保持高度的一致。价值观管理就是将个人价值观和企业价值观进行整合，从人的本质需求出发，在精神层面达成个人和企业的高度融合，通过精神的高度一致，达成企业整体信念和行为的一致性，从而形成统一的企业文化。个体对于组织文化的认同，建立在对价值观认同的基础之上，不同的价值观是造成文化属性不同的根本原因。因此，在进行文化管理时，价值观的树立和贯彻是最困难但却是最为有效的方式。价值观管理可以以柔性的方式让组织成员感知到企业的目标、方向和使命，并激励成员主动承担企业使命，他们的行为不再是物质刺激、制度要求等外在力量推动的结果，而是主动向企业精神靠拢，向组织目标努力的结果。

第二，文化管理是一种人本管理，在人本层次上进行文化塑造。人是企业最宝贵的资源，也是企业管理的关键所在，在文化管理的实践过程中，不仅是处理企业具体的环节和事件，而是要处理和人密切相关的信息。企业的协调发

---

① 【美】露丝·本尼迪克特：《文化模式》，王讳等译，北京：社会科学文献出版社，2009年版，第14页。

展、内外和谐的实现，均来自最深层的人本素质。尤其是在知识经济时代，不仅把人看作生产利润的要素，更是文化目的的承担者和创造者。因此，文化管理把人作为文化塑造的主体，一切管理行为都从人的文化属性出发。而文化与人密不可分，是人存在的天然生态，也是人类活动创造的共同财富。在组织环境中，每个个体的思维和行动既受制于文化，又创造着文化。如果能将个体思维和行为统领在同样的文化思维和习惯中，将对个体产生无形的力量。文化管理，实际上就是在人的层面上打造文化、在文化的层面上塑造人这两种层面双向互动的过程。

第三，文化管理注重整体性。在尊重个体价值的基础上，文化管理更加注重文化的归属感和凝聚力，力求将员工个体精神汇聚于高度一致的企业文化之下。因此，文化管理强调团体精神，强调观念和行为的一致性和整体目标的统一。这种注重整体精神统一与情感协调的模式，可以消解单纯的刚性管理、僵化的层级制度所造成的弊端，在无形的文化陶冶之下，通过成员群体的自觉参与，完成企业的管理过程，使企业的内在系统趋向扁平化和多样化，在发展和竞争中具有更加灵活、高效的管理系统。

第四，文化管理是一种建构性的管理模式。文化的形成本身就是一个动态的、发展的过程，组织文化管理具有吸纳和接受的功能。组织文化在组织的自然积累之外，更多地可以通过主动的建构甚至重塑来完成。当代的文化管理，可以在继承和发扬传统文化的基础上，重新构建适应组织需求和发展特点的文化。在这个过程中，可以依据组织发展背景、组织特征、人员构成特点等诸多因素，综合提炼和调整，完成组织文化的合理建构。同时，文化具有本质上的建构性，组织文化的形成是一种多方面立体性的动态过程，在此过程中，文化和组织达成一种共生共促的状态。

第五，文化管理是一种开放性的管理，优秀的文化资源，尤其是传统文化，在文化管理中可以发挥巨大的作用。企业文化本身是一个变化发展的状态，只有适应时代发展，既适应企业自身个性，又能与时代需求相契合的文化，才能给企业提供源源不断的生命力。众所周知，文化管理本身就是西方管理思想向东方儒家文化借鉴、结合东西方企业文化特点所形成的。近年来，随着知识经济带来的更多挑战，文化管理理论也处在不断的发展中，学习型组织、战略管理等多种理念被吸收进文化管理的系统中，形成更为科学的理论系统。

文化的视角为管理思维提供了开放性，对于影响企业文化构成的社会、经济、心理、行政因素，都是文化系统研究所应该囊括的内容；民族、地域和企业所具有的文化传统，是组织和组织成员存在的先天背景，对于管理思想的接受、统一有着潜移默化的影响力。而文化管理可以以建构性的方式充分发挥传统文化所具有的作用。近年来，随着文化管理理论的成熟和完善，中国传统文化的价值逐渐被管理者所重视。

总之，文化管理作为一种先进的、仍在不断发展的管理模式，对当代企业发展具有重要的意义。首先，文化管理深入组织文化的核心即价值观层面，发挥价值观的导向作用，对企业精神的引领、凝聚和塑造具有本质性的作用。当企业信念成为全体员工的一致信念，员工的精神追求和企业的最高目标统一起来，会形成一致的行为准则，引导成员协调统一的行动。成员行为与企业目标的高度统一，能够发挥组织文化的最大效能，为组织的良好运转服务。

同时，文化管理使得企业精神和企业的内部组织有效融合，企业理念在良性循环中对员工产生约束、导向和激励的作用，提升成员的责任感和使命感。相较于用制度、物质等因素去刺激员工对企业的认同感，用深入内心的价值感、荣誉感，更能够让员工产生对企业的归属感，能够从根本上把个人的努力和企业的成功联系起来，在终极目标上和企业达成一致。以价值观为核心的文化管理，更能够形成内在的和谐氛围，形成企业和个人相互激励、共同成长的良好循环，为企业提供源源不断的发展动力。

文化管理运用的是文化的内在动力，关注文化内化为企业发展力量的具体路径。一旦文化的内驱力在企业的各个环节产生作用，贯穿整个管理过程，成为企业愿景、计划、执行和规范的共识点，最终实现的是组织整体的文化自觉。因此，它对企业产生的推动力是长远的、可持续的。

三、文化管理在医院发展建设中的作用

（一）发挥价值引领作用

1. 强化医院"以人为本""以患者为中心"的价值观

医院文化管理和医院文化建设并不完全一致，文化管理更强调医院文化的梳理、凝练、深植、提升，重在"用"，尤其对人的因素考虑更多一些，重在将人的价值观、思想道德、精神品质等内置到医院管理的方方面面，外化至日常工作行为的点点滴滴，把文化的价值运用和发展，把文化建设的效能真正发挥出来。同时，"以患者为中心"是新医改的明确要求，也是现代医疗服务模

式更为注重的层面，是以人为本管理思想的集中体现。以患者为中心，要求在医疗管理、医疗消费、医疗服务等各个层面，将患者的利益放在首位，将这一价值取向全面渗透到医疗服务的整个过程中。

2. 以价值观引领临床科室部门的医德医风建设

临床科室部门是医院的基层部门，是直接面向患者的第一线，医德医风建设及其诊疗行为直接体现了医院的价值观。因此，临床科室部门是价值观落地的关键部门。

医德医风建设体现在一点一滴的诊疗活动和行为中。临床科室主任、护士长要掌好科室的舵，坚持以服务患者为核心的理念。临床科室是医院管理理念落实的推动者和医院文化发扬光大的主导力量，更是患者对临床诊疗服务满意与否的最重要执行者和督导者，医患关系能否和谐，临床科室发挥着决定性作用。一个以钻研临床业务、提高诊疗水平、倡导优质服务、治病救人为使命的科室，患者经历一次住院便可了解和感受清楚。一个以患者为中心的科室，首先氛围是严谨而温馨的，医生接诊问诊的态度是亲切、热情又不失冷静的，护士的护理服务是井井有条又周到细致的；诊疗过程是合理、贯序并适时与患者及家属充分沟通的；对于疾病的整个过程让人感觉松弛有度、轻重缓急与疾病相匹配，即使不了解医学知识的患者，除去对疾病本身的恐惧和痛苦，其他一切都能感受到刚刚好。

科室管理者要为团队树立起好的风向标，以身作则进行示范和带动。以心内科为例，对于需要介入治疗的患者，科主任要严格把握介入治疗指征，按照指南规定结合患者具体情况来实施临床治疗。例如，可用可不用支架时，尽量不放支架，能少放绝不多放一个。对于不懂医学知识、盲目听从他人意见的患者给予必要的解释，以患者的病情为决定治疗方式的主要依据。科主任的言行影响科室医生的言行，科主任的作风引领科室的风气，科主任的业务水平代表科室的技术能力。尽管临床治疗是主要方面，但护理辅助丝毫不能忽视，患者常常不会对医生的冷漠形成不良意见，但会投诉护理工作的不周到、不细致，进而引发不必要的争执和对科室的不满，甚至影响疾病的治疗效果。团队的声誉来自科室每个成员共同的努力，每个科室的声誉形成医院整体的社会声誉。所以医患关系的改善与和谐依靠每个科室从自我做起，从每个诊疗环节的尽心尽力做起，从每时每刻做起。

3. 以价值观统领医护人员的个人职业道德修养

我国外科学之父裘法祖院士曾经说过："德不近佛者不可为医，才不近仙者不可为医。"此句出自明代的《裴子言医》。"学不贯今古，识不通天人，才不近仙，心不近佛者，宁耕田织布取衣食耳，断不可作医以误世！"①道出了古今医之大家对从医者医德和医术的要求与期望。究其本质，这就是中国传统中医文化的精髓，深植于中国传统文化血脉，受儒释道哲学思想影响，形成了淡泊名利、精益求精的中医文化和精神，而这些文化精神将深刻影响着医护人员的职业道德修养。以价值观统领医护人员的个人职业道德修养，尤其是充分利用中国传统文化之资源，反之，医务人员的高尚的职业道德修养也是内在价值观的外显，而这些正是本书要探讨的主要问题之一。

广大医务人员尤其是医生，都是受过高等教育，接受过职业道德熏陶和专业训练的，对于生命的宝贵、疾病的多变与无常、医疗行为的复杂与严肃，较普通人有着更深刻的理解和感受，对于立志从事的医疗事业有着深深的热爱与追求。大部分医生都会将毕生的精力投入到一个学科、一种病症的诊疗和钻研当中去，伴随着医学的发展和对疾病认知的不断深入，掌握更多更新的治疗方法和技术，为更多的患者解除痛苦、挽救生命，获得社会的尊重与认可，创造自我价值的最大化，满足自我实现。

尤其在本次新冠肺炎疫情突袭之际，当各行各业停工歇业，全世界仿佛静止下来的时候，医疗战线的全体人员在第一时间坚守和奔走在各自的岗位上，随时驰援疫情更重更危险的战场。多少白衣天使为了节约一套防护服，连续工作十几个小时，甚至几十个小时不下火线，熬到眼睛充血、护目镜压入皮肉、汗水浸透身躯、疲惫到体力的极限。多少白衣天使舍小家顾大家，小到刚入职的员工，大到已经退休的专家，将嗷嗷待哺的婴孩托付给老人，将行动不便的老伴遗忘于家中，将自身的疾患隐藏于心中，在医疗火线一坚持就是数十天，心无他念，只待团结一致驱除病毒。"不计报酬、不问生死"，一心赴救，医者对医学事业的忠诚与深情在很多医院、很多平凡人身上不约而同地展现。

患者的需求与要求就是医疗工作努力的方向。尽管临床诊疗技术飞速发展，各种检查设备日益更新，但对于疾病的探索和研究依然有太多的未知，是仪器设备无法替代的，每位医务工作者都深有感受。只有随时更新知识才能跟上医学技术发展的速度，满足患者的合理诉求，所以想为患者提供较为全面有效的诊疗服务，必然随时进行业务技能的钻研与学习。这也是医者对所从事职业忠诚与执着的具体体现。当一名悉心钻研学术的医生全力以赴想为患者治

---

① 【明】裴一中著：《裴子言医·序》，第1页，引自"中国哲学书电子化计划"扫描影印本，原本藏于北京大学图书馆。

病时，当一名医生想方设法与患者沟通，解除患者疑虑，增加患者战胜疾病的信心时，患者也会更容易打消疑虑，减少对医生的质疑和责难，增强患者战胜疾病的信心。随着患者情绪、自信心、依从度的提升，疾病的疗效也将事半功倍。因此，医务人员从自我职业修养的提升，想想者所想、忧患者所忧、急患者所痛，视患者如亲人，医患间的质疑与猜忌便会自然消退，转而建立医患共同对抗疾病的同盟。

医生良好的医德和对职业的忠诚还表现在对患者不当行为的宽容与理解上。疾病面前人人平等，除去生活条件不同和自我保健差异等外部因素，无论贫富贵贱、男女老少都可能得病，所以医务人面对的广大患者是三教九流、各式各样，可能是知识分子，可能是工人、农民、学生、商人等。由于各自经济条件、文化背景、自身修养、性格观念有别，对医疗规律和常识的了解和接受能力有差异，所以即使是同一类疾病的诊疗，医生也不能用完全相同的方式与患者交流和解释，会遇到各种情况。这种时候需要医生对患者的行为给予充分包容和理解，采取对方能够接受的方式进行诊疗，以便实现医患双方相互配合。

例如，一位脑卒中患者，恰好在溶栓时间窗内（发病3小时）到医院就诊，如果随行家属是对医学常识了解较多的人，而且经济条件较好，那么接诊医生对其进行病情交代和建议进行溶栓或介入取栓的环节就不需要太长时间，可能很快完成签字进入下一步治疗，治疗效果通常显著。如果家属文化水平较低，经济条件有限，那么病情交代和治疗方案的选择上就需要很长时间，甚至错过最佳溶栓期，影响最终疗效。此时，作为医生既不能漠视危险的病症，完全任由家属在紧张和无措状态下做决定，又不能一味替家属做主，应充分考虑患者及家属的各种顾虑，用对方容易理解的语言讲解利害得失，并提醒时间的紧迫性，争取及早采取治疗措施。

（二）文化管理引导价值观的落地与深植

医院文化的形成和积累是一个漫长的过程。首先是基本的文化建设。其过程涉及物理环境和人文环境打造、病房空间布局、道路绿化、标识设计使用、网络媒体运用、单位形象塑造、制度制定、楷模宣传等。这一文化建设过程是在通过宣贯、潜移默化的方式将医院的文化特质慢慢为医务人员所熟知、认同、内化。但是价值观的落地和深植不仅仅通过上述方式，在文化管理阶段，需要宣贯、需要润物细无声的影响，同样需要规范制度等一系列管理手段和工具进行规范引导。因此，文化管理更重要的是将医院文化特质落实到医院的诊疗行为和管理行为中，深植于医护人员的内心并外化为具体的行为。

在文化管理中，通过制度建设引导、规范价值观的落地与深植，尤其是对于还未认同医院文化特质的医务人员更是如此。如何使其尽快融入集体、认同集体信念、适应集体行为习惯和管理规范，并向患者展示医院的文化特质？如何让建立起来的体现文化内涵的制度、规定从文字内化到员工的意识中，体现到诊疗行为中，渗透到医院每个角落和空气中，对医务人员发挥应有的约束作用和规范作用？这些都是文化管理最核心的内容——如何执行和保持执行效果。

以病历管理为例。众所周知，"协和三宝"其中的一项就是病历，是协和品牌的体现，从协和的病历能强烈感受到协和严谨的文化，从病历书写的工整，到病历内容的规范，再到临床诊疗病情分析的科学严谨和病历保存管理的精细完整，都是国内任何其他医院、医生很难超越的，这是百年来一代代协和人共同积累、无折扣复制、无条件遵守，更是在严苛的制度约束下不间断传承形成的。协和对病历质量的要求严格到直接影响医生的职称晋升，反复存在不符合标准的劣质病历的医生有可能被协和淘汰，看似生硬执行制度、规范、标准的过程，却使得协和的病历质量能够持之以恒，严谨治学的医风得以恒久发扬。在协和医生看来，他们书写的不只是病历，还是从医的职业能力和职业操守，更是在书写协和的文化，所以严谨、规范是最基本和永恒的要求，而浓厚的文化传统和氛围更加促使一批又一批的新协和人认真践行优良作风和规章制度，在不断发展医学技术的同时，永葆不变的医德、医风和学风。

（三）建构文化身份，增强社会认同

医院文化在医院长期的建设和发展中形成，包含着医院员工共有的理念、行为和整体氛围，是医院随着时代变迁、环境变化，得以长期、长久、稳定发展和能够以一种固定形象存在的传承性内在特质。医院成员一旦形成了一贯的文化身份，就会获得社会对于医院的统一认识，更加容易获得社会认同。

由于地域不同，存在不同的经济、文化、风俗等因素，各地的医院在继承发扬传统医学所崇尚的大医精诚、仁心济世、仁爱博学的基础上，对自身文化内涵的塑造各有延伸和创新，所以一定区域的患者会对不同医院的不同风格有一定感受和评价，当患者认同或接受某所医院的文化特征或医院整体风气时，在就医过程中，便会潜意识遵从，或者在选择就诊医院时，首先选择认同感较强的医院和医生。医院文化不仅塑造、凝聚、影响医院员工的价值观、行为习惯、诊疗方式，同时也在潜移默化地影响着来院就医患者的意识和行为，以及诊疗过程中与医务人员相互信任和配合的程度，这也是医院竞争力的能动性来源。

以北京协和医院的文化为例，北京协和医院是我国医学界的龙头，一代代协和人发扬"协和精神"，践行"严谨、求精、勤奋、奉献"的百年院训，以严谨的学风、精湛的医术、高尚的医德赢得了全国人民的赞誉，不仅孕育了一批批德高望重的医学界泰斗，更为祖国的医学事业培养了许多优秀的医学人才。多年来协和人都以严谨的学风要求自己，以慈悲之情关爱患者，始终是业界学习的榜样。在市场经济大潮中越来越多的领域随波逐利，但协和始终牢牢坚守医者"以解除患者痛苦为唯一职责"的神圣使命，保留一片净土，如此医风赢得的必然是患者的心怀感恩和面对医生的无比信任，从而愿意服从医嘱、配合诊疗，医患共同实现较为理想的治疗效果这一目标。

第二节　精诚文化管理与医院发展

一、精诚文化与文化管理的结合

管理学发展至今，更多的学者意识到传统文化、民族文化对文化管理的独特价值。尤其是在西方现代文明危机加深、理性和科学精神不断被挑战的背景之下，东方哲学和文明凸显出其独特的建构性意义。文化管理的产生渊源被追溯到东方"家"文化的领域，强调的是人的能动性、价值观的统领作用和集体主义精神的重要性。而在价值观和集体主义精神塑造的层面上，以我国传统文化为代表的东方文明有着丰富的资源。

在医院文化方面，我国医学历史悠久，以中国传统哲学为依托，在几千年的实践中积累出关于生命、人体的知识系统，以及运用医学知识进行医疗实践的伦理道德和思想观念。中国传统医学历来倡导以人为本的医学理念，这种人本位的观念与企业文化管理对人本主义的强调不谋而合。

随着西方理论界的东方转向和我国对传统文化的重视与发掘，中医药文化研究也迎来了热潮。相关学术会议相继召开，《中医药文化》《中国中医基础医学杂志》和《上海中医药杂志》等刊物相继开设中医药文化专栏。对中医药文化的研究，主要涉及几个方面：一是对"中医药文化学"学科建立的尝试，二是对中医哲学理论的研究，三是对中医药学发展战略的研究，四是对某种中医理论的具体研究与应用。"精诚文化"作为中医学的代表性理论，也获得了广泛的关注。

孙思邈的《大医精诚》可谓是传统医学的集大成者，其中的"精诚"思想对中国传统医学进行了精准的概括。学术界对精诚文化的研究，一方面是理论层面对精诚思想内涵、价值的分析和阐释，如张其成将"精、诚"与"仁、和"共同归纳为中医药文化的核心价值。这些分析研究基本立足于个体层面，"精"主要指向医务人员个体的专业素质，"诚"指向医者所应具备的伦理道德。对精诚文化的价值，主要阐述其在塑造医者医德医术方面的作用。这种思路充分挖掘了精诚文化的内涵，但并没有上升到医院整体文化的层面上，对精诚文化与医院文化管理的关系并未做深入的讨论。另一方面是精诚文化在医院文化建设中的具体应用。如一些基层医学院将精诚文化作为医学院校园文化建设的主要内容；北京中医药大学的陈廷亭，倡导将《大医精诚》的医学伦理思想作为护理专业的价值观；南京医科大学第二附属医院提出了建设"精诚文化"的实践思考。

这些实践探索在某一个层面上发挥了精诚文化的作用，但主要还是从教育意义、道德观念等角度进行倡导，并没有涉及文化管理的结构和内容。对企业文化的把握也停留在文化建设的层面，强调的是精诚思想在精神引导、伦理规范等具体层面的作用，并没有将精诚文化系统性地运用于医院文化管理的整个体系中，将之作为一种持续、长效的文化管理模式，使之发挥根本性的作用。

精诚文化不仅是一种个体医德文化，其丰富的内涵和本质性的文化力量可以为医院文化管理提供强大的动力。精诚文化在与现代医院管理相结合时，需要将之提升到文化系统的层面上，而不仅是个体层面的道德标准和医疗行为要求。只有在整个医院管理的层面上发掘精诚文化的内涵和价值，才能充分发挥其对企业文化管理的本质性作用。

二、精诚文化管理的特点

前文讲到，文化管理注重从传统文化中借鉴宝贵的文化资源。中国传统文化在现代管理中的价值也被越来越多的学者挖掘出来。精诚文化是我国古代医者在汲取我国儒、道等传统哲学思想精华的基础上，结合丰富的医药学实践而形成的经典理论，是我国中医理论的思想丰碑。在吸取前人思想精华的基础上，孙思邈在《备急千金要方》中对精诚文化进行了集中的阐释。其中蕴含的深刻的医学精神和医德医术观念，对古往今来的从医者有着强大的感染力，对文化管理有着独特的启示意义。

（一）精诚文化的特点

首先，精诚文化以"贵生"思想为基础，是一种以生命价值为导向的人本主义文化。我国传统哲学思想，尤其是道家的"贵生"思想，充分肯定了生命的重要性，以老庄为代表的思想家充分论证了生命的价值，表达了对遵从天道、保护生命，从而达到天道合一、生命自由的追求。在这样的哲学理念的浸染之下，历代医家都将生命至上作为最重要的信条，将保护生命作为从医的根本。《黄帝内经》曰："天覆地载，万物悉备，莫贵于人。"[①]孙思邈更是提出了"人命至贵，有贵千金"[②]的观点。"精"与"诚"的要求，无不是为了实现护佑生命这一根本的使命。对生命价值的尊重，使得精诚文化呈现出人本主义的光辉，它对生命观、价值观的塑造，尤其符合医院文化管理的需求。

其次，精诚文化将仁爱精神贯穿其中，提出了明确的精神目标和行为标准。儒家的仁爱观为医者树立了最高的道德规范，提供了合理处理医患关系、完善医疗行为的行为准则。仁者由己及人，医者对待患者乃至所有生命，都必须抱有一颗仁爱之心。孙思邈在其著作中屡次提到"仁"是医者的道德准则，"……率尔自逞俊快，邀射名誉，甚不仁矣"。[③]从"仁者爱人"出发，在仁爱思想的指导下，精勤不倦地研习医术，至意深心地省病诊疾，"见彼苦恼，若己有之……一心赴救，无作功夫行迹之心"，[④]对医者的道德和行为要求均建立在对"仁"的充分理解之上。同时，在道家物我齐一的思想影响下，仁更是一种修养境界。对生命价值的充分理解和重视，使得医者在面对病患时一视同仁，万般珍重，如孙思邈所言，"先发大慈恻隐之心，誓愿普救含灵之苦"，"若有

① 姚春鹏译著：《黄帝内经》，《素问·宝命全形论》，北京：中华书局，2016年版，第28页。

② 【唐】孙思邈著：《备急千金要方校释·序》，李景荣等校释，北京：人民卫生出版社，1998年版，第14页。

③ 【唐】孙思邈著：《备急千金要方校释·序》，李景荣等校释，北京：人民卫生出版社，1998年版，第14页。

④ 【唐】孙思邈著：《备急千金要方校释·卷一》，李景荣等校释，北京：人民卫生出版社，1998年版，第2页。

疾厄来求救者，不得问其贵贱贫富，长幼妍蚩，怨亲善友，华夷愚智，普同一等，皆如至亲之想。"[1] 这种从内在认同和行为引导出发的文化，更容易得到普遍的贯彻。

最后，精诚文化在贵生、仁爱的基础上提出"精诚"理念，是一种具有建构作用的系统性文化。从单方面讲，"精"和"诚"分别从医德和医术的层面概括了精诚文化的内涵，但这两者不是简单的叠加，而是相互依存和促进的共生关系。"诚"是精诚文化的要义，是医家道德价值的核心，在"贵生"和"仁爱"的基础上，生发出丰富的内涵，包括"仁恕博爱"的行为意愿、"安神定志"的自我约束、"心怀忠恕"的服务信条等，这些不仅从个体层面上对道德规范提出了具体要求，对医院整体理念的打造、行动力建设、氛围营造、发展宗旨等方面都具有建构性的作用。将以"诚"为核心的价值观贯彻在医院管理的各个层面，是完成精诚文化管理的根本。"精"从个体上讲，是在"诚"的价值观要求之下，对医者的诊疗行为、医术水平等方面提出的要求，但可以成为医院诊疗、经营、管理的整体规范。当"精"与"诚"相互促进，其丰富的内涵融入在医院文化管理的具体环节，最终将实现精诚文化的全面打造和持续发展。

（二）精诚文化管理的特点

首先，精诚文化管理的核心是精诚价值观管理。它不是简单的文化建设，而是要将精诚文化的价值观念作为文化管理的核心内容，使之全面渗透到医院管理之中，成为医院长期贯彻的理念、宗旨和目标。以往有些医院将精诚文化运用到精神文明建设的层面上，更多将之作为外在的理念倡导和宣传。我们提倡的精诚价值观培育和贯彻，是要让精诚理念内化为每位员工的价值观，指导医院整体的管理行为，成为医院发展的内在动力。

其次，精诚文化管理将"精诚"文化内涵从个体医德、医术层面上升到管理层面，是一种系统化的管理模式。以往也有许多研究者论述过精诚文化对于医院管理的宝贵价值，但这些论述大多着眼于对医生在个体层面上的道德和技术要求，作为一种职业价值观来体现。精诚文化管理站在系统管理的高度上，以精诚文化指导整个医院的管理行为、诊疗行为和经营运作。精诚文化对医院的精细化管理、行动力建设、医患关系建设和医院发展管理都提出了具体要求

---

① 【唐】孙思邈著：《备急千金要方校释·卷一》，李景荣等校释，北京：人民卫生出版社，1998年版，第2页。

和实现途径，是一套能动的、开放的文化管理系统。

最后，精诚文化管理在文化渊源上适合我国医院文化背景，更易于被医院成员和社会所接纳；精诚文化和医院组织特征相契合，和医院管理目标有着高度的一致性；而文化管理先进方法的运用，又能够使得精诚文化能够充分内化为医院的管理行为。总之，精诚文化管理是最适用于医院文化管理，能够产生持续动力的文化管理模式。

三、精诚文化管理对医院发展的意义

新医改的推进和"健康中国"计划的倡导，对医院管理提出了更高的要求。结合我国医院所面临的改革背景和其组织特点，将精诚文化作为医院文化管理的模式，对于医院的管理优化和长远发展有着独特的价值意义。

（一）有助于从根本上实现人本管理

精诚文化管理符合医院的组织特征，在价值观层面上与医院的生命特征相一致，有助于从根本上实现人本管理。医院与其他企业不同，一方面，医院的服务对象是人，是和人的生命安全有直接联系的行业，对生命价值的尊重是医疗行业的基本要求；另一方面，医院的员工是经过严密的知识和技能培训的专业技术人员，其对价值观树立、精神归属、内在激励的需求更为强烈。精诚文化管理的价值观管理模式完全符合医院的内在需求。

（二）有利于全面提高医院的管理水平

精诚文化管理的系统性、能动性，有利于全面提高医院的管理水平。在知识经济时代，企业的结构和内外环境发生变化，对医院的管理提出了更高的要求，传统的制度管理或简单的文化建设已经不能满足当代医院发展的需求。以"精诚"为精神导向的价值观引导，可充分调动成员自我管理的积极性，以消解层级制度等硬性管理带来的僵化、隔阂等问题，使管理更加快捷、紧凑和富有弹性。精诚文化在医院的管理行为、诊疗行为、经营发展等各个关节发挥统领、规范、协调的作用，形成更加人性化、扁平化、柔性和高效的管理系统。

（三）有效提升医疗服务的质量，打造优质健康服务体系

精诚文化管理能够有效提升医疗服务的质量，营造和谐的医院文化氛围，

打造良好的内外经营环境，实现优质的健康服务体系的打造。以人为本、患者至上的精诚理念，能够建构良好的医患关系；至精至微的诊疗活动管理，可以提供更加全面有效、人性化的诊疗服务。高水平的诊疗质量和全方位的优质服务将为医院打造良好的口碑，树立卓越的医院品牌和形象。

（四）注重文化的积累与传承，为医院的长远发展奠定基础

精诚文化管理不是单纯的文化灌输，而是通过主动内化和吸收的方式，达到价值观的普遍认同、行为的统一、目标的一致，让精诚文化扎根，随着医院的发展而不断生长。精诚文化管理能够长期地对医院的总体运营产生作用，为医院发展提供持续的动力。

第三节　医院精诚文化管理的关键问题与实践目标

医院精诚文化管理的探索，核心在于精诚文化在医院管理中的全面实施。精诚文化作为一种传统医学中的个人道德价值观，如何转化为整个医院的管理文化，并在文化管理的行为中进一步落实和产生作用，是我们探讨这一问题的关键所在。在研究过程中，首先需要在理论层面论证精诚文化在具体管理中的内涵，及其与医院文化管理的关系；然后要在实践层面完成个体价值观到企业价值观的转化、个体精神与行为到整个企业精神与行为的实现。总而言之，本书主要完成的是对传统中医精诚文化的传承与发展，继承精诚文化的精神，不仅是在个体医生医德修养的层面上继承，更重要的是将其精神贯彻和融入到医院的管理中。

一、医院精诚文化管理的关键问题

（一）明确精诚文化在医院管理中的具体内涵

精诚文化从个体层面阐释，可以分为医德和医术两个方面。但精诚文化管理是在整体层面上发挥精诚价值观的内在推动力，促进医院管理的发展。精诚文化内涵丰富，精诚文化管理首先要对精诚文化进行充分的解读，明确精诚文化的要义，提炼精诚文化的核心价值，在此基础上，将之转化为医院管理的文化要素。针对医院的管理行为、诊疗行为、运营行为等方面，充分阐释精诚文

化不同层面的内涵，发挥其在具体环节中的文化塑造作用。

（二）明确精诚文化和医院文化管理的本质关系

精诚文化是我国传统医学的精华，之所以可以成为最适用、最有生命力的医院文化管理模式，是因为精诚文化与医院文化管理的本质要求相一致。首先，精诚文化管理本质上是一种精诚价值观的全面实现，精诚价值观精准、全面地概括了医院作为医疗行业组织和当代企业所应涵纳的全部理念。医院的行业特质和组织特点要求其具有高度的人本主义精神、德术并重的行为准则、精诚互促的管理途径等，这些都是精诚文化的基本内涵。纵观我国医疗价值观成功培育案例，无论是同仁堂的"同修仁德、济世养生"，还是"严谨、求精、勤奋、奉献"的协和精神等，基本都可以涵盖在精诚文化的要义之下。同时，精诚文化对"精"与"诚"关系的辩证把握，精诚文化内涵的丰富性，为医院文化管理提供了可操作、能动性的文化系统。

二、医院精诚文化管理的实践目标

（一）实现"精诚"价值观从个人医疗行为到组织化行为的转化

只有将从个体医德医术出发的精诚价值观转化为整个医院的组织化行为，才能真正发挥精诚文化管理的实际作用。首先，要对精诚文化的核心价值观进行准确地把握，明确精诚价值观对医院整体精神塑造所具有的价值。"精诚"价值观能够将医院全体成员统领在共同的理念、目标和宗旨之下，指导、激励他们的行为，形成文化管理的内在动力。其次，要从管理学的层面对精诚文化内涵进行多层次的解读，把握其中每个维度对医院文化管理的实际作用。精诚文化可以具体分为"大医习业、至精至微"的诊疗原则、"精勤不倦、守仁力行"的行为动力等。

（二）实现精诚文化管理与医院的长远发展

精诚文化管理注重的是医院作为医疗行业的主要组织实体，护佑生命，提升人民生命健康安全水平是目标。这也是医院得以立足、长远发展的根基所在。精诚文化管理是通过人性化的管理模式，从文化的角度提升医院的品质和水准。相较于绩效的提高、品牌的畅销等短期、片面的效益，精诚文化管理更利于发挥文化的作用，全面提升医院的医疗服务水平。此外，文化管理水平的提升，定然会提高全体成员的自我发展能力和行动力，改善医患关系，营造和谐的内外环境、促进医院各个环节的良好运转，从而提高医院的经济效益。因此，可以说，精诚文化管理是医院开放性、可持续发展的动力，能够进一步促进医院响应国家的号召，增强自身的公益性和竞争力，为健康中国目标的实现作出贡献。

第二章

道儒哲学对中医精诚文化形成的影响

　　中医精诚文化源于《黄帝内经》，成于孙思邈，并在后世发扬光大。以道家、儒家为代表的中国传统哲学对于中医精诚文化的影响是从几个层面展开的。第一，是其贵生思想对中医保生护命医道形成的影响。中医医道是以保生护命为根本的学问。精诚文化首先是建立在"贵生"，即珍视生命的基础上的。这是医家之根本。精诚文化的精也好，诚也好，都是指向保生护命这一根本使命的。第二，儒家"诚"的思想直接影响了中医精诚文化的建构。"诚"这一概念是儒家最早一个具有本体论意义的概念。它既是天道的体现，也是人之道的应有内涵。"诚"是高于"仁"的一种概念，是儒家人伦关系和道德价值体系的最高概括。诚既是具体的德目，也是仁义礼智等诸种德目的统称。因此，孙思邈运用这一概念来指称和阐发医家之诚是自然而然的。第三，是对仁爱思想的影响。医者乃是仁术。医家之仁同时受到了儒道两家的影响。医家之仁是对生命的热爱，也就是贵生。医家的贵生，在道家"一齐"思想的影响下形成了博爱的思想，即对万物的关爱和呵护。医者，仁术也。所谓仁术之仁，重要的内涵就是对众生万物的悲悯和博爱。当然儒家仁爱思想也影响了中医之仁。在对待生命，尤其是人的生命时，儒家同样表现出"重生""贵人"的思想。在这一点上两者是有相同之处的。但是道家贵生是"一齐"的，而儒家之仁是伦理层面的。从本体论上而言，儒家之仁是天道生生的体现和概括，是天性，所以在对待生命的问题上才表现出相同的价值指向。从人伦秩序和道德规范上而言，儒家之仁所具有的内涵又成为历代医家的行为准则。道家和儒家是在不同的层面上影响和建构了医家之仁。医家在疾病面前对于众生的一视同仁即是受道家哲学影响。而在看待医生和患者的关系时，往往又比附于父母与孩子的关系，或者是朋友的关系。这显然是受到儒家之仁的影响，仁者爱人，如何去爱，医生如何去看待患者，历代医家往往从伦理的层面上去理解和认识。

第一节 "贵生"与"保生护命"：
道家哲学思想对中医医道的影响

哲学自古具有两个根本的命题，一是要回答世界是什么？二是要回答人是什么？由此就构成了哲学的两个基本走向，即对世界本质的关注和对人本身生存状态的关注。中国哲学当然也不例外，"道"这一古老而神秘的概念就是中国人对世界的一种认识和阐释。但是中国传统哲学较之西方古典哲学，对于人的关注和热情始终重于对外在世界的探索。正如新儒家代表人物牟宗三说："中国哲学的主要课题是生命，就是我们所说的生命的学问。"生命关怀正是中国传统哲学研究的根本意蕴。

一、"贵生"思想的源起

在道家哲学之前，中国哲学已经在混沌中孕育，形成了基于中国文化地理环境的独特的思考世界和人关系的方式。其集中的体现就是《周易》，又称《易经》。《易经》作为中国哲学的源头，鲜明地体现了中国哲学特质和中国人思维模式，这本书是这样解释何谓易，《系辞传》有"日新之谓盛德，生生之谓易。"这就说明了《易经》是一本什么样的著作，它是在讲万物产生变化和规律的学问，表现出了对生命的极度的关注。又曰"天地之大德曰生"。中国人把繁育万物，使万物在宇宙生存延续看成是天地最高的美德。更进一步说，《易经》对生命的关注不是停留在静态的生命个体本身，而是在探究生命的衍化，这就是"生生"中，第一个"生"的含义，这个"生"是动词，是表示万物从无到有的发生和衍化。而第二个"生"即是指万物生命本身。《象传》曰："天地感而万物生。"即指有天地万物才得以生长。《系辞传下》又说："天地纲蕴，万物化醇，男女构精，万物化生。"这些都呈现出中国哲学从诞生之初即将生命的产生、发展变化规律作为本质问题进行研究。

最早的"贵生"一词出自《吕氏春秋·仲春纪》里面的《贵生篇》"圣人深虑天下，莫贵於生。"文中列举诸多典故，皆以珍爱生命为中心，标明"道之真以持身"的观点。又引出全生、亏生、迫生与死的关系，明确地提出"迫生不如死"的观点。这篇文章体现的是道家流派之一——子华子学派学说。该学派认为"贵生"是人生的第一要义，也是"道"的追求。明道就是以持身为目的。《吕氏春秋·重己》中也有言："今吾生之为我有，而利我亦大矣。论其贵贱，爵为天子，不足以比焉论其轻重，富有天下，不可以易之，论其安危，一曙失之，终身不复得。"

其实在先秦哲学诸多流派中，不仅道家学说体现了对人生命的珍视，儒家学派也同样如此。例如，先秦儒学集大成者荀子在《王制》篇中说道："水火有气而无生，草木有生而无知，禽兽有知而无义，人有气有生有知亦且有义，故最为天下贵也。"只不过，儒家对于生命的关注和为生命寻找意义的方向有着根本的不同。儒家更关注人在群体社会中伦理关系的和谐，生命的意义也早在群体社会中通过建功立业，例如"三不朽"的方式实现。而道家认为生命本身就具有意义，而不需要在生命之外寻找所谓的意义，"全生保身"就是道，是基于人本性的逍遥自由的生活状态，除此无他。

道家哲学对于生命，尤其是对人的生命的珍视和独特理解深刻影响了中医医道。其实医道本是哲学之"道"在世界上的一种呈现方式。人道从天道，医道亦要从天道。下文主要阐释道家哲学代表人物老子、杨朱和庄子的贵生思想的延续，梳理概括道家哲学贵生思想形成和特点以及对于中医医道观念的影响。

二、"贵身"：老子自然生命哲学

作为道家的始祖，老子虽然没有明确提出"贵己重生"的概念，但是这一思想却是源于老子，在《道德经》中反复出现"贵身""摄生""长生久视"等词语就是"贵己重生"思想的表达。可以说后世的杨朱学派、庄子的贵生思想都是源于老子，是在其学说的基础上的生发。

《韩非子·解老》中说："爱子者慈于子，重生者慈于身，贵功者慈于事。"韩非这里是用"慈"来阐释老子的贵身思想，"慈于身"就是"贵身"。老子的"贵己重生"思想，经常用"贵身"来表达，"身"字在《道德经》中出现了23次，可见其对身体的关注度。或者说，"身"是老子用来表达"生"的一种方式，"身"即是指生命、形体。当然不仅指生理的和肉体的身，还有灵魂和精神，是一个生命的整体。老子认为身体是最值得珍视的东西，而外界的宠辱都不能惊扰身体，从而对其产生不利的影响。"大患如身"是老子贵身、重生、养生思想的一种体现，也是老子对生命的一种态度。《道德经》中蕴含了丰富的贵身思想。对身体的思考彰显了老子的摄养观念和生命意识。《道德经·十三章》曰："宠辱若惊，贵大患若身。"意思是说，宠辱都是对身体造成巨大伤害的事情，所以是大患，我为什么要重视呢？因为我要保全我的身体，使之不能受到外界的伤害，这就是"贵大患若身"。宠辱之事，具体的就是名利得失，天下江山，老子对于这些外在的东西是非常看轻的，并且认为这些东西只能给身体带来伤害。所以《道德经·四十四章》云："名与身孰亲？身与货孰多？得与亡孰病？是故甚爱必大费；多藏必厚亡。""奈何万乘之主而以身轻天下？"老子所说的贵生，不单是"自贵"，而是对天下苍生的悲悯，是对百姓之生的珍视。所以老子又说："故贵以身为天下，若可寄天下；爱以身为天下，若可托天下"。大意是珍视自己的身体的君主是为了治理天下，天下就可以依靠他；爱惜自己的身体的君主是为了治理天下，天下就可以托付给他。那么，在老子看来，不珍视自己身体的人是不配把天下托付给他的。只有爱惜自己生命的人才能够为天下。"贵身"之人才能做到贵身，"以身观身，以家观家，以乡观乡，以国观国，以天下观天下"。这不能不说是老子的独特理解。

"贵身"思想体现了老子对个体生命价值的尊重。"域中四大，人居其一"，可见人在宇宙自然之中有着特殊而重要的地位。前文可以看出，老子在物与身之间，主张贵身贱物，外于身的物质如果不能够养生、全生，都应舍弃。《道德经·五十六章》云："不可得而亲，不可得而疏，不可得而利，不可得而害，不可得而贵，不可得而贱，故为天下贵。""善摄生"之人，往往不求"生生之厚"，《道德经·五十章》云："出生入死。生之徒，十有三；死之徒，十有三；人之生生，动之于死地，亦十有三。夫何故？以其生生之厚。盖闻善摄生者，陆行不遇兕虎，入军不被甲兵。兕无所投其角，虎无所用其爪，兵无所容其刃。"生命的真谛，在老子看来就是乐道忘贫，顺情适性，追求自由的生命状态。贵身的目的在于要以物为存身，而不是以物役身。"是以圣人清目而不视，静耳而不听，闭口而不言，弃心而不虑，贵身而忘贱。故尊势不能动，乐道而忘贫，故厚利不能倾，容身而处，适情而游，一气浩然，纯白于衷。故形不养而性自全，心不劳而道自至也。"这里可以看出，贵身的关键在于养生，养生的关键在于养性。形体外貌不是最重要的，而寄居于身体的灵魂的自由才是最重要的。"五色令人目盲"，在摒弃了外在的诱惑之后，悟道遵道获得一种与道同在的生活状态，"知足不辱，知止不殆，可以长久。"

三、"乐生"：杨朱"为我"的生命哲学

杨朱受老子之学影响，他继承发展了老子贵生重己的思想，一时成为显

学。《孟子·滕文公下》:"杨朱、墨翟之言盈天下。天下之言,不归杨则归墨。"可见当时杨朱学说之盛。杨朱的生命哲学曾被孟子概括为"为我",而且在《尽心上》又说:"杨子取为我,拔一毛而利天下不为也。"孟子是极端反对杨朱的"为我"主张,说:"杨朱为我,是无君也"是禽兽之行。这是自私的个人主义,与儒家思想相对立。其实孟子对于杨朱的"拔一毛而利天下不为"观点的理解也是基于个人立场的片面的理解。同样是对这句话的理解,《韩非子·显学》却认为:"今有人于此,义不入危城,不处军旅,不以天下大利易其胫一毛……轻物重生之士也。"也就是说韩非将杨朱学说概括为"轻物重生"。与此有大致相似观点的还有《吕氏春秋·不二》,认为:"阳生贵己"。《淮南子·氾论训》说:"全性保真,不以物累形,杨子之所立也,而孟子非之。"《孟子》中的"杨子为我",其实与《吕氏春秋》的"贵己",《韩非子·显学》的"轻物重生"《淮南子》的"全性保真,不以物累形"均是指杨朱的学说。

杨朱学说首先是重生的。为什么要珍视生命呢?《列子·杨朱篇》中有云:"人者,爪牙不足以供守卫,肌肤不足以自捍御,趋走不足以从利逃害,无毛羽以御寒暑,必将资物以为养,任智而不恃力。故智之所贵,存我为贵;力之所贱,侵物为贱。然身非我有也,既生,不得不全之;物非我有也,既有,不得而去之。身固生之主,物亦养之主。虽全生,不可有其身;虽不去物,不可有其物。有其物,有其身,是横私天下之身,横私天下之物。不横私天下之身,不横私天下物者,其唯圣人乎!公天下之身,公天下之物,其唯至人矣!此之谓至至者也。"虽然《列子》一书的成书年代还有待商榷,但是这段话可以看作是杨朱"为我"思想的表达,应该是可信的。从这段话可以看出,因为生命的柔弱需要我"全生"。而且很明显,杨朱在外在的物与身之间,认为"身固生之主,物亦养之主",不能因为外在的物而有害于身,也就是"全性保真,不以物累形"。《吕氏春秋·重己》中有一段杨朱的话在表达这个意思:"论其贵贱,爵为天子不足以比;论其轻重,富有天下不可以易之;论其安危,一曙失之,终身不复得。此三者,有道者之所慎也。"杨朱追求的生命状态是不受外在物的约束和伤害,是一种"乐生"。"十年亦死,百年亦死,仁圣亦死,凶愚亦死。生则尧舜,死则腐骨;生则桀纣,死则腐骨。腐骨一矣,孰知其异?且趣当生,奚遑死后?"杨朱这里所说的"趣当生"即是享受当世的乐趣,让生命处于一种快乐的状态。怎么才是快乐的呢?那就是满足人对于声色美厚的天性需要。"人之性也奚为哉?其乐哉?为美厚耳,为声色耳……

当身之娱非所去也，故不为名所劝。"（《列子·杨朱篇》）世人也许会因为这段话而误解杨朱乐生思想，以为所谓的乐就是生理欲望的满足。尽管这句话确实表现出这样一种倾向，但是这并不表明杨朱就是某些人眼中的及时行乐，放纵享乐的纵欲倡导者。相反，他认为"顺生""适欲""节性"才是保养生命最好的方法。他用讲故事的方式告诉我们顺生的道理。大力士乌获"疾引牛尾，尾绝力勚，而牛不可行，逆也。使五尺竖子引棬牛恣所以之，顺也。"所以，人若想长生久视，就需顺生，并且对于逆生的欲望要"适欲"，懂得"节性"。"世之人主贵人，无贤不肖，莫不欲长生久视，而日逆其生，欲之何益？凡生之长也，顺之也；使生不顺者，欲也。故圣人必先适欲。""昔先圣王之为苑囿园池也，足以观望劳形而已矣；其为宫室台榭也，足以辟燥湿而已矣；其为舆马衣裘也，足以逸身暖骸而已矣；其为饮食酏醴也，足以适味充虚而已矣；其为声色音乐也，足以安性自娱而已矣。五者，圣王之所以养性也，非好俭而恶费也，节乎性也。"

由此，我们可以看出，杨朱继承了老子的贵身思想，重生轻物，但是与老子还是有着巨大的差异。老子的贵身其立论的根本宗旨，并不仅仅是为了养生，而是要在遵从天道的过程中，保生护命，不仅是个体的生命，而且是众生。社会的杰出人物，如君主不仅要珍视自己的生命，还要护佑天下众生。所以老子的贵身不仅从养生、摄生的角度上论及，还在天地人三才的层面上阐释人效仿、学习天地之大德，生养万民。老子是在无为的前提下谈有为。而杨朱的乐生是单方面发展了老子的养生、摄生学说。在个体生命，尤其是身体的保全方面，老子认为，外在的物质诱惑对生命的伤害，即"五色令人目盲，五音令人耳聋，五味令人口爽，驰骋田猎令人心发狂"，所以他主张"少私寡欲""至虚极，守笃静"；而杨朱则倡导"适欲"，两者既一脉相承，又稍有不同。基于其特定的历史时期，他凸显了个体生命的价值，外在的事情只要与生命的快乐相违背都会被摒弃。他追求的是个体生命身体的和精神的双重快乐，即"全性保真"。而庄子则在精神方面寻求生命的绝对自由。

四、"绝对自由"：庄子超然的生命哲学

不论是老子，还是杨朱学派，在对待贵生的问题上，都表现出对个体生命自由性的追求。外在的名利、荣誉、道德等都不能构成生命的内涵，生命的自由状态才是他们渴望的。一群在战乱年代追求超然精神家园的先哲，在为人类寻找和建构心灵的安顿之所。老子认为与道合一就是自由的，而庄子继承了

老子和杨朱的贵生学说。庄子继承了杨朱的为我思想，以自我为贵，以生命为重，摒弃一切名利诱惑，"吾丧我"，实现忘我，无我，从而与道合一，实现绝对的自由。不同于杨朱的是，庄子从未谈到过身体生理的快乐，美厚、声色并不是庄子关注的问题，他更加渴望精神的绝对自由。

与老子、杨朱一致，庄子也认为外在的物与人相比是低贱的，"贱而不可不任者，物也。"这就是"重生贱物"的思想。《庄子·让王》篇中子牟和瞻子对话："中山公子牟谓瞻子曰，'身在江海之上，心居乎魏阙之下，奈何？'瞻子曰：'重生。重生则利轻'。"瞻子表达的即是这一观点。也正因为如此，庄子非常看不起世人为了所谓的名利、仁义礼乐等伤性的行为，"小人则以身殉利；士则以身殉名；大夫则以身殉家；圣人则以身殉天下。故此数子者，事业不同，名声异号，其于伤性以身为殉，一也。"小人、士子、大夫、圣人，身份贵贱不同，所做的事情好坏不同，但都是用自己的生命去博取名号。这种伤性的行为不足取。《骈拇》篇就是把仁义道德这些儒家的基本价值准则看作"附赘悬疣"。庄子曾用讲故事的方式表达了对听任自然，顺应人情的理想。《秋水》篇记载了《钓于濮水》的故事：

庄子钓于濮水，楚王使大夫二人往先焉，曰："愿以境内累矣！"庄子持竿不顾，曰："吾闻楚有神龟，死已三千岁矣，王巾笥而藏之庙堂之上。此龟者，宁其死为留骨而贵，宁其生而曳尾涂中乎？"二大夫余曰："宁生而曳尾涂中。"庄子曰："往矣！吾将曳尾于涂中。"

宁可做一个在泥中打滚的大龟，体现了庄子对自由自在生活的追求。人皆看到神龟处于庙堂的高贵，但看不到藏于庙堂的束缚，高贵是以失去生命自由为代价的。世俗世界的财富、地位、权力固然能给人带来享受和满足，但是这些荣光的背后是更多的束缚，本真人性完全被遮蔽。"以富为是者，不能让禄；以显为是者，不能让名；亲权者，不能与人柄。操之则栗，舍之则悲，而一无所鉴，以其所不休者，是天之戮民也"。追求富有的人，不会让出他的利禄；追求显赫的人，不会让出他的名声；迷恋权势的人，不会授人权柄。得到了利禄、名声和权势，便唯恐丧失而不安，一旦丢掉，便又悲苦不堪。他们一点也没有认识到自己的状态有多么危险，眼睛只盯住自己那无休止追逐的东西，这样的人是天在刑戮的人。庄子清醒看到了欲望对人之本性的戕害，坚决不受失去自由的富贵利禄，无拘无束的人生才是生命的价值。

对生命最大的束缚其实是无时不在的死亡，死亡与生命同在。庄子对自由的追求是绝对的，当然也包括死亡的问题。在庄子看来，生死是气聚气散的过程，生死同一，死，其实是回归自然，与道合一。正因为这样，庄子才表现出重生乐死，生死超然的人生态度。

《至乐篇》中讲了一个庄子与骷髅头关于生与死的对话，骷髅头不愿死而复生，说："吾安能弃南面王乐而复为人间之劳乎？"骷髅头认为活着是一种辛劳，而死就是一种休息。所以庄子感叹"予恶乎知悦生之非惑也？予恶乎知恶死之非弱丧而不知归者也"。

但是超越物质的负累，获得生命的自由并不是一件简单的事情。如何摆脱外界事物、自身欲望对于生命的束缚，根本就是"体道"。"道"是"自本自根"，是超越时空的绝对存在，无所不在。只有通过对道的体认，才能实现对生命困境的超越和解脱。与道为一，与天地万物一体同游，实现至人无己的理想生命境界。那么又如何体认道呢？"心斋""坐忘""见独"是体认道的过程。"虚者，心斋也"，心斋就是保持心灵的虚静。"一志"，心志专一，"无听之以耳而听之以心，无听之以心而听之以气！听止于耳，心止于符。气也者，虚而待物者也。唯道集虚。"也就是剔除杂念，才能具有澄明的心灵，也只有这样的心灵才能感悟道。坐忘就是"堕肢体，黜聪明，离形去知，同于大通，此谓坐忘。"就是忘记那个欲望的我，忘记身体、智慧，只剩下全真的本性，达到与大道混同为一的自由境界就是坐忘。超脱欲望的我，就会进入见独的境界。"见独"就是体认大道。独即是道。《庄子·大宗师》篇中对"见独"的过程进行了详尽的描述，即"外天下""外物""外生"，放弃向外界求索，而后心灵进入"朝彻"的境界，"朝彻"即是心灵生命的澄明虚静状态，进入这一境界就能够体悟到道，即能见独；体悟大道之后，即能和大道同一。因为道是无古今的，即超越时间的存在，所以个体生命就能够超越时间，入于不死不生的生命自由至境，即"齐生死"。

第二节 儒家之诚与医家之诚

中医精诚文化其要义在于"诚"，有医德之"诚"才有医术之"精"，因此，这里重点论述医家"诚"的形成。精诚文化在传统医学中源远流长，但是都缺乏对其准确的定义，或者说在孙思邈之前，对于中医医道和医家之德并没有系统的见解。到了唐朝，随着诚信之精神的大力倡导和社会各领域的践行，诚的价值内涵逐渐受到重视，孙思邈用诚来概括医家之德，几乎包含了医家做人行医的方方面面。诚字之下含纳了医家众生平等、诚信救人、忠恕之道、亲亲之道、仁义等涉及道家和儒家道德内涵的多方面内容，诚成为医家医道和医德的高度概括。这一概括影响深远，至今仍在影响着人们对于医学价值和医生价值观的认识。在宋代，随着理学的兴起，儒家将起于孔子的"仁"这一人文伦理领域的概念上升为本体论的概念，于是就出现了医乃仁术的说法。明清时期，中医的儒化教育和儒生转而行医成为医家都使得儒家仁的概念迅速提升，后世诸多医家又多以仁来概括医家之德。这就形成不同时期分别用"诚"和"仁"指称医家之德的情形。本节主要梳理儒家之诚的本体论内涵以及与医家之诚的关系。本章第三节分别论述道家思想对于医家之仁内涵的影响和儒家之仁的产生、发展，以及与对医家之仁的影响。

一、诚的起源

西周之前，诚字就已经出现，并具有一定的道德意义。"诚"字最早见于《尚书·舜典》：舜帝"五载一巡守，郡后四朝。敷奏以言，明诚以功，车服以庸。"这段话是说（舜帝）每5年巡狩1次，四方诸侯都来朝见。各使他们报告政务，考察他们的政绩，赏赐车马服饰以表彰。此处的"诚"字具有真实、真心的意思。在《周易》中也使用"诚"字两次，其中一处是《周易·乾》："修辞立其诚，所以居业也"，是说人只有在言辞中做到真实无妄才能立业、立身。

孔子作为儒家第一人，虽然在《论语》中并未提出"诚"这一概念，只是作为虚词加以使用，但是在其以仁为中心的儒学体系中，同样关注和主张"诚"的思想。孔子关于诚的思想主要是用"信"字来表达。《说文解字》中诚与信是互释的，"诚者，信也；信者，诚也。"孔子正式把"信"纳入重要德目加以阐发，在《论语》一书中"信"字出现16次。信字，从人从言，《说文解字》说"人言为信。"一般而言，信就是用来进行人际交往和沟通的言说道德。孔子把信看作是人立身处世的基本原则，"人而无信，不知其可也"，孔子非常讨厌言行不一，表里不一的人，"巧言令色，鲜矣仁"，那些花言巧语、虚伪做作的人孔子称为是"乡愿"。这些人内心没有真诚，表现的更是虚伪。所以他提出了"主忠信"说，把"信"作为仁的思想体系的重要组成部分，"信"成为"恭、宽、信、敏、惠"五德之一。信是仁的具体的表现形式，内是内心的真实无妄，外是做人的表里如一，真诚做人。

二、《中庸》及其孟荀的"诚"思想

在《中庸》中，"诚"成为具有明确内涵的概念，"诚者，天之道也；诚之者，人之道也。""诚"首先是天道，是本体存在方式，是宇宙万物生长、衍化的运行规律和法则。而人应该向天学习，即"诚之"，即人之道。人作为万物的一部分，其实也具有诚的本性，或者说，诚也就是人性的本体和道德本源。但是因为各种原因，普通人是很难做到诚的，所以要"诚之"，即通过诚身、明善、慎独的方式体认天道之诚，返观自己内心的真实，"择善而固执之"以此去实现诚。

孟子思诚学说。孟子也把诚看作天道，是人的德性本源。他发展了这一思想，与其性善说紧密相关。诚是人的天然本性，具体表现出来就是孟子所说的"四善端"，即"无恻隐之心，非人也；无羞恶之心，非人也；无辞让之心，非人也；无是非之心，非人也。恻隐之心，仁之端也；羞恶之心，义之端也；辞让之心，礼之端也；是非之心，智之端也。人之有是四端也，犹其有四体也。"这是人先天具有的良知良能，秉持这善良的本性，就会成为仁、义、理、智"四德"。从四善端到四德，是人诚的本性到具体道德行为的衍化过程，或者说四德是四善端，即人的真实本性的德性表现。孟子又提出，"思诚者，人之道也"，人具有四善端，但并不是就可以成为圣人或者君子。人真实善良的本性在现实环境中是很容易被遮蔽和丢弃。如何才能不丢掉本心？那就是"思"，"耳目之官不思而蔽于物，物交物，则引之而己也。心之官则思，思则得之，不思，则不得也。"(《告子上》)通过心去思诚，让自我内心的善不断扩充成长，即明善，最终成为自我道德品行。诚的境界和养成是一个不断思考自我的过程，也就是"反身而诚"的过程。反观自身，向内寻求，通过存心养性"君子所以异于人者，以其存心也。君子以仁存心，以礼存心。"(《离娄下》)使得内心的善端不断扩大，即"尽其心者知其性也。知其性，则知天矣。存其心，养其性，所以事天也"。尽心就是发现滋养自我本有的良知善端，善端得到生发，见性明善，就是知天。存心养性就可以事天，也就是能够领会天命，按照天道的目的去做事。存心关键在于不被外界物欲所诱惑，清心寡欲，即"养心莫善于寡欲"，保存平旦之气，使心不会"蔽于物"，用仁义礼智四德去限制人的贪欲，使心向善。孟子还提出了养浩然之气的学说。一个人的精神受社会环境及利欲的影响会发生扰乱，即"动心"，常常很难做到"寡欲"，进而失其本心。孟子指出通过善养浩然之气的方法使内心的善端保存和扩充，达到"不动心"的境界。究竟何为浩然之气?孟子曰:"难言也。其为气也,至大至刚,以直养而无害,则塞于天地之间。其为气也,配义与道;无是,馁也。是集义所生者,非义袭而取之也。行有不慊于心,则馁矣。"孟子把浩然之气看作是人的道德本性的外在显现,是诚的精神风貌。正因为如此,其难言也。这种气,至大至刚,不是一两天能够培养起来的,需靠长期的积累,存心养性,逐渐将善端培养扩大,用正义去滋养它,使其成为人的自觉的道德行为,这就是直养,而不是通过偶然的正义行为来得到它。浩然之气是义和道"集"而存在,如果行为上有不符合道义,不能心安理得的地方,则浩然之气就会衰竭。这里孟子已经讲清楚了浩然之气就是诚在一个人精神风貌、行事作风等方面的体现。其基本内涵就是道和义。只要一切以道义为行事的根本原则,浩然之气就会无处不在。

荀子虽然在人性认识上与孟子有很大的不同,但是对待诚的问题上两者又具有一致的地方。荀子对于诚的理解,首先也是将其看作天道的本真状态。天道的具体表现为"天不言而人推高焉,地不言而人推厚焉,四时不言而百姓期焉。夫此有常,以至其诚者也。"上天不说话,人们却认为它处于最高;大地不说话,人们却认为它宽广无边;春夏秋冬四时不说话,季节的变化却是百姓期待的。荀子立足于唯物主义的自然观,从天道的自然无为,从天地四时沉默不言而显中感悟到天具有的高远、深厚特质,而这种特质其实就是人所推崇的一种天德,这是天所表现出来的真诚的常道。荀子在这里把这一具体表现概括为一个字,即"诚",认为天行之所以"有常",在于"以至其诚者也"。"诚"即真诚无妄,是天呈现出的一种最高的道德境界,不言不争,默默按照规律运行,却受人尊崇。荀子在此是"以诚表道",并通过"诚",将天之道化为人类可以效法和学习的人之道。所以,"诚"不仅能使天地化生万物,还能使圣人教化万民:"天地为大矣,不诚则不能化万物;圣人为知矣,不诚则不能化万民。"(《荀子·不苟》)这样,诚,就成为人之道,人的伦理道德行为,君子修身养性和教化百姓的方式和内容。

荀子认为,既然由于天地达到了真诚无妄,才体现出"天行有常",因而圣人、君子就应当从"天行有常"这种真诚无妄的行为中体会"天德",修心养性,用"诚心行义",把握好自然规律,为民造福。他说:"君子养心莫善于诚,致诚则无它事矣。唯仁之为守,唯义之为行。诚心守仁则形,形则神,神则能化矣;诚心行义则理,理则明,明则能变矣。变化代兴,谓之天德。……君子至德,嘿然而喻,未施而亲,不怒而威。夫此顺命,以慎其独者也。"荀子把从"天行有常"中体现出来的"诚"的"天德",看作君子养心行义,圣人化民治国的根本。他说："夫诚者，君子之所守也，而政事之本也。"（《荀子·不苟》）由此可见，原来荀子提出"天行有常"，是为了把"诚"这一"天德"提供给君子修养身心，以便当作安邦治国的"政事之本"用的。而要体会出"天行有常"的"天德"，就必须首先明确天地存在着和人类一样的伦理行为。荀子通过"诚"这一道德规范，把"天之道"和"人之道"连在一起，显然是继承了儒家天人合一的传统。

荀子所言的"诚"具有强烈的德性论意义，将"诚"赋予了更多人格内涵。与孔孟将诚与仁义相连接一样，荀子也强调诚必须以仁义为重、以仁义为本。他认为养心必须善诚，而要致诚就只有守仁行义。

由上可见，"致诚"所要做的工夫就是"守仁""行义"，出乎"诚心"加上"守仁""行义"，就可以到达形神的转化，就可以使道理彰明和带来转变。仁义是诚的前提和本根，但也指明了实现致诚、养诚必须坚持修养仁义之德、之心、之性的努力方向。概而言之，荀子之"诚"包含着真诚、忠诚、真知等多种德性内涵。

综上所述，儒家所讲的"诚"具有三种意义。一是本体论意义。《中庸》、孟荀均把"诚"提升到天道的高度，即将诚看作宇宙万物的存在状态和运行规律。《孟子·离娄上》讲"诚者，天之道也；思诚者，人之道也"，诚是大自然的本真状态，而追求诚是人的内在要求。《中庸》说："诚者，天之道也；诚之者，人之道也。"也在表达相同的观点。意在说明诚是天道，而追求诚，是人自发的，也是自觉地对于天道的学习。因为人本身也是天道的一部分，人性本身也是存在诚，只是因为某些原因被遮蔽。所以，诚是与天地相伴随的规律和原则。二是德性论意义。儒家不仅从本体论上把"诚"视为天道，把"诚之""思诚"当成人道，还进一步将"诚"作为人所应具备的道德心性。《大学》倡明"诚意"之说，同时要求人"毋自欺"；《中庸》把"诚"视为德行之本，是承载三达德和五达道的德性根基，认为"是故君子诚之为贵"，从而提出了主诚思想。孟荀则将仁义看作诚的道德内涵，守仁集义，才能诚身。三是工夫论意义。也就是将诚看作一个动词，也就是诚身，或者说如何致诚。对于这个问题，《大学》《中庸》都有所论及，如不自欺、慎独等。而孟子做了更多的阐释，前文已经论及，此处不再赘述。

需要特别指出的是，先秦儒家虽然非常重视"诚"与"信"，但是这两个概念一般分开来讲，并没有作为一个词进行使用，"信"主要与"忠"联用，构成"忠信"。荀子对于信字的使用也是指关于言语中的交际道德。第一种意义与孔子所使用的含义相同，就是内心真实，表里如一。"人无百岁之寿，而有千岁之信士，何也？""道也者何？曰：礼仪辞让忠信是也"。另外还有信用、信任等意思的使用。从先秦荀子开始"诚"与"信"即开始连用，《荀子·不苟》中就有"诚信生神"一语，他说："得众动天，美意延年。诚信如神，夸诞逐魂。"得到了民众就能感动上天，与人为善可以益寿延年；而真诚老实如有神助，反之浮夸欺诈就会丧魂落魄。此后"诚信"便作为一个完整的概念不断被使用。诚信作为一个独立的概念包含了诚与信的内涵，两者的联用将人的道德品行内在修养和外在的行为实践统一了起来。

三、医家之诚

孙思邈所生活的唐朝是诚信思想在实践当中大力倡导的时期。在此之前，经历了魏晋南北朝几百年的分裂和动荡，以诚为核心的道德准则受到国家层面上的推崇和践行。唐初李渊提出："名在图箓，动以诚信，豪英景赴。天所赞也？"唐太宗曾说："今欲专仁义诚信为治。望革近代之浇薄也。"贞观年间的名臣魏征从历史的经验出发，提出"德礼诚信，国之大纲"的为政指导思想，认为诚信是治国之本。由此可以看出，唐朝是一个大力倡导诚信的时代，诚信成为治国之本，为政之道。在民间社会，诚信自然也成为人际交往的重要准则。生于这一时期的孙思邈在这一时期提出大医精诚，以诚作为医家的道德价值核心是情理之中的。

孙思邈提出的以"诚"为核心的医家道德价值核心，包含了丰富的内容，"诚"是由儒家提出的一个体现天道的概念，但是孙思邈所提出的医家之诚并不完全是儒家诚的内涵。例如"众生平等"其实是道家生命哲学价值的体现。"人命至重，有贵千金，一方济之，德逾于此"，故将他自己的两部著作均冠以"千金"二字，名《千金要方》和《千金翼方》。"自古名贤治病，多用生命以济危急，虽曰贱畜贵人，至于爱命，人畜一也，损彼益己，物情同患，况于人乎。夫杀生求生，去生更远。吾今此方，所以不用生命为药者，良由此也。"医家之诚的诚也是源于天道之诚，天道的本性就是生生，阴阳变化、四时交替，孕育了万事万物，而天却默然不声，"生而不有，为而不恃，长而不宰"。这就是天道之诚，人的道德心性也是来源于天道，人之诚，医家之诚体现在诚心救人，如何为诚信救人？"凡大医治病，必当安神定志，无欲无求，先发大慈恻隐之心，誓愿普救含灵之苦。"这里表达的就是不受外界名利诱惑，无欲无求。无欲无求即是对天道之诚的效仿。不仅如此，还要做到"不得瞻前顾后，自虑吉凶，护惜身命。"也就是说，医家不仅不能从行医中获得名利，必要时还需要"舍身"，"勿避险巘、昼夜、寒暑、饥渴、疲劳，一心赴救，无作功夫形迹之"。另外医家之诚还包含了儒家道德思想体系当中非常重要的忠恕之道、礼等重要的德目。

在大医之体这一段落，孙思邈有对医家的精神气度、诊病方法和行为等方方面面提出了要求。医家应做到"澄神内视，望之俨然。宽裕汪汪，不皎不昧"。"俨然"和"不皎不昧"是医家外在气度的表现，一个医生应该具有庄重的气度，态度上不卑不亢。如何才能做到呢？那就是澄神内视，涤除杂念，不受诱惑。心胸宽广，无有私心，才能不卑不亢。在诊病方法上，孙思邈提出"详察形候，纤毫勿失""临事不惑""唯当审谛覃思，不得于性命之上，率尔自逞俊快，邀射名誉，甚不仁矣"。在处理和患者的关系时，孙思邈又讲求推己及人，要求医生要对病人的痛苦感同身受，说："又到病家，纵绮罗满目，勿左右顾眄；丝竹凑耳，无得似有所娱；珍馐迭荐，食如无味；醽醁兼陈，看有若无。所以尔者，夫一人向隅，满堂不乐，而况病人苦楚，不离斯须，而医者安然欢娱，傲然自得，兹乃人神之所共耻，至人之所不为，斯盖医之本意也。"作为医生，也要有自我的行为准则，除了诊病是要坚持的原则，在具体的做人做事上，孙思邈要求"不得多语调笑，谈谑喧哗，道说是非，议论人物，炫耀声名，訾毁诸医。自矜己德。偶然治瘥一病，则昂头戴面，而有自许之貌，谓天下无双，此医人之膏肓也。""医人不得恃己所长，专心经略财物""又不得以彼富贵，处以珍贵之药，令彼难求，自炫功能，谅非忠恕之道"。

第三节　一齐与仁爱：儒道两家
对于医道之仁内涵的影响

晋代名医杨泉在《论医》中，谈及医生这一职业时，有一段非常经典的话："夫医者，非仁爱之士不可托也；非聪明答理不可任也。"将医术看作仁术，医生也应该是具有仁爱之心的人。这是儒家的观点。孟子在《梁惠王篇上》中劝说梁惠王实行仁政，讲了君子远庖厨的故事，梁惠王以羊易牛，孟子说这是"仁术"，而杨泉将医术也看作是一种仁术。因为医术护生保命，是在效仿天地之德。元代王好古《此事难知·序》中说："盖医之为道，所以续斯人之命，而与天地生生之德不可一朝泯也。"清·喻昌《医门法律·问病论》云"医，仁术也。仁人君子，必笃于情……则视人犹己，问其所苦，自无不到之处。……医者仁术，不可不知也。"医圣张仲景"上可以疗君亲之疾，下可以救贫贱之厄，中可以保身长全，以养其生"。但是笔者认为，虽然仁爱、仁心、仁术的最早的提法源于儒家，但是当用这些词语来指医者的话，其内涵就不完全等同于儒家的界定。医家之仁是建立在贵生思想上的，对万物生命的珍视，尤其是庄子的"万物一马"的价值观念深刻影响了医家，所以医家之仁不同于儒家仁者爱人。儒家之仁是建立在伦理关系和秩序建构的基础上的，是讲差别的推己及人的爱的播撒。客观地说，医家之仁受到了儒道两家的双重影响，在对待疾病、对待生命的层面，医家之仁更多的是道家哲学的内涵，而在社会伦理的层面，儒家之仁成为医生处理与患者关系的伦理准则。本节主要论及庄子齐物论学说和以孔子和宋代理学为代表的儒家仁的思想对于医家之仁内涵建构的影响。

一、庄子齐物论对医道之仁的影响

唐代医圣孙思邈在其《大医精诚》一文中表示，大医应当"发大慈恻隐之心"，恻隐之心即是仁爱之心，"普救含灵之苦"，"含灵"就是万物重生。对于前来求医的人，"不得问其贵贱贫富，长幼妍蚩，怨亲善友，华夷愚智，普同一等，皆如至亲之想。"这段话其实是反映了医家之仁爱同时受到儒道的影响。不分等级贵贱，不问亲疏远近，平等对待，这本身就是道家庄子的万物一齐的思想。但是孙思邈又说，"皆如至亲之想"，又转向以社会亲属伦理关系比附医患关系，思维方式上明显受到儒家仁爱伦理学说的影响。这里我们来看庄子齐物论对医家的影响。更能说明这一影响的还有孙思邈对于人畜生命的一视同仁，"自古名贤治病，多用生命以济危急，虽曰贱畜贵人，至于爱命，人畜一也，损彼益己，物情同患，况于人乎。夫杀生求生，去生更远。吾今此方，所以不用生命为药者，良由此也。"这显然就是物我齐一的道家生命观。

庄子认为"以道观之，物无贵贱；以物观之，自贵而相贱"（《庄子·秋水》）。也就是说，如果说"以物观之"，万物都表现出各自的特性，千差万别。而如果"以道观之"，则"物无贵贱"。因为万物皆从道生，这就是庄子从道出发看到的万物同一性。也就是"平等"的观念，"齐""同"就是平等的意思。

"天地一指也，万物一马也。"是在讲天地间万物都是一体的，都是一个东西，犹如一匹马，万物都是这匹马的有机组成部分。万物是统一的差别，也是差别中包含着统一。"天地与我并生，而万物与我为一。"这是在讲物我的平等。万物和我皆源于道，是道的不同呈现，所以在道的层面上，物物、物我、人我都是平等的，主客观、有生命的和无生命的、低贱的和高贵的，万物一齐。事物有大小，能力有强弱，存活的时间有长短，所以庄子从"大小""夭寿""有无"三个方面进行分析，指出了从道的层面而言，事物并无大小、长短之分，这是对时间和空间的超越，同时不论是存在还是消失，或者说生还是死，都是道的存在方式，这是对"有无"的超越。两者"同出"而"异名"。

在"大小之辨"的问题上，庄子承认大小的相对性，但是他认为大小同一，说："至大无外，谓之大一；至小无内，谓之小一。"（《庄子·天下篇》）至大是没有边界的，至小是没有核心的，所以两者合一，无所谓大小之分。所以他说："天下莫大于秋毫之末，而太山为小。"（《庄子·齐物论》在"夭寿"的问题上，庄子也承认"小年不及大年"，但是又说："莫寿于殇子，而彭祖为夭。"这句话意思是说世界上寿命最长的是刚刚出生就已经死去的婴儿，而寿高八百岁的彭祖却是最短命的。为什么呢？正如对大小的认识，生命的长短其实也是相对而言的，最长的和最短的也是合二为一的，也就是无长短之分。在"有无"的问题上，庄子认为，"有""无"其实是两个相对的概念，有可以转化为无，无亦可转化成有。但能产生和创造有无的是不变的、绝对的。而庄子认为这个能创造和产生"有"和"无"的就是道。《天地》篇描述了从无到有、从一到多、从命到性的道的流布，产生万物的过程："泰初有无，无有无名。一之所起，有一而未形。物得以生谓之德，未形者有分，且然无间，谓之命。留动而生物，物成生理，谓之形。形体保神，各有仪则，谓之性。"有无不过是道的不同存在形式罢了，本质上没有什么不同。

庄子的齐物论也体现在其社会观，"贵贱一齐"的伦理观，"美丑一齐"的审美观，"残全一齐"的价值观均是其齐物论思想的具体体现。在儒家看来，社会的等级性是天然的和必要的。荀子的"维齐非齐"即是通过维护社会的等级性来实现社会的公平正义。而道家是坚决反对贵贱之分及其在此基础上建立的制度体系。庄子在《内篇·德充符第五》中讲述过一个子产和申徒嘉的故事。

申徒嘉，兀者（被砍掉一只脚的人）也，而与郑子产同师于伯昏无人。子产谓申徒嘉曰："我先出则子止，子先出则我止。"其明日，又与合堂同席而坐。子产谓申徒嘉曰："我先出则子止，子先出则我止。今我将出，子可以止乎，其未邪？且子见执政而不违，子齐执政乎？"申徒嘉曰："先生之门，固有执政焉如此哉？子而说子之执政而后人者也？闻之曰：'鉴明则尘垢不止，止则不明也。久与贤人处则无过。'今子之所取大者，先生也，而犹出言若是，不亦过乎？"子产曰："子即若是矣，犹与尧争善，计子之德不足以自反邪？"申徒嘉曰："自状其过以不当亡者众，不状其过以不当存者寡。知其不可奈何而安之若命，唯有德者能之。游于羿之彀中，中央者，中地也，然而不中者，命也。人以其全足笑吾不全足者多矣，我怫然而怒；而适先生之所，则废然而反。不知先生之洗我以善邪？吾与夫子游十九年矣，而未尝知吾兀者也。今子与我游于形骸之内，而子索我于形骸之外，不亦过乎？"子产蹴然改容更貌曰："子无乃称！"

故事中申徒嘉是一个受过刑罚的残疾人，而且地位远不及身为宰相的子产。子产非常看不起申徒嘉。庄子借用申徒嘉之口，说出了其对于残全、贵贱同一的理解，人犹如靶子，箭不断射来，射中射不中带有很多的或然性，射中了就是命，射不中就是幸运。没有必要自己躲过了箭就嘲笑中箭的人。

至于在"美丑"的问题上，以道观之，美丑是平等的。"厉与西施，恢诡谲怪，道通为一。"（《庄子·齐物论》）无论是丑女厉还是美女西施都是一样的。这并不是说庄子取消了美和丑的差别，而是美丑的表现有其复杂性。庄子曾经讲过关于哀骀它的故事，鲁哀公和仲尼谈起一个人叫哀骀它，说这个人长得其丑无比，但是男人见了他，都愿意和他做朋友，不想离开他。女人见了他，宁可给他做妾，也不给他人做妻。而哀公见了他，都想把国家交给他。这样一位外貌丑陋的人，世人都愿意追随他，内在德行的美才是世人最认同的。

不问"其贵贱贫富，长幼妍蚩，怨亲善友，华夷愚智"一视同仁。前文提及孙思邈对于众生灵的平等同一的认识正是承袭的以庄子为代表的齐一价值观。

二、儒家之仁对于中医之仁的影响

（一）孔子之仁

早在孔子之前，"仁"字这一概念就已经产生，《尚书》《诗经》都已经在使用这一概念，但是其内涵主要是指人的外貌、气质。之后，逐渐发展成一个具有道德意味的概念。例如在《左传》和《国语》中都有这样的使用。"臣闻之，出门如宾，承事如祭，仁之则也。""古也有志：'克己复礼，仁也。'信善哉！""仁，所以行也""爱人能仁。""为仁与为国不同，为仁者爱亲之谓仁，为国者利国之谓仁。"

而孔子在承继前人的基础上，将仁这一概念进行生发来阐释自己的社会伦理价值和道德体系，形成了以仁为中心的儒家伦理哲学。

孔子的思想就是仁学。孔子用仁来指称群体社会中人与人关系行为最重要的价值核心。以仁的价值标准来进行修身，以仁的行为准则协调人人关系，以仁的治国理念安民兴邦。胡适在《中国哲学史大纲》中认为"仁是理想的人道，做一个人须要尽人道。能尽人道，即是仁。"在儒学体系中，仁不仅是一个具体的德目，而是所有德目的概括，高于所有儒家规定的德目。所以仁在孔子的伦理哲学中是最高一级的概念。蔡元培在《中国伦理学史》中说孔子的仁是"统摄诸德完成人格之名"。朱子早已用"本心之全德"来界定孔子的仁。冯友兰先生认为孔子之仁是人之全德："惟仁亦为全德之名，故孔子常以之统摄诸德"。冯先生的新意或许在于引用经典说明了仁如何能包含其他诸德。

宰予以3年之丧为期已久，孔子谓为不仁，是仁可包孝也。以后孟子言："未有仁而遗其亲者"；《中庸》言："所求乎子以事父"，皆谓仁人或行忠恕之人自然孝也。孔子以"微子去之，箕子为之奴，比干谏而死"，为"殷有三仁"，是仁可包忠也。以后孟子言："未有仁而后其君者"；《中庸》言："所求乎臣以事君"，皆谓仁人或行忠恕之人自然忠也。孔子谓令尹子文及陈文子："未知焉得仁？"是仁可包智也。"仁者必有勇"，是仁可包勇也。"颜渊问仁，子曰：'克己复礼为仁'"，是仁可包礼也。"子张问仁于孔子，孔子曰：'能行五者于天下为仁矣。'请问之。曰：'恭、宽、信、敏、惠。恭则不侮；宽则得众；信则人任焉；敏则有功；惠则足以使人。'"是仁可包信也。

朱熹弟子陈淳在《北溪字义》中又将此言引申为："仁，所以长众善，而专一心之全德者。"又曰："仁者，心之全德，兼统四者。""四者"指"仁""义""礼""智"。故而学术界有"仁乃全德"的论断，仁学思想包含了所有具体德性的要求和标准。

先秦时期的儒学根本上是心性之学，仁从哪里产生？在于人的本性中自然本真情感的生发和流布。人皆有父子之情，人伦之爱。这是人的本性中天然就具有的。所以这是仁的发端。亲亲是仁最基本的德性，孝成为最重要的德行，"孝悌也者，其为仁之本与！"（《论语·学而》）孟子也指出"亲亲，仁也。"（《孟子·告子下》）接着，《中庸》进一步强调："仁者，人也，亲亲为大。"《说文》则直述"仁"为"亲也"。由此可以看出，孔子的仁学作为处理社会伦理关系的思想，其最初的发端就是人人之间最重要的血亲关系，然后由爱亲到爱人，推己及人，成为一种不断扩大、四方播撒的仁爱践行之过程。

孔子仁学思想的关键在于由爱亲到爱人的转变，这是一种重要的升华。这表示着仁从其最初的起点走向了更加广阔的社会。《论语》中不乏这样的论述，而且还告诉我们如何去爱人："子张问仁，子曰：'能行五者于天下，为仁矣。'"（《论语·阳货》）此"五者"为：恭、宽、信、敏、惠。

子贡曰："如有博施于民而能济众，何如？可谓仁乎？"子曰："何事于仁？必也圣乎！尧舜其犹病诸。夫仁者，己欲立而立人，己欲达而达人。能近取譬，可谓仁之方也已。"

所谓"恭、宽、信、敏、惠"对仁人的要求，是具体的德目。一个人如何通过不断学习、修身成为一个君子，然后行仁行。那就是"恭则不侮，宽则得众，信则人任焉，敏则有功，惠则足以使人"。一要"恭则不侮"，对人对事，心存恭敬，行事庄重，就不致遭受侮辱；二要"宽则得众"，即宽厚待人处事，就会受到百姓的拥护爱戴，赢得民心；三要"信则人任焉"，即讲究诚信，表里如一，重信守诺，才能为他人任用；四要"敏则有功"，即要做事勤奋，善于思考，就会成就大事；五要"惠则足以使人"，即惠泽他人，而使他人为其效力，尽忠职守。五个德目是为"仁"所应具备的修养，体现了爱人的具体要求。

"己欲立而立人，己欲达而达人"更是非常经典的忠恕之道。孔子用忠恕去解释如何去做才是仁。忠恕思想体现了孔子在建构人伦秩序时具有的宽容之心。孔子是这样阐释其忠恕思想的，"忠者，心无二心，意无二意之谓，恕者，了己了人，明始明终之意。"又说"其恕乎，己所不欲，勿施于人"。"忠"，中人之心，以自己的心为中，听从内心的道德本性，真诚相待，积极为人，故为忠；"恕"，如人之心，以他人之心为己心，推己及人。其实，忠更强调的是内心的一种道德修为，一种坚持，而恕则是体现为与人相处时的一种行为准则。两者合二为一，则是孔子所说的"立人""达人"的至高境界，即"仁之方"。

（二）宋代理学之仁学思想

宋代理学追求道德本体性的探索和建构，这样就将仁这一概念本体化了。二程（程颢、程颐）、张载、朱熹释仁为全德，心即理，性即理，理中有仁，仁为四德之首，但又包含四德，把仁提到宇宙本体高度。这一道德本体论，试图以心性通于天命，为心性赋予了天命的神圣色彩，强调仁作为道德的本体地位。

仁在孔子那里，虽然也与天道有关系，但主要还是一个人伦德性概念。但是到宋代就发展成为表述天道的概念，仁之为道代替了仁之为德的发展方向，即"生生为仁""万物一体之仁"。仁这一概念的本体化是其影响医道内涵形成的关键。宋代理学家将仁看作天地生发、养育万物的大德，是天道、天德。人作为万物一部分，人性中也天然存有这种仁，在体会学习这种天道天德的过程中，人性获得仁这一德性，并因为在仁的层面与天道的相通而获得与万物的一体。北宋理学开山人物周敦颐在其《太极图说》中阐释其宇宙生成论的观点时提到，宇宙按照无极－太极－人极的衍化过程生成万物，也就是说人极是从太极中衍化出来的，"二气交感，化生万物""五性感动而善恶分，万事出矣。圣人定之以中正仁义而主静，立人极焉。"人极、人道的根本在于中正仁义，仁与义本是人类社会的人伦关系与道德规则，然而这里将人极与天极紧密相连，使得仁义之人极具有了本体论意义，而且他还说仁是万物之性，天地之德"天以阳生万物，以阴成万物。""生，仁也；成，义也。故圣人在上，以仁育万物，以义正万民。"天地生万物的大德称为仁，仁就有了两重意义，一是作为天之道的仁，二是作为人之道的仁，前者是后者的本体论依据，后者是人性的天然自存，仁由性出，同时也是天道效仿，是天道的一部分，人们身体力行去实行仁，就是义。这样就使得两个层面的仁连接了起来。

之后，张载更进一步发挥了"万物一体"的思想，提出了"民吾同胞，物吾与之"的著名命题。张载认为，万物都是由一"气"聚结而成，具有同一本性。这一点与庄子有相同之处。"性者万物之一源，非有我之得私也，惟大人为能尽其道。是故立必俱立，知必周知，爱必兼爱，成不独成。"从万物由气构成这一论点出发，自然会得出人人和人物之间的同性相爱的结论。张载论仁，一说"仁大难名，人未易及，故言之亦鲜。"仁的含义很丰富很难说清楚。在其《正蒙·有德篇》中从两方面概括仁的含义："恻隐，仁也；如天，亦仁也。"如天之仁是说仁是太虚（天）具有的本性，这是从本体论的高度谈仁。恻隐之仁是指人心与生俱来的仁爱，是人在具体的社会生活中表现出来的仁心、仁性、博爱、仁行。这是在人伦道德的层面上谈仁。王夫之说："小者不遗，知天性之在人；大而无外，知人之可达于天。"仁之全体来源于形上之天，具足于人之性，恻隐是人心之发用，是一种情。当人心寂然不动时，仁具备于人心之中，而当心有所思虑则情显，恻隐之心也会随即显现。恻隐之心虽然微小，但却是天之性在人的一种表现，因此，其小而不遗。

与周敦颐相似，二程是用"生意"来解释仁，并认为这是人与天地、与万物不变的统一性，即"理一"。程颢说："万物之生意最可观，此'元者善之长'，斯所谓仁也。人与天地一物也。而人特自小之，何耶？"因为人与自然万物共生共存，本自一体，所以应当有"万物一体"的自然情感。这是二程著名的学说"万物一体之仁"。"所以谓万物一体者，皆有此理，只为从那里来。'生生之谓易'，生则一时生，皆完此理。"二程还以生理、理去解释仁："性即理也，所谓理，性是也。"也就是说仁是人的本性，本性就是理。也就是"仁，理也。人，物也。以仁合在人身言之，乃是人之道也。"人如果没有仁之本性，只是"物"，算不得是人，只有具备了仁，才是人，这就是人道。可见，二程对于仁的阐释是将仁提升到了心性本体论的高度。仁来源于天性，是天道生生之理，表现在人性中，是人之所以称为人的根据。

朱熹论仁是从两个层面展开的，以道说仁和以德说仁。也就是说，朱熹既把仁看作天道，也把仁看作群体社会的人伦道德规范。朱熹如何将仁本体化呢？他是从解释孟子的不忍人之心开始，"天地以生物为心，而所生之物，因各得夫天地生物之心以为心，所以，人皆有不忍人之心也。"这句话分为两层意思来看，一是说不忍人之心，即仁是天地生物都有的本心，而人心也是生物之心，具有同一性。人具有不忍人之心，即仁是自然而然的，是"生理"。这就将本是人性中感性存在的不忍人之心看作天地之心，具备了本体论意义。"具生理，自然便有恻怛、慈爱之意"。朱熹就把这种与生俱来的仁的规定性称之为理："仁者，人之所以为人之理也。然仁，理也；人，物也。以仁之理，合于人之身而言之，乃所谓道者也。"

朱熹还把仁看作具体的道德层面，在现实社会中，一个人如何去践行仁呢？朱熹非常看重人作为万物之首的重要地位，"人为最灵，而备有五常之性，禽兽则昏而不能备，草木槁则又并与其知觉者而亡焉。"这体现了儒家一以贯之的传统。另外，朱熹论仁，与二程不同，他并不排斥情感因素。二程将性与情分得很清楚，并且是排斥仁中的情感因素，对于人的四善端、博爱思想等，二程认为这些情感与仁之本性是不同的。"爱自是情，仁自是性，岂可专以爱为仁"。恻隐之心、博爱都是原始的，情感性的，并不具备仁的高度。而朱熹论仁多从恻隐之心和博爱来谈。"恻隐之心，方是流行处。到得亲亲仁民爱物，方是成就处。""以博爱为仁，则未有博爱之前，不成是无仁。"又说："爱亲仁民爱物，无非二也。"可以看出，朱熹这里情感和仁性是不分的，而且由前者出发可以去亲亲、仁民爱物，实现仁在社会行为和政治上的主张。

（三）宋代以降"医乃仁术"学说的兴起

中国传统医学对于医道和医德的理解经过了漫长的发展期。自先秦以《黄帝内经》为发端，至魏晋时期，是中医医道和医德的萌发期。以《黄帝内经》为代表、以"贵生""博爱""精勤"思想为主要内涵的医道和医道论述在医道的根本、医生的个人修养、业务等方面提出了重要的原则规法，虽然不成系统，但核心价值已经确定，这之后深刻影响了中医医道的发展方向。这一时期的诸多名医，虽然没有明确提出仁爱学说，但是仁爱仁心之举不乏其例，张仲景提出"上以疗君亲之疾，下以救贫贱之厄，中以保生长全，以养其身"，表现了作为医学大家的仁心仁德。杨泉提出："夫医者，非仁爱之士，不可托也。"（《物理论》）首次对学医之人的人品提出了明确的要求。

隋唐时期，中医医道之论逐渐系统化。孙思邈著的《备急千金要方》以《大医习业》和《大医精诚》为题，系统论述了医生应遵守的职业道德，是中国医学史上首次系统论述中医医德思想。其中《大医精诚》被世界医学会视为世界四大医德经典之一。时至今日，大医精诚的观念也依然有着广泛而深刻的影响，"精于医术，诚于医德"的"大医"依然被视为医家之典范。这正是本章第二节所论述的重要内容。孙思邈以"诚"对中医医道进行概括，这其中也包含了儒家的仁爱思想。至于为什么不用仁而用诚，正如上一节所论述，是因为在隋唐以及之前的儒学，诚这一概念已经具有本体论意义，是天之道的概括，而仁这一概念是人伦关系范畴中人的德性的全面概括，所以诚的概念是包括且高于仁的概念。因此，这一时期用诚来概括医道是恰当的。

"医乃仁术"的学说是到宋朝才提出的。这一时期用仁的概念代替了诚的概念来指称医道医德。其原因自然是宋朝理学对于仁这一概念的本体化，使得这一概念成为天之道的概括。这一情况也影响了宋代及其之后的医家对于医道的理解。以仁概括医道成为诸多医家的选择。仁也就成为与诚具有同等地位的概念。仁、诚两个概念在不同时期被用来阐释医道，两者的内涵互有交叉。中医文化发展至今，这两个在不同时期产生的概念仍具有同等重要的地位，后起之仁术的表达并未取代精诚的表达。甚至更多时候，人们更倾向于用精诚来直接指称中医文化的内涵，而把仁看作是精诚文化的一部分。本书认为，中医仁爱思想包含儒道两家的哲学思想，是中医精诚文化的重要价值理念和道德心性，理应归于精诚文化之中，其核心部分与精诚文化的其他内容形成有机体。

宋代儒学对于中医医德的影响主要体现在理学先驱范仲淹"不作良相，便作良医"的思想。这一思想在后世产生了深刻而广泛的影响，并成为由儒而医的理论依据。在当时的时代风潮下，大批儒者渐热衷于医理之学，悬壶济世，成为儒医。儒医的称谓，最早见于宋代洪迈的《奕坚志》"有蕲人谢与权，世为儒医"。宋以后儒士从医者日益增多，是隋唐时期的15倍多，一些文人雅士也撰著医药书或为医书作序、写评论。其中儒医的代表人物有庞安石、张元素、李杲、朱震亨等。儒医，是以儒文化为代表的传统文化与中医学相结合的载体。在他们身上，融合了儒学和医学的双重特性，集中地反映出"医儒同道"的文化色彩。儒家和医家本是不同的职业，然而儒者从医说明医家的保生护命的职业宗旨与儒家济世救民的人生理想和政治主张有着天然的联系。明代医学家萧京在《轩歧救正论·医鉴》中指出了两者的关系："非儒则医之术不明，非医则儒之道不赅。"前一句说明了只有深谙儒学之要义才能真正懂得医术、学好医术。后一句反过来说，只有医道才能真正体现儒道的仁爱基本精神和价值追求。

第三章

中医精诚文化的提出与思考

中医在漫长的发展过程中，一代代医者不断探索，既创造了翔实完备的中医理论体系、防病治病方法，又形成了博大精深的中医文化。精诚是中医文化的核心内涵，凝聚了中医文化精髓，其形成、发展经历了数千年的探索。本章主要是厘清中医精诚文化产生的源与流，总结中医精诚文化的思想内涵。此外，随着现代社会发展变化，中医精诚文化有了自己的创新与发展，以适应现代社会的价值理念，并用于解决现代医院发展存在的问题。

第一节　中医精诚之论的源与流

中医精诚之论源远流长，自先秦时期，人类在生产劳动中开始医药知识的积累，在人类互爱互助的人道主义和生命神圣的思想萌芽中孕育了朴素的医德观。此后在历代医者的行医实践中，医术水平和医德思想不断进步和完善，遂形成蔚为大观的医学财富。古代医家通过著书立说记录和传承中华医药思想精华，对医家个人的医德规范和医学实践也秉笔实录，为后世研究留下了珍贵的资料文献。

从古代医学著作中，收集代表性的医德、医术言论，揭示中医精诚文化的源流演变，探讨中医学发展在不同历史时期形成的中医文化思想内涵，汲取其中在今天仍然有益的成分，为当代的医院文化管理提供思想营养。

一、朴素的生命论：先秦时期精诚文化的萌芽

上古社会关于圣人创造医药的传说，映射出先民对人类生命健康的渴望，是先民对医疗活动的朴素认识。伏羲"尝百药而制九针"、神农"尝百草，识水泉、黄帝岐伯君臣问对而兴医学，虽然这些传说的真实性无从考证，但是医德医术思想可见一斑。通过甲骨文考证，殷人已有关于疾病的记载，对疾病之认识仅限于直观描述，并且把疾病归因于鬼神的作用。这一时期还未形成相

对独立的、系统的医德、医术思想。由于殷人的道德伦理观念还处于初级阶段，而且从属于宗教意识，因此其关于医德的认识也处于混沌状态，在巫医一体，崇奉神灵的宗教思想支配下的医疗活动中蕴含了朴素的医德观念。西周时期，建立了相对完备的医事制度，并对医师考评形成了严密的考核制度。《周礼·天官·医师》"凡邦之有疾者……则使医分而治之，岁终则稽其医事，以制其食，十全为上，十失一，次之；十失二，次之；十失三，次之；十失四，为下。"通过医生治病失误多少来衡量医生医术之优劣，既包括了对医疗技术的评价，也涉及最古老的医德评价。春秋战国时期，随着周王室衰落，天命鬼神的观念开始动摇。医和提出"六气"致病说，取代了以往鬼神致病观，标志着医学的重大进步。诸子百家争鸣的局面为医学实践及经验的交流积累创造了条件。医学领域出现了以扁鹊为代表的医者，他们周游各国，"随俗为变"，施以医术，在医学实践活动中总结出"六不治"原则，是中国最早的医疗活动原则。秦汉之际，医学理论总结整理成书，奠定中医学术体系的《黄帝内经》中列举了各种医术、医德的过失行为。

（一）扁鹊"六不治"

扁鹊，战国时期著名医学家。约生活于公元前5世纪。中医界普遍认为，扁鹊是先秦医生群体的代称，非一时一人之名。以扁鹊为代表的医生群体，在医疗活动中总结出"六不治"的准则。扁鹊的"六不治"原则其实是指出对待病人和疾病的诊疗原则，疾病难治之因一是源于当时有限的医疗水平；二是源于病人对待疾病的态度。一个不能积极配合治疗的病人，其病也难以治愈。"不治"不是医生不想治，不履行职业操守，而是说病人的态度、观念决定了诊疗的效果。古代医生时常面临危险境况，一是由于社会地位较低，自己的利益，甚至生命常受到威胁；二是医疗技术的局限性，难以把握疾病的治疗效果。"六不治"原则是医生的诊疗原则，也代表了古代医者对于医德认识的进步，例如"六不治"原则认为"信巫不信医"是不治，呈现出巫医分离的趋势。

（二）《黄帝内经》

《黄帝内经》既是我国医学理论经典，也是创建医学道德研究先河之作。《黄帝内经》深受诸子百家学说的影响，重视医家人格修养，对我国医学道德体系的发展具有深远影响。《黄帝内经》虽不是论述医学伦理道德的专著，但其中不少篇章论及医德医术的思想，是宝贵的医学财富。

《黄帝内经》作为我国最早探讨医德的著作，标志着中医的医德医术理论体系初步形成。《黄帝内经·素问》在第二十三、二十四等卷中有关于医德论述的专篇，如疏五过论、徵四失论。

1. 疏五过论

"疏"，陈述之意，即陈述出医生的五种过失。一是医者必须了解病因、病情，具体知晓患者的社会地位高低、生活富裕贫困的状况。"凡未诊病者，必问尝贵后贱，虽不中邪，病从内生，名曰脱营……良工所失，不知病情，此亦治之一过也。"二是医者需要了解患者的饮食起居、情绪的波动状况。"凡欲诊病者，必问饮食居处，暴乐暴苦，始乐后苦，皆伤精气……此治之二过也。"三是医者要懂得比类分析，否则将造成诊断治疗上的失误。"善为脉者，必以比类奇恒……此治之三过也。"四是医者要懂得针对情绪上的病因进行治疗，否则不能取好的疗效。"……乱至失常，病不能移，则医事不行，此治之四过也。"五是医者需要了解疾病开始至当下的全过程，分析其因果，不应急于针刺其阴阳经脉，草率地乱说死期，"……医不能明，不问所发，唯言死日，亦为粗工，此治之五过也。"造成这五种医治上过失的原因，都是医术不通达，对与疾病相关的人及状况了解不透彻。

2. 徵四失论

"徵"，就是惩之意，即惩戒医家诊治过程中的四种失误。一是诊治过程中不懂得阴阳转变的道理，"诊不知阴阳逆从之理，此治之一失矣。"二是从师学医未毕业，胡乱医治，谬论与真理不分，造成治诊上的失误，"妄用砭石，后遗身咎，此治之二失也。"三是不具体区分病人的生活条件和环境的差异，"不知比类，足以自乱，不足以自明，此治之三失也。"四是医者不详细询问患者起病的原因，简单凭脉象进行诊断。"诊病不问其始……为粗所穷，此治之四失也。"

《黄帝内经》关于病因、病机及诊断的疗法等有较为科学的认识，提出医以术为精、术是医者的基础。同时，以"术为精"为核心，总结了医德的基本内容，形成了较为完善的医德思想。

第一，医者要谦虚好学，认真研究学习医学理论，在医疗实践中不断总结学习。《素问》中对于那些学业不精，自以为是的人提出了批评，"受术不通，人事不明"。这样的医生有可能"绝人长命，予人夭殃"。鉴于此，《黄帝内经》要求医者必须多方面下功夫深入研究疾病的病因、病机、诊断、治疗、预防、康复等各个环节，"如切如磋，如琢如磨"，益求真精。不仅如此，还要上知天文，下知地理，人情世故，风俗民情，无不知晓。

第二，《黄帝内经·素问》篇中记载了多种治疗原则。例如"阳病治阴，阴病治阳""寒者热之，热者寒之""散者收之，抑者散之"的治疗原则。又如运用五行生克规律医治，"木郁达之，火郁发之，土郁夺之，金郁泄之，水郁折之。"

第三，《黄帝内经·素问》篇记载医治疗法丰富。医者从整体出发，根据病情，决定标本先后或逆从正反等不同治法。《标本病传论》指出"病发而有余，本而标之，先治其本，后治其标。"《至真要大论》指出"微者逆之，甚者从之。"此外还有以手法为主的针灸法、洗浴、熨贴、按摩等法，以药物治疗为主的汗法等其他方法。

第四，《黄帝内经·素问》篇中记载了精要的药物学知识。它运用了谷、血余炭、泽泻、生铁落、鸡矢白、乌贼骨、雄黄、雌黄、佩兰、辰砂、金箔等多种动、植、矿物作为治病药物，并研制成汤、膏、丸、散、丹等多种供内服外用的不同剂型，开创了我国的方剂学先河，对后代方剂学发展影响深远。《素问》篇指出药物性味与人体部位的关系是"味厚者为阴""气厚者为阳"，表明它对药物的科学认识达到了相当完善的程度。

《黄帝内经》处处渗透"医以术为精"的医德思想。医者能在复杂的情况下，得心应手地针对病情进行准确诊疗，最终成长为"善诊者"和"善用针者"。《素问》《灵枢》中的医德观念还包括了丰富的层面："以术求精"为本，书中又论及了生命的至贵至重，应谨慎对待，"天覆地载，万物悉备，莫贵于人"（《宝命全形》）医生的职业是保生护命，如此重要，在传授医道时，要择人而授，"非其人勿教"（《金匮真言论》），"得其人乃言，非其人勿传"（《官能》）。另有"反对信巫不信医，不治已病治未病"的思想等。概而言之，《黄帝内经》医德与医术兼容并包，在彼此的融汇之中形成了中国最早的医家操守，被后世奉为圭臬。

二、治病与治世：秦汉时期精诚文化的内涵拓展

秦汉时期，国家统一，经济文化的发展也促进了医学的快速发展。汉末社会战乱、疾疫、瘟疫流行也促使和激发了有良知的医家致力于医学实践和理论研究，东汉张仲景在总结医疗实践活动经验的基础上，结合中医理论撰写《伤寒杂病论》，创立了中医学辨证医治的思维和方药体系，且在序言中明确阐述

了医德的内涵。还有淳于意、华佗都是当时著名的德艺双馨的大医。这里重点介绍张仲景的医德思想。

张仲景《伤寒杂病论》

张机，字仲景，东汉著名医家，被中医界尊为"医圣"，著作有《伤寒杂病论》，被尊为"方书之祖"，对中医学理论发展影响至远。其生平不详，大约生活在汉桓帝和平元年至汉献帝建安二十四年之间，这个历史时期朝廷衰微、战乱频繁不止，战乱、饥荒给时人带来了沉重的灾难，加之疾病流行，造成了无数家破人亡的惨剧。曹植《说疫气》记述建安二十二年（公元217年）疫气流行，家家有因病而死的僵尸，家家哀号动天。当时疫情的流行，或导致灭门绝户之灾，或导致灭族之灾，疫情带来的灾害令人惨不忍睹。张仲景的《伤寒杂病论·自序》记述"余宗族素多，向余二百。建安纪年以来，犹未十几年，其死亡者三分有二，伤寒十居其七。"其宗族二百余人，建安以来十几年间，死亡人数达三分之二，十分之七的人患有风寒。

张仲景看到无数人因没有及时救治，被病魔夺去生命，他的仁慈之心被激发。张锡纯在《医学衷中参西录·自序》中记述人有大的志愿，才能有伟大的建树。"故学医者……为济世活人计则愿力大。"正是这种为拯救世人生计的宏大志向，激励张仲景一生勤奋求学，博采众取，传承并创新，成为令人敬仰的"医圣"。

1. "博览群书，广集众方"

张仲景认为医学理论深奥复杂，玄妙深幽细致，变化难以穷尽。从医者必须具备较高的悟性资质，如果不是高资良才，很难探求其真理的至高点。张仲景崇尚儒家的勤学精神，用孔子勉励学生的教育思想勉励自己，由于他亲身经历了疾病的流行，目睹了给人们造成的极大痛苦，从而发愤致力于医学研究。于是他博采众取前人的医学成果，撰写的《伤寒杂病论》，确立了中医辨证论治的法则，是我国第一部临床治疗学的著作，给后世医家提供了普遍遵循的医疗方法和原则。

2. 精研方术，不慕名利

张仲景认为精研方术，不断提高自己的医疗水平，上能够治疗君王和亲人的疾病，下可以救活处于疾病困厄中的百姓，中可以保全自身，不受疾病困扰，实现长寿养生。张仲景受道家贵生思想影响，当时的社会追名逐利形成风气，轻视生命和健康，他批评这种重利轻生的风气，"崇饰其末，忽弃其本"。

一旦遭受疾病瘟疫侵害，有的患者向巫术求救，有的患者被庸医误诊，延误治疗而赔上性命。有时突然遭受邪气侵身，不同寻常的疾病，有患者转向巫术祷告，最后性命归天。对此情况，张仲景深感悲痛和惋惜，借以劝诫人们珍爱自己生命。

3. 严谨治学，日益精进

张仲景认为医生应当不断地学习，不断提高医术，不可一味因循守旧。他告诫当今学医者，不深入思考医学经典理论，始终因循守旧的医学态度以及医疗方法是极为害人的。医术的精进，源于认真严谨的工作态度。张仲景曾强烈批评当时敷衍草率的医疗作风，那种询问疾病状况，依赖于患者的口述，片刻就开出药方，顾此失彼，寸不满尺，很难学到医学真谛。

三、"仁、智、廉"：魏晋时期对于医生个人医德标准的界定

魏晋时期社会长期动荡，战争造成的人民的疾苦让当时的有识之士认识到医家应有的责任和担当。以王叔和、皇甫谧、葛洪、陶弘景为代表的医学群体以拯济世间疾苦为己任，积极从事医疗实践活动并辑录验方著书立说。葛洪的《肘后备急方》把简便、价廉又容易掌握的药物及治疗方法介绍给百姓，以使百姓免于遭受疫疾之苦。

（一）葛洪《肘后备急方》

葛洪，号抱朴子，晋代著名医学家、理论家，炼丹士，在中国的科技史上有重要地位。在医学方面，葛洪曾撰著《玉函方》《肘后备急方》。《肘后备急方》是我国古代医学界较早的急救医书。葛洪认为当时的医学书籍存在着三种弊端：一是内容庞杂，篇幅浩繁，难以普及，"近将千卷，患其混杂烦重，有求难得，故周流华夏九州之中，收拾奇异，选而集之，便种类殊，分缓急易简，凡为百卷，名曰玉函，然非有力不能尽写。"二是医书所记载的贵重药物，在民众中难以普及。"兼多珍贵之药，岂贫家野居所能立办。"三是医学的专业技术，难以被多数人掌握。虽然有其药方，还是不能免除害人的疾病。针对这种弊端，葛洪把精要内容选出来，主要把简单、方便、检验、廉价的方药、疗法传播给百姓，"余今采其要约以为《肘后救卒》三卷，率多易得之药，其不获已须买之者，亦皆贱价，草石所在皆有兼之以灸。"葛洪的举动代表了当时医家对"拯救夭亡"的社会道德义务的主动承担，为后世的儒医常常效法。

（二）杨泉《物理论》

晋代隐士杨泉著《物理论》，系后人从《北堂书钞》《太平御览》等书中辑录出来。这本书有专门论医一节，重点论述了什么样的医生才是优秀的。提出医学人才的三条标准，"仁爱之士；聪明理达；廉洁淳良"（《物理论》）。仁爱之品格是医家的首要条件；学习医学必须具备才智、廉洁的医风、淳良的医品，才能够保证医治的良好效果，从而达到治病救人的目的。德、智是评价是否是良医的重要标准，"贯微达幽，不失细小，如此乃谓良医。"

四、大医精诚：隋唐时期精诚中医文化的正式提出

经历了长期的动乱和分裂之后，隋唐时期国家的统一，持久的政治稳定和经济、科学文化的发展将中国医德医术发展推向了一个高潮。以孙思邈为代表的隋唐医家发展了"生命神圣"的医德传统，提出人的生命最为重要，比千金还要贵重的观点，《千金要方》中《大医习业》和《大医精诚》两篇关于医德的专论，提出了比较全面的医德医术规范，为后世的医家所推崇并不断丰富和发展。

孙思邈《备急千金要方》

孙思邈，京兆华原人，幼年好学，少年精通诸子百家之言，善论老庄，又喜好儒家经典，精通医学。他一生践行治病救人的医生职责，致力于医学理论研究和著书立说。《千金要方》《千金翼方》集唐以前的医学大成，其中关于医德、医术之论述是中国医史上的不朽篇章。

1. "人命至重，有贵千金"

孙思邈幼年多病，切身地体会到疾病给人生命造成的痛苦，青年时即投身医学，晚年白发之时，亦未曾放下医学书籍。孙思邈一生勤奋刻苦学习，积累医学知识，因当时方药书籍很难适应现实治疗，于是他博采群经，删繁就简，整理出《备急千金要方》三十卷。虽然不能究尽病源，但只要认真阅读此书，都足以看出孙思邈对生命尊重。"以为人命至重，有贵千金，一方济之，德逾于此，故以为名也。"

2. 大医习业

孙思邈本人博通经史，指出"大医"应当精通医学知识，"必须谙《黄帝内经·素问》《甲乙》《黄帝针经》，张仲景著作等诸部经方"。他认为从医者要

具有广博的文化背景知识，同时要广泛涉猎群书。医者如果不读四书五经，不懂得仁义之道；不了解古今史事，不读诸子百家，看到事情不能谨记于心，不读《黄帝内经》，那么就不懂得慈悲为怀、舍得之医德；不读《老子》《庄子》，就不能率真力行，各种吉凶禁忌丛生，处于危险的境地。至于阴阳五行、天文七星，须一并探究。如果能全部学会，那么医术医道就会融会贯通，无所呆滞阻碍，医德达到尽善尽美的境界。

　3．大医精诚

　　孙思邈提出"大医精诚"的医德理念，"精"指医术精湛；"诚"即正心诚意，忠于自己职业，取信于自己的患者。文中全面论述了医生应具备的道德素养和行为准则，在中医发展史上影响深远。

　　（1）"博极医源，精勤不倦"：人体疾病变化莫测，有的疾病引起病症的原因相同但外部表证不同，也有原因不同但病情的外部表证相同，因此五脏六腑的盈和虚，血脉通或塞，原本就不是耳目所能观察到的。这些复杂的病情、病因需要医者的细心辨别，一旦施加治疗的方法有误，将会造成严重的后果：如果病情是实症还要用补的方法，虚症还要用泻的方法；本来通畅，还要再彻底撤去防卫，本来堵塞的还要筑坝断流；寒症再给冷药，热症再用温药，这是加重病情，是死路一条。所以孙思邈劝诫医者"必须博极医源，精勤不倦，不得道听途说。"

　　（2）"普同一等，一心赴救"：孙思邈对"大医精诚"理念做出的诠释是"大医治病，必当安神定志，无欲无求"，要大发慈悲恻隐的心怀，发愿像菩萨普救众生。如果有发病者处于困厄之中来向医者求救，作为医者不能问他贵贱还是贫富，是结怨之人还是亲人，都要像至亲一样对待。也不能瞻前顾后，考虑对自己是吉利还是凶险，保护爱惜人的性命，尽管自己是昼夜寒暑，饥渴疲劳，也要一心救人。"如此可为苍生大医。反此则是含灵巨贼。"这是我国古代医德的经典，后世的医家皆遵循孙思邈这一"大医精诚"思想，用以指导医疗实践活动。孙思邈强调对待重病的患者，尤其要充满同情心，"其有患疮痍下痢，臭秽不可瞻视……不得起一念蒂芥之心，是吾之志也"。

　　（3）大医风范：孙思邈认为医者应保持严肃端庄之形象，即"夫大医之体，欲得澄神内视，望之俨然"。医者要体谅患者身心的痛苦，医者到患者家中，即使看到身着绫罗绸缎的女眷，也不要左顾右盼；即使听到丝竹乐器演奏，也要像没有音乐一样，珍馐佳肴，食之无味。美酒陈列，视若无睹。之所以这样，是因为有人生病，全家人都高兴不起来。病人时时刻刻处于痛苦之中，而医者欢娱安然，傲然自得，这是人神共同认为羞耻的事情，是"大医"不去做的事情。医生治病救人，不能凭借医术，而贪求钱财，求取利益。医生不得以自己的专长，专心经营财利，不能因为患者家里富贵，就开昂贵的药材，让他难以找到，以此来炫耀自己的功劳和名誉，这是"谅非忠恕之道。"还指出对待同道行医者不能妄加诋毁。

五、医乃仁术：宋金元时期儒医之仁心仁术

两宋时期，医学取得突出成就。宋代注重医学人才培养，专设"太医局"为专门的医学教育机构。国家还专设"校正医书局"；系统收集、校刊了一批医书。这一时期传统医德内容不断丰富和规范化，并有所创新。金元战乱频仍，疫病多发，关心民瘼，不计名利，一心救治成为医德风尚。这一时期不少名家著作中都体现"救恤"为任的儒医理念，如林逋《省心录》提出"医须恒德"的理念。《小儿卫生总微论方·医工论》强调修身正己的重要性等。南宋宋慈撰《洗冤集录》，建立了我国法医史上的道德规范。

（一）史堪《史载之方》为医总论

史堪，字载之，宋代医学家。他精于医药，因治愈蔡京的便秘症而名闻一时。其治病强调"保真祛邪"，用药严谨精切且有创见。在《史载之方》"为医总论"中论述了他对医道医术方面的医德评述，其观点代表了当时的医德理念。

1. 医道之难

医生识病用药，关系到患者的生死安危，是丝毫不能出差错的。病情有深有浅，用药有轻有重，度量病情的深浅，不能有分毫的差别。明白病情的轻重，不可以有一点偏颇。病情的浅深、轻重的权衡，体现医者医术的高低优劣。如果诊断上差之毫厘，治疗的效果就会失之千里。一得一失之间，生死攸关，医道可以说不得不做这样的难事。医生应全面诊断病情，采用合适的治疗方法。医生一定要先考虑疾病的根源，确定经络的传受关系和五脏刑克关系，辨别清楚病情的冷热寒温，病情发生的上下表证和内因外证，辨别真邪、虚实，时而阻塞不通，时而空虚微弱，可以采用针法、灸法，利便、发汗疗法，医术即使不精，也要勇于实践。制定的治疗方法一定有先后、采用何法要有轻重，必须合于条理逻辑，"不可差之分毫也"。

2. "持之有术，治之有统"

医生不能包治百病，对自己难以治疗的疾病，应当具有实事求是的精神，而不能耽误病情。其书中言，天地不全，圣人也不是全能的，即使是黄帝、岐伯也有治不了的病。现在如果有非常的病症，不知如何医治，"医者不为之辱也"。如果医生诊断准确，尽管遇到重危病情，都要尽力挽救患者的生命。如果患者病情严重，危在旦夕，医者既要明白其道理，又要认识病情的先期情况，不能有分毫的胆怯，紧急情况用药验针，把患者从万死之地救出来，这种举动一定是万全之策。然而医生的医术非达到神的境界，是不能实现的。如果是愚蠢的医者，就与操刀杀人没有区别。"此皆持之有术，治之有统，不可相逾于规矩权衡者也。"

（二）寇宗奭《重刊本草衍义》

寇宗奭，宋代药学家。他在为官期间留意医药，博采众善，尤重视药性研究。诊疗患者疾苦，往往皆尽所学，为病人思考周会。其撰写著作《重刊本草衍义》，强调仁医观念，重视医生诊疗、用药道德等医德思想。

1. "略通古今，粗守仁义"

寇宗奭从学识和仁义之心两方面对从医者提出了要求，学识应当博古通今，品行要坚守仁义道德，不应该唯利是图，"专博施救拔之意"。这样才能坚守内心达于事理，明白医之大道，何必沽名钓誉、龌龊谋利呢？

2. "用药如用刑"

医生首先要审察辨明病情，才能保证治疗的效果。医生应当注意辨查八种性质的病情："虚、实、冷、热、邪、正、内、外。"

医生治病用药关系生死安危，必须详细诊断，谨慎用药治疗，如果医生在诊断病情的过程中出现了失误，应承担相应的责任。"用药如用刑"，用刑不可以用错，一旦用药错误便生死相隔。然则用刑有司法机关，商议成才决定，议定之后才书写罪行，人死不可复生，"故须如此详谨"。医生如果草率行事，胡乱用药，最容易伤患者的性命，又违背医术医德。

（三）刘完素《素问病机气宜保命集》

刘完素，金元四大医家之一，二十五岁开始研究《黄帝内经》，经三十余年理论研究和医治实践，晚年融会贯通、医术见解多有独创，对古代医学理论的探讨与争鸣有重要影响。刘完素开创中医"寒凉派"，他的医德观念对医生的医疗实践具有重要的指导意义。

济世和愈病是刘完素提出的医道和医德的评价效果。他未直接去讲医生应该具备什么样医术和医德，而是从治疗效果出发。"医道以济世为良，而愈病为善。"前者是从社会责任方面谈医德，后者从病人个体角度谈医术医德。而济世愈病的法与术在于内经，"盖济世者，凭乎术，愈疾者，仗乎法，故法之与术，悉出《内经》之玄机。"刘完素多年研习内经，自成一派，全赖其对于医者操守的持之以恒。

六、精诚之法度：明清时期精诚文化的发展

明代商业经济逐渐发展，对外交流频繁，中外医药在交流中持续发展。明代医学在宋元的基础上获得进一步发展，医学著作明显增多。中医名家在医德的表述和概括上条理明晰，规范化增强，可学可比可用。如"五戒十要"（陈实功）、"医门十戒"（张璐）、"医家十要"（龚廷贤）等。清代医家在医德规范方面，既有传承，又有新的发挥。清代医家吴鞠通提出了"医德论"，强调医者医德的重要性，阐明德与才的关系。喻昌的《医门法律》首次提出了对病人要"笃于情"的医德观点，论述了医德在诊断及疾病治疗中的重要作用，明确提出医生在诊断及治疗疾病过程中的医德规范及是非标准，摆脱了空洞的说教，成为中医精诚文化重要的组成部分。

（一）刘纯《杂病治例》医家十事

刘纯，字宗厚，明代医家。刘纯的《杂病治例》"医家十事"，内容包括医生在实践中应遵循的准则，日常生活中为人处事的原则，体现出儒医修身齐家的观念，并规劝医者把这十事放在座椅的一角，早晚看一遍，假如能在日常行为中遵循这"十事"，便可以成家立业做大事。这"十事"中修养医者医德的相关内容有：一是医生要勤奋攻读医学书籍，善于经验交流。二是医生要亲自观察患者病情，早起晚睡，不要离开自己的药铺，坚守自己的工作岗位，不可随意托付给别人。三是医者制定的药价要公平合理，不可随意加价或减价，这样既有益于自己，同时同行也不怪罪，否则会恶性竞争，扰乱医药市场。四是不可杜撰药方，组方用药，必须有根据，不可胡写秘方。五是医生同行之间要谦和，不可以傲慢，尊敬尊者。六是医者炮制药物适量，医生研磨的药材剂量需依据患者病情状况而定，否则药价虽廉价，吃起来也是昂贵的。七是医生一定不要贪图虚名。不要轻信别人言语，相信正统所学，图其虚命，年幼难持。

八是医者在日常人际交往中，要以礼节行之。九是邻里亲朋，除生老病死须礼尚往来，其余则不必理会，杜绝不必要社交。十是宴会作乐必事出有因，量力而行，如果不守本业，则会陷于困窘。

（二）寇平《全幼心鉴》

寇平，字衡美，明代儿科医家。寇平博采群书汇成《全幼心鉴》四卷，其中对医德的要求，主要是劝诫医生用纯真善良之心态对待患者。在书中提出"十全三德"的观点。

1. "彼之病犹己之病"

寇平对待病人有着一种非常淳良、朴素的感情，他认为"医者当自存好心，彼之病犹己之病"。历代医家都怀有忠恕思想，对病患之人都抱有将心比心，感同身受的情感，在他们看来，人生病是极大的不幸，所以要"与善药，专以救人为念"。另外，他对于当时社会上存在的居心不良的医家进行严厉地指责，称他们为"含灵巨贼"。有的医生故意拖延病情，有的医生滥造秘方，有的医生高谈阔论，却没有真本事，这些人为了个人私利不惜害人性命，为寇平所痛恨。他说："千钟之禄不可费其志，万钟之贵，不可损其心，不为其财而损其德，不为其利而损其仁。"良医之仁心昭昭可见。

2. 十全三德

寇平提出对医生"十全三德"的要求，"十全"指医者要认字、通晓阴阳、懂得运气、分辨浮沉，知晓恶心、会针灸、品尝药性、观虚实、对人礼貌、对人和善。"十全"主要指出了医生本应具备的医学专业知识及医生人品修养的要求。"三德"具体要求有三，一是医德深明大义，博览经书，精通儒释道三教真谛，通达事理；二是医道深厚、与人为善，对满堂金玉视若浮云，千锺之禄不可费其志，万锺之贵不可损其心"，医生当重道义轻财利；三是医者不可以嘲笑聋哑等残疾者，不可以奉承英雄、富贵之家，不可以鄙视贫贱之家，"上不欺乎天，下不欺乎地，中不欺乎人"，医生积德积善治病，用药决不能欺骗患者。

第二节　中医精诚文化的内涵

中医精诚文化在千年的发展演变中，其内涵在不断丰富发展，历代医家都有对其核心价值内涵的阐释和生发，基于自身所处的时代环境，提出了对于一个医者应该具备的道德素质、人生境界和医术之法。可以说，想用几句话就概括出精诚文化的内涵是非常困难的。这里从几个方面来阐释中医精诚文化的内涵。

一、传统中医精诚文化的内涵

"精诚"一词，虽然精在诚之先，其实从涵义和两者的关系来讲，是诚在精之先，为精之基，而诚之心意又需精来体现。两者相互贯通，形成一体。精诚之内涵，历代医家多有论述，体现在多个方面，其涵义有以下几个方面。

（一）生命一等，仁心仁术

中医学以人体生命为研究对象，古代医者认识到"天覆地载，万物悉备，莫贵于人"（《黄帝内经》)，人命是最贵重的，比千金还要重，把生命看作最贵重的重器，治病救人为医家之根本，中医学的治病宗旨在于"拯黎元于仁寿，济羸劣以获安者"，拯救处于病患疾苦中的百姓，以大慈恻隐之心，救众灵之苦是医家的使命。

正因为医者有崇高的道德使命，所以医者之医术又被称为仁术。本章第一节对于医者仁心仁术有了很多的介绍和阐述，这里可以概括为几个层面：一是不论贫富贵贱，一视同仁；二是推己及人，忠恕待患；三是智识、勇气、担当兼备；四是淡泊名利，坚守本心。四者皆备者，则是大医、良医。

（二）广辑深考，精勤不倦

医者仁心也要以术济人，空有一颗仁爱人心，救人乏术仍然履行不了医者的使命，清王世雄曾言，医者是"生人"的，如果医术不精，则"不足生人"。因此，历代医者都十分强调通过刻苦的学习不断精进医术。历代医家对此不乏经典言论，孙思邈的"精勤不倦"，张仲景的"勤求古训，博采众方"等都是在反复申述这一思想。历代医家认为，医者需要广博的知识，不是只有掌握了医学知识就可以成为良医。王世贞谈及李时珍撰写《本草纲目》时，说到："凡子史经传，声韵农圃，医卜星相，乐府诸家，稍有得处，辄著有数言。"[①]可见，李时珍广辑深考，涉及各家诸门学问。作为医家首先要懂自然宇宙运行之大道，明天道才能通医道。医者还要明理，熟读子史经传，提高道德修养。

---

① 李时珍：《李时珍医学全书》，北京：中国中医药出版社，1999年版，第3页。

其他诸如天文地理、风俗人情、农业、文学艺术等诸门类知识皆兼容并蓄方可成为良医。徐春甫对这一点申述得更为全面清楚："医之为道，非精不能明其理，非博不能至其约。是故前人立教，必使之先读儒书，明《易》理，《素》《难》《本草》《脉经》而不少略者，何也？盖非《四书》无以通义理之精微，非《易》无以知阴阳之消长，非《素问》无以识病，非《本草》无以识药，非《脉经》无以从诊候而知寒热虚实之证矣。故前此数者缺一不可。"①

（三）临证审慎，辨证施治

寇宗奭曾经说过"用药如用刑"，可见医家在临证时的谨慎态度。史堪也有感于医道之难，多次强调医家用药、识病关系到病人的性命，一定要"考其根源，定其传受，审其刑克"辨证施治。医道关乎病人的生死，生死大事意味着医家在诊病之时，一定要详细诊察，谨慎治疗。孙思邈对这一问题有着清醒的认识，他说："省病诊疾，至意深心，详察形候，纤毫勿失，处判针药，无得参差。虽曰病宜速救，要须临事不惑，唯当审谛覃思，不得于性命之上，率尔自逞俊快，邀射名誉，甚不仁矣。"②在用药方面，曾世荣认为，用药如同用兵，准确，用药精准，才能达到疗效，"善医明证"，药才能胜病。医家如果为了获得名利，草率判断，胡乱用方，定会造成严重的后果。这种庸医杀人的行为，历代医家都为之不耻。寇宗奭道："庸下之流，孟浪乱投汤剂，逡巡便致困危。如此杀人，何太容易。"③徐春甫说，"医学贵精，不精则害人匪细"，④那些害人的庸医虽然能够逃脱法律的惩罚，但是也会遭到天谴。

（四）重义轻利，听其所酬

义利观是传统社会伦理道德中最重要的内容，孟子那段广为知晓的关于义与利的经典之论代表了传统知识分子的重义轻利的价值立场。古代医家多学习儒家经典，在行医的职业生涯中也普遍遵循义为上的价值观。明李梴"治病既愈，亦医家分内事也。纵守清素，藉此治生，亦不可过取重索，但当听其

---

① 徐春甫：《古今医统大全》，北京：人民卫生出版社，1991年版，第213页。
② 孙思邈：《备急千金要方》，北京：中医古籍出版社，1999年版，第2页。
③ 寇宗奭：《重刊本草衍义》，《中国医学大成》第10册。北京：中国中医药出版社，1997年版，第199页。
④ 徐春甫：《古今医统大全》，北京：人民卫生出版社，1991年版，第204页。

所酬。如病家赤贫，一毫不取，尤见其仁且廉也。"①当然医生也要吃饭谋生，那么要获取合理的报酬，就需通过不断精进医术，名声越广，来看病的人就越多，自然就会获利。医者如果专注于名利，唯利是图，"乘人之急而诈取货财"②就是盗跖之徒。这与仁心仁术的中医宗旨背道而驰，也会被医学行业所唾弃。

（五）正确处理医家与病家的关系

从医者首先要端正自身，性情温文尔雅，态度谦恭，行为符合礼节，举止柔和，不要妄自菲薄，矫揉造作。要重视培养医者善于自省，俨然有度"不皎不昧"的大医风范。医者应以治病救人为本分，对待患者的态度基本上要普同一等、一视同仁。如果有重症患者来求医，不能询问其家庭条件的贵贱贫富、是仇人还是朋友，"都要华夷愚智，普同一等，皆如至亲之想。"视患者像自己的亲人，见到患者被疾病困扰、苦恼，就像是自己的烦恼痛苦一样，不管早晚冷热、饥渴疲劳，"一心赴救"，不可对患者厚此薄彼，不要因为患者家境好而急于奉承，也不要因为患者家境贫寒而在医治行为上懒散懈怠。患者的贫富不同但医者治疗的用心程度一样，患者家庭虽贵贱不同但医者用药没有区别。诊疗疾病必须实事求是地告知患者，还要考虑到患者的心理情绪，给予适当的安慰，小病不可以夸大，简单易治的方案不要说成难于治疗。病情的前后发展，权衡用药的轻重，都需要如实相告，安慰患者安心调理，不可以把病情轻说成重，也不可以把重说成轻，"即有不讳，亦须委曲明谕。"医者对于患者的病情，有为其保密的义务，即使有不方便的患者，更应该以诚相待，"虽对内人不可谈，此因闺阃故也。"医者绝不能以医学知识、技术欺瞒哄骗患者。

（六）同道关系应相互尊重，谦逊礼让

医者同道之人，不可以互相轻侮傲慢，切记一定要谦虚谨慎。年尊者应该被尊敬，同行之间的交流，要博采众长，相资相长，双方受益匪浅。同道间互相切磋研磨，大大有助于促进医学医德的发展，提高医德技艺。但是医界中有的医者专宣称自己的长处，突出别人的短处，说长论短，议论同行，炫耀自己的声名，夸大自己的德行，诋毁其他医者。追究其原因，是嫉妒心导致的。因

---

① 李梴：《医学入门》，南昌：江西科学技术出版社，1988年版，第1383页。

② 王三尊：《医权初编》，《珍本医书集成》第4册，北京：中国中医药出版社，1999年版，第793页。

为嫉妒心生，有的医者前用凉药，现在不分寒热却改热药，有的医者前用热药却不别寒热而改凉药，不顾及患者之性命，只是逞自己的私心，行不轨之事，让有道的医者道路隐晦，有德之医者行道艰难，"以遂其嫉妒之意"。有的医者置患者的生死安危不顾，专门肆意诽谤，扰乱病家来求医治病。医者既要抵制同道间猜忌的不道德行为，又要正确地对待同道间的关系。德高望众的医者，同行不能没有嫉妒。见识出众，那么平庸的医者一定会猜忌。怀疑与猜忌结合在一起，诽谤指责就会纷纷沓至。具有医德医术的医者会超然处之，"待之有礼"，医者提高自身修养，通过高洁品行来影响改变他人，进一步改善医界的同道关系。

我国传统中医精诚文化萌发于远古时代早期的医学实践，与我国传统医学的发展相伴而行，与社会政治、经济、文化特别是社会道德思想的丰富与传承紧密相关。从朴素的思想观点到理论的建构，再到文化体系的形成，既是我国古代哲学思想的表现形式，也是被社会广泛认同的价值观和行为准则，也是在医学发展中形成的共有理念和精神。在现代医学医疗发展和医院的管理实践中，中医精诚文化应得到传承和发展。面对新的社会环境和问题，如何发展和创新中医精诚文化，不仅将其看作一种个人美德或者行业道德，更是一种文化管理模式，借助这一管理模式，提升医院管理水平，增强医院的综合竞争力，这是本书致力于思考的问题。

二、精诚文化的传承与发展

（一）传承：医乃仁术，济世救人

2020年新型冠状病毒肺炎疫情肆虐全球，传播渠道广、传染性极强，加之此病目前未研究出特效的抗病毒治疗药物，因此，抗击疫情，对广大医务工作者而言，是一场持久战争。"大医精诚"思想宗旨成为广大医务工作者抗击疫情的一种精神支柱，同时也是中医优秀的精诚文化传统在新时代、新形势下的传承发展，集中体现了中华民族高尚的医德情操和智慧。

受儒家"仁爱"思想的影响，孙思邈认为大医精诚是从内心深处产生的怜悯同情之感，树立"普救含灵之苦、是为苍生大医"的远大抱负。作为一名当代医者，治病救人表面看是一种手段，其实质是对人类尊重、爱护、关心的医学人文精神。新型冠状病毒肺炎疫情暴发后，火神山、雷神山医院作为武汉抗击新型冠状病毒肺炎疫情的阵地，挽救无数生命于此。全国各地的支援者逆行而上，纷纷会聚于此，无数临床医生组成了防疫前线阵地的"战斗堡垒"，每日身穿厚重的防护服，奔走于各个病区收治患者、会诊制定最佳治疗方案。隔离期间很多医护人员一方面密切关注新冠患者的病情治疗，另一方面医生需要照顾患者的日常起居情况，同时还要安抚部分患者因为感染新型冠状病毒而出现的消极治疗态度，以及年纪小的病患产生的恐惧心理。全国的抗击新型冠状病毒肺炎医务工作者，他们在关键时刻迎难而上，再现了几千年中医的仁者医德的精诚文化，把慈悲仁爱的恻隐之心渗透于抗击新冠疫情的医学实践行动中来，医者将更多的关怀和理解投入工作中、投入到患者身上，全力帮助新冠患者重塑战胜病魔的勇气和信心。

（二）发展之一："以人民为中心"的诚之意

生命高于一切，"以患者为中心"是古今中外所有医者的共同价值取向。在传统社会，医家也讲究普救含灵，不论贵贱，一视平等。但是在现实社会中，贫寒的底层人民往往缺乏救治，饱受病痛折磨。虽然历代名医、良医为此做过很多的努力，但是这并不能改变等级社会下人民被压迫的命运。社会主义国家，是真正的是以人民为中心的国家，人民是我们国家的最高利益者，理应得到最高的荣誉、珍视和尊重。这就要求我们的医者和医院要有高于古代医者的更加高尚的道德情怀和人生境界。医院也有秉承全心全意为人民服务的价值理念，办好社会主义国家现代医院的义务和责任。传统中医精诚文化和价值精神在这一时期才能够得到最大限度和最广泛的贯彻和实现。诚之意具有了不同以往的政治基础，"以患者为中心"获得更加全面的意义。由于各个历史时期的差异，并不是所有的医家都有义务无条件地为所有的患者治病，就更不用说那些所谓的庸医害命的极端现象。而我国的公立医院则是无条件的为全体人民提供医疗服务，这一点是不可动摇的。

（三）发展之二："博采医源"的术之精

"精诚"之"精"是指术之精。从《黄帝内经》开始，历代医家和医学文献都在论述一个好的医生重要的是要医术精湛，而医术如何精湛，那就是要"博极医源"，勤奋学习。良医不仅需要懂得医理，还需懂得天文地理、哲学历史等，无所不包。无如此，难以参悟到医理之精妙。术之精发展到现代不仅仅是从这个层面上论及，现代医学发展在术的层面得到空前的拓展。尤其是科学技术的发展更是为医术的提高提供了源源不绝的动力。不仅如此，术之精也不仅是指个体医生的诊疗水平，并且还延伸至整个医疗团队的诊疗水平。随着整个诊疗体系的巨大变革，术之精将获得更加丰富的内涵。

（四）发展之三：由文化到管理，精诚文化管理塑造医院精诚之魂

虽然传统"精诚文化"内涵十分丰富，但其指向的是对医生医德和行医的要求，因此，直到现代谈及对精诚文化的传承，往往多从医生职业道德修养的角度研究。即使是少数研究者和管理者认识到了精诚文化对于医院发展的重要作用，也往往在文化建设的层面进行，并未将其看作一种在管理中可以运用的价值理念。由文化建设到文化管理，由指向医生个体到延伸至涵盖医院的整个管理，精诚文化不仅成为个体的自觉追求，更重要的是成为医院管理的价值准则，它将指导和体现在医院的各个管理层面，成为医院发展的价值引导，塑造出医院的文化之魂。

党的十九大报告中明确提出，"文化是一个国家、一个民族的灵魂。文化兴国运兴，文化强民族强。没有高度的文化自信，没有文化的繁荣兴盛，就没有中华民族伟大复兴。"本书的宗旨即是把这种千百年来传承下来的精诚文化融入医院发展的软实力，把精诚理念融入医院的文化管理，引导全体医护人员用精益求精、精益赤诚的精诚文化精神铸就医者仁心的事业心和责任感，形成医院共同的价值理念和职业追求。

第四章

大医习业　至精至诚——精诚医疗文化管理

中医精诚文化是在中医长期的诊疗活动中对诊疗行为和医生个人品德、精神境界的一种规范和要求。业界对于精诚文化的理解和研究多侧重于后者，提及精诚多从提高医生个人医德修养入手。然而，笔者认为精诚文化体现在医生个人医德，但实质却要体现和落实在具体的诊疗活动中。若不然，精诚文化以及高尚的医德岂不成为一种空泛的高谈阔论。因此，精诚文化一定是要与具体的诊疗活动同生共存的，是落在每一个诊疗操作、贯穿整个诊疗过程。这就是本章所致力于探索和解决的问题，即诊疗活动中的精诚文化。然而，问题随之产生，精诚文化在传统中医医疗行为中，多是对个体的要求，诉诸医者的态度、水平、能力、修养等，这种对个体的要求何以转化为一种管理理念？此问题提出的现实根据在哪里？

本章首先论述的问题是，对医者个体来说精诚如何成为一种管理理念。其现实依据又在哪里？文化管理到底是一种什么性质的管理学问？精诚文化管理的特殊性又是什么？随后更加具体的就是阐释精诚文化丰富的内涵在哪些方面有助于现代医院的管理。现代医院管理是一门综合性的管理学问，多种方法、模式、技术等都在为医院医疗质量管理贡献力量。精诚文化的价值理念融入其中，发挥中华传统中医文化的思想精髓，重点在服务、质量、安全等领域发挥自我独特的价值引领作用。

第一节　"用心精微"与精诚医疗文化管理

一、由文化到管理："用心精微"与文化管理

不论是古代社会发展不成熟的各类初级医疗机构，还是现代高度系统化的、成熟的现代医院，从本质而言，医院是从事诊疗行为的一种组织和机构。其组织性质依然是治病救人。这种组织和机构产生的前提是因为医学技术的发

展使得诊疗行为由之前单一的个体完成的事件演变为复杂的群体医者共同完成的事件。这就意味着诊疗活动安全质量问题就不是简单地由个体行为决定，而更多地涉及各诊疗环节和程序的对接、组合，关系到群体医者的配合等，但不管如何演变，基于疾病的诊疗活动要求，其规范是不能变的，不管是单一医者的诊疗行为，还是多环节、多层次，复杂流程下的诊疗行为。因此，之前适应于个体诊疗行为规范、个体医者的道德修养要求的精诚文化自然同样适用于复杂流程的诊疗行为。此为其一。其二，精诚文化以往主要针对个体，常被看作针对个体医者的行为道德要求，而未将其看作一种管理理念。因此，以往大多数医院也非常重视医院的文化，但是仅仅将其看作一种价值理念的宣传，通过各类培训、多途径宣传、典型示范等让其组织个体感受、认同某种理念。而且这些工作多为负责企业文化的宣传部门、工会组织、团委等牵头组织，于是就变成文化宣传，或者是可视的文化建设。我们并不能说这些工作毫无效果，良好的组织行为确实能够影响成员的个体行为。但这还不是文化管理，只是做得很不错的文化建设。文化管理是将某种价值理念真正影响、贯穿于管理活动之中，如梅奥诊所当其确定"患者至上"的文化价值理念后，其管理决策、管理行为都是由其决定的。

这里还会涉及文化管理的性质问题。以往提到的某种管理，例如科学管理、信息化管理、智能管理等，更多的是指该种管理为企业、组织机构提供了一种新的方法、模式、工具、技术等，这些层面的管理有一套基于各自理念、技术的可操作性的方法和程序。而文化管理，我们就很难将其界定为一种方法或者模式。文化管理不是方法论意义上的，也不是能够单独运行的管理模式，所以，不能说文化管理是一种方法，或者是一种模式。本质上说，文化管理的性质要在比方法、技术更高的层面上来认识和评价。当我们用一种方法来管理组织的时候，这种方法背后肯定有某种价值理念的贯彻，泰勒的科学管理贯彻的是对人能力的超自信态度和对科学的崇拜。所以，从价值理念的层面上来认识管理，文化管理是在更高层面上来谈管理这门学问。作为一种更高层面的管理，文化管理是一种管理价值理念，是一种基于价值观的管理。也正因为处于更高层面的管理，文化管理解决企业和组织的问题也是根本性的。梅奥诊所在招聘环节就注重将与梅奥价值观一致的员工吸纳到组织中来，这就是在管理的最初源头就站在了很高的层面上来看待管理的问题。但是，并不是所有企业和组织都能够认识到文化管理的这一价值。尤其是在国内，许多企业和组织的领导人很容易捕捉到可显、可见的某种管理方法或者技术，但是却对无形的文化管理表现出不屑。这是为什么？正如哲学、艺术哲学学科会被实用主义者看作无用的知识一样，作为更高层面的管理，文化管理也容易被人轻视。文化管理作为价值理念，其自身不能单独作为一种方法和模式运行，它的存在方式是作为管理价值理念与具体管理方法和技术共生共存，并对后者有巨大的影响。我们可以有举不胜举的案例来证明，有什么样的价值理念就有什么样的管理方法。2000年，当华西医院硬件环境逐渐改善的时候，华西医院的院长开始思考医院软件的提升。提升的关键自然是学科建设。学科建设的关键是靠人，作为医院的管理者就要转变管理观念，由管理人到服务人。何谓"服务人"？简要地说，就是设计有利于凝聚人心、能提升学科建设者境界的回报制度，以及创造能够调动大家凭实力角逐医院资源的公平环境。从中我们可以看到，一个管理者如何服务人、管理人。首先就是凝聚人心力量的产生，这里虽然说的是制度，但其实核心是由正确的价值理念支撑的激励制度等，公平、自由、开放等这些永远是一个人渴望获得的，因为只有这些才能够激发人的真正的自觉的创造力。一个管理者在管理中首先要思考的不是具体的方法和措施，而是公平、正义、奉献、合作、梦想等一系列价值观的建构。有人把华西医院学科建设的成功归纳为四个要素：理念、氛围、平台和视野。而在其中不正是正确的理念和公平的氛围在产生奇妙的作用吗？如没有这些公正的环境，平台又如何发挥作用？视野亦无可实施的积极动力。所以，与其说是一种管理制度和机构的改革，不如说是在倡导和推行一种公平正义的价值理念。只不过这种价值理念我们能够感受到，却看不到。

"精"字是孙思邈对医术要求的高度概括。医道乃是"至精至微"之事。在《千金要方》中，孙思邈从诊病之复杂上非常形象地展示了医道是至精至微之事的道理。"今病有内同而外异，亦有内异而外同，故五脏六腑之盈虚，血脉荣卫之通塞，固非耳目之所察，必先诊候以审之。而寸口关尺有浮沉弦紧之乱，腧穴流注有高下浅深之差，肌肤筋骨有厚薄刚柔之异，唯用心精微者，始可与言于兹矣。"从疾病而言，不同的患者所患疾病一样，但是表现出来的症状不一样；有的时候所患疾病不一样，表现出来的症状却相同。所以感叹，五脏六腑和血脉不是能够用耳目所能看到的。这就需要诊断并进行分析判断。然而，诊断不靠耳目，又何其难也。每个人的脉搏跳动是不一样的，腧穴经络之气也是不一样的，不同的人皮肤肌肉厚薄不同，筋骨柔软度也不同，医者面临的情况真是千变万化。王叔和在《脉经》中论及诊脉之学，说道："脉理精微，其体难辨。弦、紧、浮、芤，辗转相类，在心易了，指下难明。谓沉为伏，则方治永乖；以缓为迟，则危殆立至，况有数候俱见，异病同脉者乎！"脉理之精微，复杂如是，亦说明了用心精微的必要。即便是到今天，虽然诊断手段和技术比古代不知道先进了多少倍，但是诊病之难从来没有降低过。因此，孙思邈才说，医者只有"用心精微"才能应对千变万化的病症。

正如前文所表达的观点，作为传统中医诊疗规范的要求，"用心精微"指向的是个体，是对个体的行医要求。那么，在多层次、多环节的诊疗活动中，更需要"用心精微"。在后者的诊疗活动中，"用心精微"的内涵自然就要更加丰富，指向的对象也不局限于个体医者。在群体医者的诊疗活动中，"用心精微"的内涵不仅指医者在诊治患者的用心精微，更包括所有流程和环节之间衔接和各个部门、群体医者之间的协作等各个方面。不仅指参与诊疗活动的精微，还指向更加广泛的医院诊疗管理的管理者、后勤人员等各方面领导、辅助人员的用心精微。究其本质，用心精微不仅指个体医者的用心，更是管理者为提高服务质量，面向体系化、协作化的诊疗体系管理上的精微。所以，在现代医院的诊疗活动中，用心精微的内涵和外延都将随之扩大。那么，传统意义上的"用心精微"就自然转化为一种文化管理，即精诚医疗文化管理。

二、小大方圆，仁圣工巧：精诚医疗文化理念

精诚医疗文化管理的关键是基于精诚基础上的文化管理理念。这种管理理念的内涵来源于传统中医诊疗活动中，对于医者的全方面的要求。精，从字面意义上讲更多的是在强调医者的技术水平，而事实上，历代名医则认为医者的行事智慧与做人情怀才是更加重要的。

"小大方圆，仁圣工巧"，出自明代医学集大成者张景岳先生的《病家两要说》。该书是立足于病家的立场上，阐释知医、任医之难。天下医生有良、庸之别，然而什么样的医生才是好医生呢？用什么样的评价标准才能判断一个医者到底是不是良医呢？张景岳在否定了多个标准之后，提出了自己的评判标准。原文为："然必也小大方圆全其才，仁圣工巧全其用，能会精神于相与之际，烛幽隐于玄冥之间者，斯足谓之真医，而可以当性命之任矣。"这段论说翻译成白话文大致是这样的：但是一定得在心小、胆大、行方、智圆各方面是个全才，望色、闻声、问病、切脉各方面尽其功用，在接触病人时能够集中精神，当病情暗昧不清时能够洞察隐奥的人，这才足以称得上真正的医生，可以担当起拯救性命的重任。在判断一个医家时，张景岳首先提出了一个医家要是一个全才，这个全才体现在小与大、方和圆两对矛盾体的把握上，这是一种大

智慧，也只有做人行事如此通达，才能够担当起一个良医的职责。对一个医家要求，首要的不是具体的技术，而是行事的智慧。然后才能做到第二句所说的"仁圣工巧全其用"。一个医家如何才能真正发挥自己的作用，治病救人。就在于仁圣工巧四个字。工巧容易理解，就是在诊疗活动中表现出来的技术水平，但是张景岳又不单单谈技术，而是将仁圣放在了工巧之前，也就是说心存仁爱，有圣人济世的情怀和抱负，才能做到工巧。至于"会精神""烛幽隐"则是水到渠成。

张景岳认为一个好的医生，行事具有大智慧，行医才能独辟蹊径、权衡利弊、洞幽察微。张景岳本人在践行对于真医的八字要求上可谓是典范。现代医生在诊疗中同样传承并且发展了这八字方针，在一次次诊疗活动中践行着小与大的平衡，拿捏着智圆行方的医家智慧。

案例之一：心小胆大，"镜面人"成功进行肝穿刺

"镜面人"又称"镜子人"或"镜像人"，即心脏、肝脏、脾脏、胆等器官的位置与正常人相反。医学上对"镜面人"现象的成因还没科学定论。医学专家认为"镜面人"是在人体胚胎发育过程中出现突变有关，发生概率大约为百万分之一。"镜面人"虽然内脏全部错位，但只是位置发生变化，相互间的关系并未改变，因此，生理功能与正常人一样，对健康与生活都没有太大影响。但值得注意的是，"镜面人"一旦患病，医生如果照常规判断极有可能发生误诊。

2020年6月14日，附属医院肿瘤科收治一名乳腺癌病史10年的患者，肝占位入院，是一位"镜面人"。为进一步明确病理类型，须进行肝穿刺。由于该病人特殊的生理结构，定位须准确，操作难度大，经过多次研究决定与B超室联合进行穿刺，并于6月16日成功进行了穿刺。由于患者为"镜面人"，脏器位置与正常人相反，需正确摆放体位，充分暴露穿刺部位，在超声科张俊芳主任协助B超引导下，定位靶病灶，肿瘤一科霍主任亲自指导，认真分析研究，周永乐医师将穿刺针准确无误地插入病灶位置，一针到位，动作娴熟，穿刺顺利，无出血，无明显疼痛。成功的穿刺得到病人及家属的一致认可，并给予科室高度评价。

案例之二：精工巧手，做合格的脊柱外科医生

2019年10月，附属医院骨科来了一位双腿脚麻木的患者张女士。据张女士说，第一次发现腿脚麻木是在半年前，也不知道是什么原因引起的，开始的时候麻木比较轻，休息后就能缓解，但是后来麻木感觉越来越重，有时候感觉双腿脚像是穿着袜套一样，走路的时候就像踩在棉花上一样，有时候腿脚还会"打软腿"走不稳，常摔跤。因为自己患有糖尿病，当地诊所的医生告诉她是糖尿病引起的，给开了降糖和营养神经的药，钱没少花，但是腿脚麻木却不见好，反而越来越重。

一个月前患者张女士来到骨三科门诊，第一句话问的是："我的俩腿麻，医生帮我看看是怎么回事，是不是糖尿病造成的？"当时门诊医生经过问诊和查体后认为是腰椎间盘突出压迫脊髓引起的双侧下肢麻木，于是做了腰椎磁共振检查，结果证明确实是腰椎间突出引起腰椎管狭窄，压迫脊髓神经造成。门诊医师通过阅片并结合相关症状，建议住院行手术治疗。张女士于10月20日来住院，入院后付治安主任第一时间查看了患者并详细询问了病史，在与患者的交谈中付主任敏锐地发现患者的病情不只是腰椎间盘突出那么简单，于是对患者进行了详细而全面的查体。查体发现患者左侧腹壁反射较右侧弱，左侧腹壁肚脐以下感觉减退，同时右侧的巴氏征阳性。通过这一系列的查体发现，付主任断定患者胸椎或颈椎脊髓必然有压迫，要求进一步完善颈椎磁共振和胸椎磁共振检查。完善检查后颈椎MRI显示C5～C6椎间盘突出明显，压迫脊髓。至此，患者的病根被明确地找到了，付主任详细地向患者交代："腿麻的元凶找到了，病根就在脖子和腰上。"这样的颈椎和腰椎间盘都有突出的现象在脊椎疾病上有个特殊的叫法，叫"颈腰综合征"，临床上并不少见。"元凶病根"找到了，治疗就容易多了。随后于10月29日为患者进行了颈椎及腰椎手术。手术很顺利也很成功，手术后的第二天，患者张女士就开心地向我们说："腿脚麻木明显减轻了，手术效果真好。要是早知道效果这么好的话，早来做手术了。"在手术后的第四天患者就在颈托及胸腰支具的保护下下地活动了，并且高兴地说："双腿不麻了，走路有劲，没有踩棉花感了，走起路来稳当多了，也愿意多走走路了。"在医护人员的悉心照护下，患者恢复良好，患者顺利出院回家。

通过对这个患者的诊治，让大家深有感触，就像付治安主任平时讲的"正确诊断是好疗效的保障，找不到病根就治不了病，同时还会让患者多受罪，多花钱"。"做一个好的脊柱外科医生，不能只会做手术，只会做手术的脊柱科医生只是个手术匠。既能诊断病根又能做好手术才是一个合格的脊柱外科医生。"

案例之三：不为圣人，但求仁心，从"抗疫"到"援疆"

2020年绝对是不平凡的一年，一场突如其来的疫情打破了所有人平静的生活。在院领导的指导和支持下，崔星亮临危受命，成为感染疾病科主任，只有身临其境的人才能感受到其中的压力和紧迫，人员不够，从各科室调配，短暂培训后迅速投入工作；物资不够，马上由相关部门和科室协调解决，院领导亲自督导。一支"抗疫"队伍在很短的时间内集结完毕，并迅速投入战斗。

副院长李桂英、医务处副处长郭双虎牵头成立专家组，每天开会协调解决感染疾病科的医疗、防控工作。崔星亮作为感染疾病科的主任，是一线战役的前线"总指挥"，负责科室一切具体事宜的实施和执行。

战役的第一个阶段为"抗疫阻击战"，这是最紧张的时期，新型冠状病毒在全球范围肆虐，附属医院发热门诊承担了丛台区、复兴区、马头工业园区的防疫和治疗工作，几乎占了邯郸市区2/3的范围，工作紧张程度超过想象。大概是劳累的缘故崔星亮不慎摔倒，导致6根肋骨骨折。但这个时候形势紧张，他不敢跟任何人说，每天要吃三次到四次镇痛药，坚持着，唯恐工作疏漏，每天接打电话超过300个，两部手机、一部固话，晚上睡觉时在身体两边各放一个，往往是接完这个接那个，还有时两个电话一块接。这个阶段确诊了5名新冠患者，治愈出院2人，转传染病医院3人，隔离治疗70余人。

抗疫战争的第二个阶段为"攻点打援战"，主题是外防输入、内防扩散，重点工作由治疗转为防控和筛查，任务烦琐而杂乱，无章可循，任务一个接着一个，方案几乎几天有变化，同时还承担了复兴区复工核酸检测工作。科室全体医护人员任劳任怨，协同作战，在污染区要穿着厚厚的防护服，带着双层口罩和面屏，一天下来，一张张俊俏的脸上布满了压痕，甚至是压伤，整个身体都湿透了。虽然所有人都知道这个工作很累，但只有经历过的人才能体会到其中的艰辛和泪水。交班时，每每看到医护人员脱下防护服的那一刻，我都会偷偷地背过身，不让眼泪流下来。虽然没有在武汉或湖北抗战，但工作强度与之不相上下，反而更加繁琐。申娜和李华老师几乎24小时在医办室报表、协调，工作期间没有一名医护人员说过一句累、一句苦。他们就是这个时代的英雄，就是抗疫时期最可爱的人。不在乎荣誉和利益，不在乎鲜花和掌声，只为了"抗疫战争"的早日胜利。

4月6日，崔星亮接到了省委组织部和河北省卫健委的电话，要求马上准备援疆，并于两天后启程，时间紧迫，还没有来得及从抗疫战争中休整过来就要奔赴远在3000千米外的新疆；回到家都不敢跟家人说，家里上有高龄的老人，下有马上中考的大女儿和只有三岁多的小女儿，都要留给妻子一人照顾。只有准备远征的人才能体会到那份对家人的不舍和对亲人的眷恋。但作为一名党员，在关键时刻必须挺身而出，目前崔星亮已在新疆的库尔勒地区承担援疆医疗工作，在新的工作岗位坚守着一个医者的仁心。

"小大方圆，仁圣工巧"从传统意义上对良医的要求到本章节所要探讨的精诚文化管理理念，从古至今，在适应现代诊疗管理的基础上，具备了新的内涵。这里不仅仅指的是良医个人的道德要求，更延伸为医院管理的一种价值理念，将其贯彻在医院整体医疗质量的管理当中，发挥文化管理的独特作用。作为管理者，"小大方圆，仁圣工巧"需落实在管理制度规范以及管理行为中，体现了医院管理的文化特质，彰显了管理者的视野和站位。

案例之四：心细如发，却能体现管理者的慈心仁智

在心内科的病房中，有几个屋子的墙上与别的房间不同。在这几个房间里，床头的那面墙上多安了一个架子。护士很是纳闷，这是干什么？有一天，科室送来了几台心电监护仪，工人们走进病房。科室主任让护士把心电监护调试一下，看是否能正常运转。原来，这个架子是放置监测患者生命体征的检测仪器的。心内科常常收治一些严重心脏疾患和需要做介入治疗的患者，生命体征监测是病情观察的重要部分。根据患者脉搏跳动的节律、节率和血压来判断病情的变化。管理者在进行病房空间设计和布局时，在细微处见诊疗水平，在微小处体现医者仁心，小小的架子解决了大问题。不仅如此，过了几天又有人来，护士站的桌子上多了一台电脑。这个电脑与其他不同，屏幕上有多个小方块，方块内都是心电监测的图形。这是怎么回事呢？原来，这是综合心电监测系统。通过线路和信号传输，把各个病房的心电监测仪器上的图形传输到护士站的一个电脑终端上。这个电脑屏幕可以显示多个心电监测的波形，每个心电监测都可以设置有明显的床号，姓名，住院号等信息，避免出现床号、图形差错。这样，护士在工作站就可以观察到科室所有使用心电监护仪患者的心律、心率，如果波形出现异常，可以快速通知医生，第一时间到达患者床旁，救治患者生命。

前瞻性举措，紧急空中医疗救援通道的建立，体现了管理者的胆识气魄，而这绝不是炫耀，是对生命的尊重，是大爱情怀。

医院前的广场上种着茂密的大树。春天，绿树发芽，生机盎然。夏天，绿树成荫，阴凉无限。秋冬季节更是风光无限。可是，忽然操场上的大树被砍倒了，让人百思不得其解。

第二天，一架直升飞机在操场上空盘旋，逐渐下落。医生、护士拿着急救箱和担架从直升机上奔下。原来，医院开通空中急救专线，为急救患者开通绿色通道，第一时间挽救生命。这是一个宝贵的生命线！

如果一位患者拨打急救电话。120急救车到达救治地点，诊断为急性心肌梗死，需要尽快进行急诊介入手术。可是，正赶上下班高峰，急救车开到医院需要很长时间。怎么办？此时，可以开通空中绿色专线，直升机可以将患者快速送达医院，减少路途中的耽搁，为患者的抢救争取宝贵时间。

如果一位重症患者或脑出血的患者，需要转院。急救车的陆地行走需要较长时间，路上飞驰的急救车也难免颠簸。急救车上的抢救仪器、设备、药品、人员都不能满足患者的需要，一旦有病情变化，患者的风险极高。急救车的这种颠簸对于重症患者，定会危及生命。怎么办？直升机可以缩短路途上的时间，最大限度减少陆地的颠簸。问题迎刃而解。

作为医院的管理者在具体的管理活动中，不论是细微到手术器械的摆放，还是医院的发展定位，在小与大之间融入医者的慈心仁智，是精诚医疗质量文化管理的精髓和本质。

第二节　"唯仁至上"与大服务文化理念及其管理实践

一、"唯仁至上"所体现的人文传统特质

古人"仁圣"二字并用，体现了中国传统仁爱思想的独特之处。就医家而言，不论是东方，还是西方，珍视生命，治病救人是共同的、基本的职业价值观。然而，传统中医所说的仁，依托道儒两家深厚的人文思想和历史语境，其内涵就不仅仅是治病救人这么简单，而是有着更为深厚的人文背景支撑。仁与圣连用，圣即是圣人，圣人所要做的当然不能仅是治病，而是更高的理想抱负，即济世。拯救万民于水火，也不仅限于病患，凡百姓疾苦皆是圣人之所忧。这份担当早已超越了病患的范畴。而医道历来被看作治道，对于医家的要求，也早已超越了职业道德这一层面，古人要求医生在更高的层面上去理解自己职业的崇高感。此为其一。其二，仁如何实现具体化。孔子说仁者爱人，然后怎么具体去爱。这就是五伦关系所表述的。而这种五伦关系所表达的爱的感情是一种差别化的感情。例如父与子之间关系，父慈子孝就与西方父与子的关系不完全相同。而中国传统医家都特别喜欢用父母与孩子的关系来比附医家和病家的关系，这其中注入的感情自然非常深厚，遵循了传统人伦关系中的价值准则。

医家受传统儒道家思想影响至深，尤其是儒医的出现更是将儒家思想价值观与行医紧密结合起来。即便是被后人称之为道医之人，秉持的仍然是济世救人的价值理念，而不单单是治病。广为流传的"杏林"故事，讲的就是三国时期闽籍道医董奉的故事。据《神仙传》记载："君异居山间，为人治病，不取钱物，使人重病愈者，使栽杏五株，轻者一株，如此数年，计得十万余株，郁然成林……"《寰宇记》云："钟离县杏山，吴时董奉居于此，为人治病，惟令种杏五株，数年，杏至万株。"《凤阳县志》也载有，杏山在府治南六十里，吴时董奉种杏于居，不数年，在他的住处又种植了十多万株杏树，至今在杏山还留有杏林遗迹。这个故事从表面看，是董奉治病不收财物，体现出传统医者轻财物重疗救的思想，其传统儒道思想的淡名利、轻利重义的价值观一览无余。但若进一步追究，董奉为何让人种植杏树，而不是其他。深究故事原委，才了解实情。董奉途经钟离（今安徽凤阳）时，他看到当地人民贫病交加，十分同情，便在凤凰山之南六十里的一个贫困的小山坡上居住下来。他根据当地的地理、气候条件，把江南种植果木的农业技术知识传播给钟离农民，鼓励人们在荒山坡上种植杏树以救荒致富，可惜很多人对这位悬壶治病的"游医郎中"提倡的种杏致富的意义持怀疑态度，认为并不可行。于是，董奉定下了一奇特的规章：看病不收费用，但重病者病痊愈后，要在他居住的山坡上种植杏树五株；病轻者，种一株。由于他医术高明，医德高尚，远近患者纷纷前来求治，数年之间就种植了万余株杏树，成为一遍杏林。杏子成熟时，董奉写了一张告示，规定：来买杏的人，不必通报，只要留下一斗谷子，就自行摘一斗杏去。他把杏子交换来的谷，用以救济贫民。据说，每年有两三万贫病交加的人，受到董奉的救济。

原来，董奉的杏林佳话承载的不仅仅是治病救人的医家情怀，更是关心民瘼，先天下之忧的抱负。尽管董奉被看作道医，这只是从其医术医理上而言，然而在医家之品行上，董奉身上所体现的不正是"惟仁至上"的人文情怀吗？

二、"唯仁至上"与现代医院大服务文化管理

2015年，国家卫生健康委下发《关于进一步改善医疗服务行动计划实施方案》的通知，在接下来的三年中，全国医疗行业围绕医疗服务中的问题，开展了以人民满意度为标准，以改善人民群众看病就医感受为目标的三年提升计划。三年来，医疗行业围绕便捷就医、安全就医、有效就医、明白就医，不断

提升医疗服务水平，使人民群众看病就医的感受明显改善，医患关系更加和谐。此次三年行动计划凸显出的一个价值导向即是以患者为中心，从涌现出的典型案例可以看出，各家医疗机构多在门诊就医流程、便捷服务、透明公开制度、信息化智能化建设方面展开，切实改善了患者的就医感受。然而，立足于患者的就医感受还不是服务的全部内涵。大服务理念的提出不仅指的是面对面的、能够让患者直接感受到的服务，还指整个诊疗过程以及周边辅助诊疗的医院管理各方面的服务。这种大服务的理念在2018年的第二个改善医疗服务行动计划中明确起来，在2018年国家卫生健康委提出的第二个三年计划中，明确提出了"以患者为中心"的整个医疗服务体系的改革，其中提出的五大制度十大任务，不仅限于狭义上以患者为中心的多学科诊疗模式的服务，方便患者就医，更重要的是诊疗方式、制度和模式的重大改革。针对重大、疑难复杂疾病、多系统器官疾病，开设多学科诊疗门诊；对于住院患者，以循证医学为依据，制定单病种多学科诊疗规范，建立单病种多学科病例讨论和联合查房制度，为住院患者提供多学科诊疗服务。

两个三年计划，其核心都是以患者为中心的服务提升，但是两个阶段的服务内涵却大不相同。唯仁至上的传统医家情怀和价值观一以贯之并得到传承，而且在传承的基础上，当代提出的服务理念，尤其是第二个三年计划中提出的"大服务"理念更是发展了唯仁至上的具体方式、途径等。大服务文化提出的"以患者为中心"的诊疗服务体系，是基于现代医学诊疗模式变革下的唯仁至上的具体体现和发展。

当代大服务文化管理理念，是对我国传统医家"唯仁至上"道德情怀的继承，同时也是基于医院最基本的职能，对诊疗、方式、途径、模式、体系等做出的巨大变革。传统的"唯仁至上"的济世救人情怀仍然体现在当下医院救死扶伤的职业活动中。2020年在抗击新冠肺炎疫情的抗疫之路上，无数的医务工作者都在用生命和奉献书写新的董奉的杏林故事。同时，大服务理念下，整个医院诊疗体系的重大变革也在发展和丰富着唯仁至上的内涵。

案例之五：大疫情下的杏林故事

2020年的春天，在严峻的新冠肺炎疫情防控形势下，附属医院启动了预检分诊、发热门诊及留观病房。一批批身影展露身姿，一封封请战书表露抗疫的决心："组织历练我、医院培养我，就是希望我在这一刻能够挺身而出。""我年轻，身体素质好一些，我应该去一线。""在国家需要，人民需要的时候，挺身而出。"……伴随着这些青春的铮铮誓言，在这场没有硝烟的战争中，附属医院人日夜坚守在发热门诊、留观病房，把守诊断、救治新冠肺炎的第一道关口。发热门诊就是主战场，连日来这些发热门诊、留观病房、感染疾病病区一线的战士们睡眠不足4个小时，连续奋战了2个月有余，嗓子哑了，眼圈黑了，为了节省一套宝贵的防护服，连续工作数小时不喝水、不上洗手间，不知疲倦地护理着患者，与病毒赛跑。

丛台院区发热门诊的医生们24小时随时待命，已经有5个月身孕的感染疾病病区医生胡艳宁说："每天数小时下来，最难受的不是饥渴难耐，而是口罩戴得时间长了，憋闷得厉害；防护服穿得久了，浑身是汗、痒，也只能咬牙坚持。每天夜里从病房出来，整个人感觉都要虚脱了，只想找个地方随便躺一下。"虽然身怀六甲，但面对这场艰苦卓绝的战役，干劲十足。问及病毒在眼前"飞"，怕不怕？伴随着美丽笑容的是铿锵的声音："不怕！我与宝宝同战斗！"年轻的董慧聪医师曾经总是透着纯净笑容的眼睛，现在却布满了血丝；耐心的安抚每一位发热患者，话语间透露着坚定刚柔，嗓音却难掩嘶哑。"时势造英雄，我觉得我们就是这个时代的英雄，我们一定站好这个岗，守好这个门，让邯郸市人民放心。"

古有木兰代父从军，今有姐妹齐心战"疫"。这些奋战在发热门诊、留观病房、感染疾病病区一线的战士们很多都是年轻无畏的漂亮姑娘，她们有的没有结婚，平日里是爸爸妈妈百般呵护的小宝贝，当得知院领导心疼她们要替换大家轮休时，护士连静、陈静、杨帅、刘云、张雪菲、郭清一起写下"疫情不退，我们不退"的请愿书。像王蕾医生、郭清、张静、牛丛丛、张小兰护士的孩子都才刚刚满一周岁，这些年轻的妈妈，舍小家顾大家，在各种困难面前从未有一人退缩。每次问她们累不累，总能看到布满道道勒痕的漂亮脸蛋露出灿烂的笑容，她们说："不累！只要我们众志成城、万众一心、科学防治、精准施策，就一定能打赢疫情防控阻击战。"

一方有难，八方支援！疫情当前，在这场与死神抗争、与时间赛跑的阻击战中，河北工程大学附属医院由15名医护人员组成的重症治疗团队也在第一时间支援传染病医院，他们深知在疫情面前即便前线有再大风险，也是对自己的最好历练和义不容辞的责任。沉重的防护服压不垮她们坚实的脊梁，病毒的威胁吓不倒她们的无畏。疫情就是命令，20余天最艰苦的工作，每天十余小时对确诊患者的治疗和护理，都不曾有一句怨言，不曾有一丝退缩，他们用实际行动支持着这场抗"疫"阻击战。

附属医院人都在用自己的实际行动践行着"唯仁至上，大医精诚"的初心和使命，展现着附属医院人的大爱和担当。

唯仁至上的大服务文化管理是在以患者为中心进行诊疗模式的实质性变革，真正做到了仁爱之心化为具体的诊疗行为。

（一）优先考虑患者的就医体验

优先考虑患者的就医体验是狭义上的服务患者。从优化就诊环境到预约服务，以及各种体贴入微的人文关怀都将直接诉诸患者的就医环节看作整个诊疗活动中重要的前置影响要素。

就诊空间环境是患者进入医院时在视觉上首先感受到的就医体验，空间环境的营造，尤其是门诊区的环境布局、氛围、服务成为医院的形象窗口。空间环境首先考虑的是高效的人员流动，提供指向明晰的就医路线，各科室根据患者就诊的数量、年龄、时间、配套服务等条件合理设置空间布局，其总的原则即是让患者进入医院的第一时间获得便捷、高效的就医时效。另外，在环境卫生、文化氛围营造等设计和处理方面也需在细节上关注患者的感官体验。

除在空间上的设计之外，就医程序各环节的把控也是问题的关键，突出问题仍然聚焦在患者首次就医。预约服务、导诊服务很好地解决了患者就医第一环节出现的低效率，缓解了患者初到医院的紧张感、陌生感等不适应负面体验，为安全就医、便捷就医再次提供服务保障。如果患者需要住院治疗，那么此时就需要医院提供进一步的贴心关怀，持续关注和呵护患者在治疗过程中出现的各类实际问题和心理问题。在这方面，医院的多种举措，人文关怀的浓浓情意、细致入微的丝丝暖意持续呵护陪伴患者完成诊疗过程。

案例之六：优化诊区设施布局，营造温馨就诊环境

由于附属医院处于邯郸繁华地段，整体面积不可能向外扩张，只能在现有条件下想办法，以有限空间解决就医需求增长。医院对门诊布局进行了科学规划，首先根据专科类别和就诊量进行诊区分配，使各科室诊室位置及数量与人流量相匹配。医院按照区域及专科设置导诊台，配备高年资导诊护士和分诊护士，分诊护士在导诊台定位服务，落实患者预检分诊及健康教育，导诊护士在诊区进行流动服务，引导患者一对一就诊，在保障良好就诊秩序的同时，最大限度保护患者的个人隐私，维护患者权益。

医院在门诊大厅、住院大厅以及各个住院楼内铺设了由黄、蓝、绿、紫四种颜色相间组成的彩色地标线，有效提醒患者根据地标线去寻找自己需要找到的地方。在急诊门口设置亮化地标，为患者指引就诊地点。患者走进医院，没

有了进入迷宫般的恐慌感，按照建筑平面图、各条指示标识等醒目标识，轻轻松松就能找到目的地。

为了满足各个时段患者的就诊需求，医院实行了"无假日医院"，简化服务流程，实行首问和首诊负责制，实行24小时急诊服务，做到一年365天开诊。医院明晰指示标志，集中患者出院住院手续办理及农合医保报销地点，建立自助挂号系统，完善患者挂号、缴费、评价信息流程，提高挂号、收费、取药等窗口人员的工作效率；优化医学影像科、检验科等辅助科室报告单申请单，开设自助打印化验单、超声单等自助系统，减少患者等候时间；门诊各窗口配备纸、笔、针线、指甲刀、花镜等便民服务；定期开展安全卫生大检查，督促全院员工自觉维护医院环境和室内卫生，有效保持医院日常环境整洁。

案例之七：推进预约诊疗服务，合理调配诊疗资源

附属医院建立多种预约挂号方式，弹性管理预约时间，扩大预约比例。

在全院推广"预约挂号"的服务过程中，门诊工作人员积极为患者特别是老年病友提供帮助。有一次，有位老人带着孙女来就诊，因没有挂上儿科号而一筹莫展，这时候导诊的护士小姑娘手把手教老人如何使用"自助挂号"机和"微信挂号"等网络挂号方式，老人回家后还主动打电话来表扬这位护士。

现在随着就医人数的激增，为了实现唯仁至上的服务理念，应该抓住人民群众关注的重要环节，将服务管理贯穿医院管理的全过程。

人们只要走进医院的门诊大厅，便可见几位穿着制服的导诊小姑娘，他们肩负着对来院患者提供准确及时的答疑和指导就诊等任务。他们必须具备和其他临床工作不一样的工作技巧，除需要扎实的医学基础知识和技能外，更多的是要从患者的角度出发，急患者之所急，想患者之所想，解决患者所需，达到患者所愿。导诊人员每天需要提供大量的咨询、分诊、沟通、协调等服务，为行动不便的患者提供轮椅、平车、提供小件物品寄存、发放各类宣传资料和健康教育手册等，使患者感到愉悦和欣慰，减轻疾病所带来的痛苦，增加对医护人员的信任和依赖。

在门诊大厅导医台还提供中长期预约。患者就诊后，出院时即可预约下一次就诊时间。门诊配备自助式预约机、挂号机等设备，同时加大预约挂号的宣传力度，提高预约挂号服务质量；持续加强对预约挂号工作人员各种能力的培训，包括礼仪、初次就诊患者的分诊能力等。建立和完善双向转诊机制。开通了转诊"绿色通道"，对预约患者和预约转诊患者优先安排就诊。享受优先诊疗和住院服务，实现无缝隙转诊。

医院门诊部根据门诊量情况，对门诊出诊医师进行人力资源调配，导医台和挂号室适时做好病员分流工作。同样，急诊绿色通道的建立也是救治危重症患者最有效的机制，为了保证各种急危重症患者得到快速救治，充分体现时间就是生命，提高急诊救治成功率及救治水平，医院畅通就诊绿色通道，对急危重和无陪护患者实行挂号、就诊、取药、住院一条龙服务，实行先住院后交费，确保危重患者得到及时救治。丰富就诊服务内涵，全面开展电话、网上预约挂号，在完善门诊导医导诊服务的同时，配备专人对医院环境不熟悉的就诊患者予以引领，协助办理住院手续等。

案例之八：持续改进医疗服务，注重医学人文关怀

几十年的文化积淀赋予医学以温情，以病人为中心的理念贯穿始终，附属医院从入职培训开始，便将这种唯仁至上的文化理念渗透到每位医护人员的心中。医院通过不断完善护理服务，合理设置护理岗位，完善护士储备机动库，落实护士分层和岗位管理等方式，改善护理服务，加强人文关怀。

设立"病区助理"，拉近医患距离。为改进服务态度，加强医患沟通，医院设立了"病区助理"岗位，以临床6个病区为试点，每个病区配备1位具有较高业务素质、较强的语言表达和沟通协调能力的护士，在病区专职为住院患者提供服务咨询、医患沟通、住院指导、床旁结账、出院患者回访等服务，并做好病区的服务监督，促进了医疗护理服务质量的持续改善。病区助理成为医院的一个新设定的岗位，得到了临床一线人员及患者、患者家属的高度赞扬，被患者誉为"贴心管家"。

推行"床旁结账"，方便就医群众。为让住院患者省时、省力、省心，减少楼上楼下奔波办理出院手续和费用结算，医院在普泌外科病区和心内二科病区积极推行"床旁结账"服务，由"病区助理"亲自到患者病床前来办理各种出院事宜。

设立"院长代表岗"，及时化解医患矛盾。在门诊大厅设立"院长代表岗"，每日安排一名总值班人员代表院长热情接待来访的社会群众和职工，认真听取他们的意见和建议，及时帮助他们解决在就医、工作中遇到的困难。

铺设彩色地标线，为患者做"向导"。在门诊大厅、住院大厅以及各个住院楼内铺设了几道由黄、蓝、绿、紫四种颜色相间组成的彩色地标线。这是为方便百姓就诊，在医院门诊、住院以及各个检查点专门设置的地标线，在视觉上更加醒目美观，能有效提醒患者根据地标线去寻找自己需要找到的地方。

建立患者回访中心，拉近医患距离。在原有回访机制的基础上进一步完善住院患者回访工作，设立患者回访领导小组办公室，成立患者回访中心，对患者满意度回访软件进行了招标，利用现代化的手段提高满意度回访质量，提高了全民满意度。

实施满意度评价，提升医院服务水平。医院陆续开展了门诊、住院患者的满意度问卷调查及满意度评价机器、结合回访工作等方式对满意度进行调查分析。2010年3月，积极引进第三方智能评价系统，并于2012年起在全院范围内推广使用，依就诊流程在门诊大厅、住院病区等显要位置，门诊收费、取药等关键环节均设置了满意度评价采集器。满意度系统安装好后，安排专业信息人员对客服人员、收费人员、药房人员、医务人员进行评价系统功能、操作规程、使用方法的培训和技术指导，以保证相关工作人员能够熟练掌握和运用评价系统。根据满意度评价系统，制定了严格的满意度评价系统信息公示、考核、奖惩制度，与科室、员工绩效考核挂钩，纳入每月质控分数，合理奖惩。

另外，医院还开展了大型志愿服务活动，为福利院儿童送温暖活动，合理用血、无偿献血大型义诊活动，护士基础礼仪展演以及职工和医患沟通座谈会等系列活动。病区还开展了多种多样的个性化温馨服务，例如为住院患者赠送"生日卡""连心卡"以及"做一碗长寿面""平安夜送平安果"等。

这些点点滴滴都是改善患者就医体验的精心"安排"，正是有了这么多年来的不懈努力，才有了医院的长足发展。

（二）医疗服务体系和诊疗模式的变革

持续多年的医疗卫生服务体系改革，在适应时代发展需要，运用市场调节作用增强体系活力，为公民提供高质量、高效率的产品和服务的同时，也不能忽略公益性才是国家医疗卫生服务体系改革的根本旨归。作为公立型医院，在改革中理应构建以公益性为主的新型医疗服务体系，新一轮的医改亦是将其作为改革的方向。唯仁至上的大服务文化理念首先是要体现在医疗服务体系的变革之上。目前医疗服务存在的问题主要是服务价格的不断攀升，百姓就医成本增高，甚至难以承受，还有服务体系的布局结构不合理，城乡差距，基层社区医院与三甲医院差距甚大，影响了百姓就医的可及性。古之良医、大医将治病与济世看作统一的事情，百姓贫病交加，看不起病，这不仅仅是治病的问题，这关系到国家治理的大事。现在，社会主义国家性质的公立医院更加将人民的病痛看作济世保民的大事。公立医院改革理应致力于探索符合国情，创立具有中国特色的，能让群众及时就医、安全用药、合理负担的新型医疗卫生服务体系。我们要利用我国制度的优越性、公立医院的规模优势、现代信息技术以及人口规模优势，有效利用信息资源，建立起以公益性为主的新型医疗服务体系。[①]构建新型医疗服务体系的关键是要降低百姓的就医成本，还要考虑调整服务布局结构，实现就医安全性、便捷性、可及性。目前最佳的解决办法就是建立包括基层社区医院、一级、二级医院和三级医院在内的不同层次医院的医疗集群，其目的就是整合现有的医疗资源，实现各级医疗服务单位的纵向贯通，使得医疗资源、技术、患者等要素实现上下的双向流动，改善服务组织布局失衡的情况。不同医疗集群之间的横向合作和共享也是应该具备的内容。最终目的是要实现全方位的健康管理和医疗服务。当前的医联体建设就是这样有益的尝试和探索。医疗集群建设的重点和难点在于基层、社区诊所、医院和家庭医生；医疗服务的重点关怀对象是城乡弱势群体。

大服务理念还在于大健康理念下的全覆盖、全方位的健康管理。当前医疗成本的居高不下，与医院重在治病，轻视预防有一定的关系。在大健康理念下，强调预防为主，这是我国中医上千年来始终强调的医学治病理念。从《黄帝内经》到张仲景，其经典性言论无须一一列举。治未病的大健康理念要求我们的医疗服务必须建立与之相适应的包括预防、医疗、保健、养生、教育的全过程、全方位医疗服务体系，宣传和贯彻大健康理念，倡导健康的生活方式，构建科学合理的医疗服务网络，发展具有中国特色的医疗服务模式，提高国民健康水平，使其成为百姓安居乐业，平安幸福的重要部分。

案例之九：工地上的医务室

为方便患者就医，附属医院不断对就医环境、就医流程、基础设施进行改造，让患者及家属入院后就可得到优质服务。然而医院觉得患者在就医过程中的服务远远不够，能真正的替患者减轻负担，让其感受到内心的关爱同样是我们应该做的。

作为邯郸市唯一一家农民工就医优惠定点医院，医院坚持"德术并举、服务病人"的理念，围绕"关爱百姓、服务百姓、救助贫困百姓"的这一工作主线，实施医疗惠民工程。

市人力资源和社会保障局为医院举行了"农民工就医优惠定点医院"揭牌仪式，附属医院为农民工代表发放1万多张"农民工就诊优惠卡"。医院在邯郸较大的工地设置医务室，因为农民工不来看病的重要原因之一是怕延误务工

---

① 李玲：《让公立医院回归社会公益的轨道》，《求是》2008年第7期，第56-57页。

时间，影响收入，或者担心被查出传染类疾病而遭到解雇。设置医务室消除了农民工的顾虑，解决了他们日常生活、工作中的一些简单病症，使他们及时就医，保护身体，踏实工作。同时医院也为在医务室登记后的农民工制定了一系列优惠政策：农民工及其亲属在医院可享受"一免四减"医疗优惠政策；建立了农民工异地就诊报销网络；建立了农民工及留守家属紧急就诊绿色通道；为广大农民工及其留守家属提供了心理、身体等方面健康指导和咨询服务。医院专门设立了农民工优先窗口，农民工及留守家属可优先挂号、优先就诊、优先检查、优先取药、优先报销。医院还设立了特困农民工及留守家属医疗救助基金60万元。医院职工每年的爱心捐款、企业捐款、各种募捐及基金本身所衍生的利息，都作为医疗救助基金补充。中央电视台新闻频道新闻直播间播出了附属医院设立特困农民工救助基金的善举。

案例之十：家庭医生走进百姓家

为进一步强化基层医疗卫生服务网络功能，围绕推进健康中国建设、实现人人享有基本医疗卫生服务的目标，春节期间，附属医院几十名家庭医生纷纷走进了家庭医生签约的居民家里，向他们带去了新春的问候。

内分泌科主任王德峰博士签约的居民，其中有一位名叫马凤芹的老人。她患有糖尿病、高血压多年，年迈行动不便。王德峰主任签约时了解到老人的情况，一直记挂心上，时常打电话问候。春节到了，王主任来到了老人的家中随访。老人的女儿介绍说，血糖和血压经过前期的用药调整已经非常平稳，她又将老人过年期间服用的药品拿出来让王主任看看。老人告诉王主任，年前吃的阿司匹林肠溶片没了，过节前女儿给买了一种新的阿司匹林肠溶片，每次服用2片，1日1次。"大娘，这种药一天吃一片就可以了，这个药每片100mg，两片剂量就超了。过去的药每片25mg，所以每天吃两片"，王主任赶忙纠正。原来阿司匹林肠溶片超剂量服用会造成胃肠受损，甚至消化道出血。

王德峰主任又随访到75岁的李玉芬老人家里，"庙里的行僧给我配了好几种药，不过有时服药后会出现低血糖，"李玉芬老人说，"这种药的主要成分是格列本脲，会起到一定的降糖作用，但长期服用会造成低血糖，老年人最好不要服用，可以服用瑞格列奈和阿卡波糖，必要时再加上一针长效胰岛素。"王主任解释道。听了王主任耐心细致的讲解，老人打消了多日的疑问，表示今后不再相信所谓的"神医妙药"。

家庭医生是医院让老百姓不出门就能得到治疗的好举措，让更多的百姓享受到了"精准服务"，打通了联系服务群众"最后一千米"。

　　诊疗模式的重大变革。自现代医院形成以来，依照医学学科构成进行科室划分，患者进入医院的诊疗流程之中，是根据自己的病患身体部位选择相应科室就医。但是在临床当中，这种持续了很多年的就医方式也暴露其显在的问题。某些疾病，比如肿瘤，其实是涉及全身的疾病，并不是某一学科就能够完成诊断和治疗的。这就需要针对单病的多学科诊疗。以往我们所谓的"以患者为中心"更多的是体现在患者的就医体验，或者是无条件救治疾病等方面，较少从诊疗的角度去考虑如何以患者为中心。以患者为中心，是将患者的病和人看作一个整体，不仅是单纯的治病，而是在治病的方式彻底的以人为中心。单病种多学科诊疗模式的出现真正在诊疗模式上体现了唯仁至上的大医情怀。医院归根结底是治病救人，诊疗质量的提高是根本，诊疗模式的变革不是在原有的诊疗模式上和具体的方法与措施上进行质量的管控，而是实现了病人就医模式的根本性变革。

　　多学科专家协作组（multidisciplinary team，MDT）诊疗模式是以疾病为导向，通过建立不同科室、不同医生间的协作机制，综合考虑具体患者的特殊疾病状况，制订出最佳治疗方案的医疗模式。该模式在患者就诊模式和诊疗方案的制订上都需要全新的流程设计，需要改革或者重新制订相关管理和运行制度规范。以往患者看病，例如乳腺疾病患者到乳腺相关科室进行治疗，如果确定为乳腺肿瘤，可进入相关科室的专病门诊。而新的诊疗流程和制度，就需要在专科门诊之后，安排联合门诊进行诊断和治疗，联合门诊包括肿瘤科、化疗放疗科室、超声科室等肿瘤诊断部门。联合门诊将为患者提供基于多学科的诊疗方案。如果患者的病情更加复杂，就需要进入多学科综合讨论门诊，由MDT通过讨论，综合研判，进行诊断和确定诊疗方案。

案例十一：一例罕见扁桃体滤泡树突状细胞肉瘤的诊治

　　医院肿瘤二科主任接诊了一名辗转省内多家医院求医未果的女性患者。经过详细查体以及相关辅助检查，沈艳峰团队诊断该患者为扁桃体滤泡树突状细胞肉瘤。由于扁桃体滤泡树突状细胞肉瘤属一种罕见疾病，国内目前对其报道非常少，相关研究文献仅有15篇。为更好地诊治该患者，肿瘤二科将该患者的病情通报至医院头颈肿瘤MDT团队。

　　医院头颈肿瘤MDT团队负责人召集各相关专业医生进行详细地病例讨论。肿瘤二科主任和医生认为，该肿瘤细胞生长分裂缓慢，放化疗不敏感，应首选手术，术后再辅助放疗，可改善预后。耳鼻喉头颈外科医生也认为，从颈部影像来看，该肿瘤血供丰富，颈内静脉被瘤体压闭不显影，颈内动脉被瘤体包裹达半周，但尚有小的缝隙，应该可以根治性切除。

由于该瘤体包裹颈内动脉，肿瘤位置高，接近颅底，较为凶险。最终，经头颈肿瘤MDT团队共同商议，恐怕已丧失手术最佳时机，于是决定术前转耳鼻喉头颈外科行左侧颈清扫手术，术后再转回肿瘤二科行术后放疗。次日，在耳鼻喉头颈外科主任、医师和麻醉师的默契配合下，左侧颈清扫手术顺利完成。围手术期，经过医护团队的精心护理，该患者已转回肿瘤二科进行下一步治疗。

据头颈肿瘤MDT团队负责人介绍，本次罕见病例的成功治愈，得益于MDT团队的标准化建设，头颈部肿瘤诊治是河北工程大学附属医院耳鼻喉头颈外科的强项。因头颈肿瘤部位特殊，邻近颅内眼眶，且血管神经分布复杂，其治疗较为复杂危险。医院头颈肿瘤MDT团队，该团队人员覆盖了耳鼻喉头颈外科、肿瘤科、放疗科、核医学科、影像科、营养科、内分泌科、病理科、麻醉科和整形科等10余个科室。该头颈肿瘤MDT团队，每月至少组织MDT活动1次，对涉及多专业、多学科的疑难案例进行讨论，进而总结经验教训，提升头颈肿瘤的治疗效果。

（三）信息化技术支撑诊疗体系变革

医院的功能是治病救人，信息化的意义是进行资源的整合。随着现代医疗技术的发展，信息技术对医疗服务来说就是一种延伸，从院内到院外，助力精准医疗，改善患者就医体验。

现在人们对健康越来越关注，对医院看诊的效率和就医体验期望值越来越高，传统的就医看诊的特点是患者到门诊就诊，挂号缴费时间长，候诊时间长，等候检验时间长，患者的很多宝贵时间浪费在大量的非诊疗等待时间上，来医院就诊一次往往需要消耗大半天的时间。为此，医院依托信息化的门诊流程再造，为患者提供从预检分诊、挂号、缴费、检查、取药等各环节的精准就医服务。同时智能机器人在门诊大厅智能分诊导医；多达10种的线上、线下分时段预约挂号方式，患者在挂号、缴费、取药等服务窗口等候时间明显缩短。医院建立自己的门户网站、微信平台，利用网络等新信息技术向患者、社会及本院职工公示就诊流程、新闻动态等提示服务，有利于群众及时了解新消息。利用网络、新媒体等向患者、社会及本院职工公示就诊时段分布、新闻动态、专家介绍、健康教育等相关信息。医院患者不仅能了解到健康教育视频、常见疾病的预防、养生保健常识，还可以查询医院医生、科室等医疗信息、就医指南、科室专家介绍、价格公示等一系列信息，便于群众的正确就医选择，引导患者错峰就诊。

为了减少患者往返医院的次数，针对轻症患者，初诊后检查结果以及用药咨询等，医生均可通过碎片化的时间来解答患者的疑惑，医生也可在线问诊患者，实现线上的健康咨询、慢病管理，为医患之间互动搭建沟通平台。

在HIS系统和LIS、PACS系统建设运行平稳的情况下，医院安装运行了临床路径管理系统，进一步提升工作效率和服务水平。为加强抗生素使用的管理，根据抗菌药物使用原则，在医务处设置了抗生素合理使用管理软件，规范抗生素分级使用权限。在内网建立了电子阅览室，病案室实施了病历示踪系统，确保了患者信息的安全，全院设置OA系统，实现无纸化办公。在门诊、病区都配有电子触摸屏、查询仪，配有患者满意度评价仪等，为患者提供住院信息、查询诊疗服务。医院还建立了移动医疗系统，医护人员可在患者床旁调阅电子病历和检查报告，执行医嘱，提高医护工作效率，从而使平均查房时间缩短了1/3。

随着5G时代的到来，医疗服务模式将发生重大的变革，互联网医疗系统的建立，形成"互联网＋"医疗健康的新型医疗服务模式。互联网诊疗、远程诊疗、电子处方＋医疗、家庭巡诊等，患者可选择的就医方式日益丰富。大数据、人工智能等将大大提高诊断的准确性和诊疗效率。慢病管理服务可进行分阶段的诊疗，前期定制化诊疗，后期利用传感设备进行标准化治疗等。所有的这些都使得医疗服务平台化。科技信息技术的发展实现了科技与人文的完美融合，技术给患者带来越来越人性化和充满大爱精神的终极关怀。

案例十二：心脏中心的生死速递

附属医院心脏中心在强大的信息化支撑下，总是会为紧急的病患提供绿色通道，于2018年6月8日，上演了一次"生死速递"。

12：00一名患者在家中突然胸口不舒服，难受持续数分钟后拨打120求救。

12：03 120出车接诊。

12：25通过现场会诊，在患者家里对急性心血管疾病进行快速确诊。

12：30急救车上采血等检验。

12：31车上连线专家与家属对话，院前介入专家组与患者家属交代病情及诊疗技术，确保患者到导管室后可以接受手术治疗。

12：39导管室准备。120在路上。

12：40专家定方案，进行术前准备。

12：45 120急救车直通导管室。家属手术签字。

13：15导管室冠脉造影。

13：25支架手术。

手术成功。

此次手术，附属医院从患者发出求救信号开始，历时一个半小时的多学科联合诊疗，到专家在急救途中的急救指导，再到转诊导管室进行抢救治疗。通过过硬的技术和现代化的信息设备技术优势，在挽救患者时没有刹那犹豫，果断抉择，与时间赛跑。

第三节　"医门法律"与医疗质量文化管理

一、《医门法律》医德思想的内涵

（一）《医门法律》简介

《医门法律》是喻昌深究岐黄仲景之术，融会群书之长，参合几十年临床经验，总结出正确诊治外感内伤杂病的法则，谓之"法"。又仿照佛门戒律规范临床行为，谓之"律"，力正当时心之不明的不正之风。以"法"和"律"的形式纂著出《医门法律》，规范医生的临床诊治。《医门法律》的写作目的主要有两点：其一，为力挽当时医风不正、行为不当、医术浅薄、治不合法合方的心术不明之象，而岐黄仲景之术能解医者"术之不明"，知佛门"因果不昧"之理而敬慎存心能治医心不明，心术自明，则能治而无过。于是喻昌借岐黄仲景之术，结合佛门的哲学律理，外加医术经验的加持，从而著出《医门法律》，望能承医之重任，救百姓于患病疾苦之中。其二，"吾执方以疗人，功在一时；吾著书以教人，功在万里"，喻昌在晚年的时候注重教书育人，传承医学思想，以教导学生正确诊治外感内伤杂病的法则；敬慎存心，以"律"规范临床行为，减少临床失误，以承医之重任。

（二）"论、方、律"，由医德规范到诊疗规范

喻昌在《医门法律》提出"论、方、律"相结合的治病之法则，将医德

思想与诊疗行为融合在一起，并非空泛地在谈医德，而是要将医德落实在具体的诊疗行为之中。在《医门法律》一书中包括了喻昌对于各种内伤杂病病因、病理、治疗方法等各方面的充分的认识和分析，详尽细致地论述对临床治疗具有巨大的指导作用。该书创作的起因，就是喻昌有感于明清之际，以医谋私，医德败坏的不良风气，当时儒医大胆抨击庸医不良行为，并倡导新的诊疗规范。该书每门之"论"就是要天下行医之人深谙医理病理，方可为人解除疾患。"方"是指经方、医案。喻昌认为，医家不用固守一家的方书，而是要灵活变通，取众家之长。而喻昌本人在这一点上堪称典范。他在经方之下，还要详细地写下按语，解释应用此方的原因。他的著作《寓意草》是医案写作的典范。他写的医案，坚持"治病要先议病，议病然后议药"，开创了"议病式"医案写作方式，被后世视为"医门袼式"。这就使得医德思想不仅有丰富的理论论述，而且有相应的方剂、按语，使形而上的医德思想落实到具体的"遣方用药"。"律"是喻昌在每门之下都会告诫医家每种疾病在诊疗中容易出现的失误，警醒医家务必谨记，"医为司命"，若不加警戒，则会"杀人"。喻昌笃信佛教，他不断用佛教教义反复申述这将是医家之"过"与之"罪"。"论、方、律"是在论述诊疗要求和规范，谈医理，其实是将精诚之医德精神化为具体的诊疗行为，将医德规范具体化为诊疗规范。历代名家良医多是如是做，而将其明确提出并且系统化，喻昌功不可没。当然喻昌的思想也有其个人和时代的局限性，尤其是在如何约束庸医的问题上，他引入佛教教义，显得过于空泛而且软弱无力。传统社会的一位伟大的医者有感于世风日下，然而这岂是几句警戒之语所能奏效？只有到现代社会，系统的医疗组织机构的出现及其管理才能产生真正具有约束力的规章制度。

（三）"笃于情"：视人犹己

另外，喻昌还提出治病中的"笃于情"，这种情是"仁"和"爱"的一种具体化表现。"论、方、律"所代表的对技术、诊疗规范、制度、道德行为等方面的要求，"笃于情"是以提高医疗质量为前提，用仁爱之心为患者诊治。笃：笃实、深厚，即医生对患者怀有深厚的感情。"医者笃于情"，是喻昌《医门法律》重要的医德思想之一。"笃于情则视人犹己，问其所苦，自无不到之处……庶可详求本末，而治无误也"。然而情如何体现？质言之，还是要体现在具体的诊疗活动中。例如喻昌给一穷苦妇人看病，用药就不用昂贵的人参，而是选择便宜的药，减轻患者的负担。正如喻昌所要求的，笃于情，就是视人犹己。把患者看作自己，患者生病就好比自己生病，这样，医家才会详细询问患者的病情，治疗才不会出现失误。喻昌还认为良医应"作风正派，不狡不昧"，这同样要体现在诊疗行为中，庸医为钱财，谄媚取悦患者，对病情于事无补。一知半解，滥施药物之不良医家，即是喻昌所痛恨的浅薄的、虚伪的、圆滑之徒。作风正派就是要精研医理，怀着一颗仁爱之心，为患者解除病痛，就是笃于情。

二、现代医疗质量管理

现代社会，医家治病救人的方式发生了巨大的变革，传统社会多为民间医家个体的行医行为转变为以医疗机构为主体的行医模式，这种转变就带来了医疗组织和机构的医疗质量的管理问题。这已经不同于以往的仅仅是对医生个体的行医行为的要求和规范，更需要在组织的运行、诊疗的流程等各方面进行系统化的控制和管理。医疗服务质量是反映医院医疗技术水平、整体管理水平和医疗服务水平的聚焦点。质量管理作为医院管理的核心和永恒课题，已成为国内外医院管理工作者的共识。

（一）现代医院质量管理的内涵

狭义的医院质量管理概念。医院的传统质量管理即医疗质量管理，是一种狭义的质量管理概念，本节所指的质量管理即是狭义的质量管理，其主要特征：一是以临床医疗科室作为主要的质量管理单位；二是主要由医生通过执行医疗制度、常规和自我评价进行医疗质量控制；三是以传统的医疗指标作为医疗终末质量统计评价指标；四是局限于医疗技术和医疗效果的质量管理，基本不涉及服务质量及医疗费用管理。这种狭义的质量管理范围，虽然逐渐地扩展到护理部门和各医技科室，但仍是医疗业务部门分别进行的局部质量控制，而不是系统化的质量管理概念。

广义的医院质量管理概念。广义的质量管理是包含基础质量、环节质量和终末质量，以及医疗技术质量和服务质量的全方位系统化的质量管理概念。把医院质量管理作为医院管理的首要管理职能，作为与经营管理、医疗管理、科技管理同等重要的独立管理专业。质量管理由院长亲自领导，行使质量决策职能，而不只是推给其他领导干部或行政职能部门去管。各级、各部门管理者承担各自相应的质量管理职责。质量和质量管理同每位职工密切相关，他们的工作都直接、间接地影响着医疗服务质量。

医院质量管理应成为全院整体的系统性活动，必须在质量体系建设上下功夫，通过质量策划、质量控制、质量保证、质量改进，开展质量可持续提高的管理活动。

医院质量管理不是满足于现已达到的某些质量指标，而应该树立质量和质量管理永无止境的信念。

（二）加强医院质量管理

医疗服务质量和医院质量管理是生命攸关的大事，并对提高患者个体和社会人群的生命质量具有重要意义。另外，在市场经济体制下，医院要取得社会信誉和占有相当的医疗服务市场份额，也必须靠加强质量管理，保证医疗服务质量。

医院质量管理还具有深远的战略意义，即通过加强全面质量管理，实现医院两个根本转变的意义。

首先是医院经营模式转变。我国医院在市场经济条件下，正处在管理模式转变过程中，即为适应社会主义市场经济必须从非经营型管理向经营型管理模式转变。在此历史性的转变中，只有建立有效的质量体系，加强全面质量管理，才能够实现质量-效益型经营模式的根本转变。

其次是医院服务模式的转变。过去医院的医疗服务，是以疾病为中心的服务模式。世界卫生组织提出，卫生发展要求"卫生干预必须以人为中心，以健康为中心，而不是以疾病为中心"。医院的医疗服务则必须以患者为中心。特别是在市场经济条件下，医院在竞争中求生存、求发展，就必须在服务模式上转变为以患者为中心的服务模式，其根本要求就是全面满足患者的医疗服务需求，加强全方位的医疗服务质量管理。

三、《医门法律》与现代医疗质量文化管理

《医门法律》"论、方、律"以及"笃于情"等关于医德和诊疗规范方面的论述与现代医疗质量管理具有紧密的联系。虽然喻昌的论述主要是指医生个体的医德和诊疗行为，但是其思想内涵对于现代医疗质量管理，同样具有重要的指导性。且不说，医生个体医德和诊疗行为本身是医疗质量管理的重要部分，组织化、协作化的诊疗活动更加需要规范化和标准化。概而言之，现代医疗质量管理要传承医门法律的思想，同时要根据现代化医疗组织机构的特点进行发展，将其思想运用到医疗质量管理中。

（一）《医门法律》内涵——"论"与现代医疗质量文化管理

喻昌在《医门法律》中认为"论"即是有丰富的理论基础，能够对病理、医理进行深入全面的剖析，进而辨证施治。有扎实的医学理论是医者行医的必要条件，学不好理论知识就会误诊，也等于是图财害命。《大医精诚》中写到：古时学医者，多赖家传。据传孙思邈初期因缺少亲人指导，较之具有家学渊源者，自然艰难了不少，所付学费也数倍于人。年轻的孙思邈刚刚开始诊治患者，积累就医经验不多，理论知识匮乏。此时他不自量力地接诊狂犬病患者，由于误诊致使这位患者丢失了性命。痛定思痛，孙思邈深知医学理论知识的重要性，于是重新探路。他背井离乡，不辞辛苦地找到终南山，并想尽一切办法留在道观内。在这里他按照道长的要求，一本一本地死啃道观的藏书，博览了大量的医学书籍并及时地记录下各种药方，医学理论知识突飞猛进。这些为他以后对中医各种药物的应用打下了坚实的基础。之后的孙思邈在行医中，运用深厚的理论知识根据实际病情调整药物的剂量和方法，解决了多种疑难杂症。

现代医学也同样注重理论知识的培养和学习。从医学院校上学开始就需要学习各种理论知识，如解剖学、生理学、药理学、病理学、组织胚胎学等十几种科目。医学生必须具备坚实的理论基础，才能在临床工作中根据患者的症状、体征及各种检查做出正确的诊断，及时为患者诊治。参加医院临床工作后，更加注重理论知识的学习，如医务人员的继续教育。医务人员需要不定时的听课学习各种疾病及医学相关知识，并且要完成一类和二类学分。为了提高医学理论知识与临床实践专业技术能力，还要去国内或者国际先进医院进修学习，这样的学习不仅要学会先进的技术还要掌握相关的理论知识。医务人员在临床工作中，主管部门为提高其专业技术水平及理论知识能力制定院内的培训计划，并定期对讲课内容进行考试。例如，护理部为提高护理人员的理论知识和技术水平制定了详细的分层培训计划。根据护士的工作年限及工作能力，分为N0～N4层级，针对层级低的N0、N1护士，由层级高的N2或N3护士为其讲课培训，内容较基础，每季度进行理论和技术操作考核。N2、N3护士，由层级高的N3或N4或护士长为其培训，内容较专业并注重科研培训，每半年进行理论和技术操作考核。严格的培训及考核，目的是提高医务人员的理论知识及专业能力，为临床工作打下坚实的基础，从而保证患者安全，更好地为患者服务。

（二）《医门法律》内涵——"方"与现代医疗质量文化管理

喻昌在《医门法律》中认为"方"即是在为患者诊治中有方剂、按语。书中取：风、寒、暑、湿、燥、火六气及诸杂症，分门别类加以编排，每门先是冠以论，然后是方，再次为律。

痢疾为肠胃感染急症，临床表现严重腹泻，一般由食物引起，彼此能相互传染。孙思邈所著《千金要方·脾脏·冷痢第八》中记载，"治三十年注痢，骨立萎黄，肠滑不差方。一名蜡煎丸。"书中并严格要求患者治疗过程中务必忌口，生、冷、肥、腻等食物决不能食。此方是孙思邈不畏风险，自我验证治疗痢疾方法后，所记载的方剂。孙思邈立身之年感染此疾病，"日夜百余行，乃至移床就厕"。古时治疗痢疾的方法五花八门，让人无所适从。于是孙思邈以身试法，拿自己做实验看究竟哪些方子效果好。他访遍乡邻，对每个方子皆自我验证。为此，常常是所服之药相互抵消，症状时好时坏。就这样反复折腾自己，也不知费时多久，才把此方完全掌握。

后来，孙思邈就用此独门绝技治好昔日常山太守儿媳的痢疾，感动太守之子，获得了治疗风毒的独门秘方——"马灌酒"。他利用所学的医学理论知识和实践经验，将药方稍加增减，视不同情况，广泛施用救治了许多病入膏肓的风毒患者。并且，孙思邈把此方录入专著，以利于后人："马灌酒、天雄去皮、茵芋各三两；蜀椒去目、闭口者、汗、蹢躅各一升……"[1]

现代的医学管理思想是对古者的医方思想的继承和发展。现代医学管理有医疗诊疗规范及医学诊疗指南，还有十八项核心制度等。规范和指南是现代医者的"用药良方"。为了更好地保证医疗质量，医院建立了三级质控体系，以多角度、多层面的规范诊疗行动来保证医疗质量。

2006年，卫生部、国家中医药管理局、总后卫生部三家联合委托中华医学会，由其各医学分会制订了相关的学科《临床诊疗指南》。医疗卫生机构及其医务人员在职业过程中认真学习并参照执行。在此之外，中华医学各专业分会也针对相应的专业制订出大量的指南、专家共识、指导原则等。这些诊疗技术规范在临床医疗实践中发挥着重要的规范性作用，这些就是古代医者的"医方"。

例如，随着技术和医疗器械的不断发展进步，经皮冠状动脉介入治疗

---

[1] 罗先明：《大医精诚——孙思邈传》，作家出版社，2019年版，第113页。

（PCI）已经成为冠心病治疗的重要手段。经皮冠状动脉介入治疗指南也不断更新。2016年更新的"指南"是查阅最新临床研究，特别是来自中国人群的大型随机临床试验结果并参考美国心脏病学学院、美国心脏协会及欧洲心脏协会（ACC/AHA）等权威学术组织发布的最新相关指南，紧密结合我国的国情及临床实践而制定的指南。指南中的重要观点有：①首次提出建立质量控制体系，强调对所有中心及术者的手术结局和质量进行回顾分析，引入风险调控机制和外部监督机制。②术前风险评估应用EuroSCORE Ⅱ评分，包含年龄、性别、肾功能损伤、外周动脉疾病、慢性疾病、严重活动障碍、术前状态、应用胰岛素等18项临床因素。③术中血运重建策略的更新，建议以冠状动脉病变直径狭窄程度作为治疗决策的依据：对于存在前降支近端病变的单双支病变，PCI的治疗推荐等级提升至（Ⅰ，A）和（Ⅰ，C），与CABG相对。④对PCI术中操作及并发症防治方面也做了详细规定。如对血管内超声（IVUS）血流储备分数（FFR）进行描述，扩大了适应证，增加了对OCT的推荐内容。⑤对围手术期药物治疗及术后管理也有新的论述。对康复治疗、调脂治疗、冠心病合并高血压糖尿病及心力衰竭等患者的术后管理给出了具体推荐。推荐ACS患者PCI治疗后以运动为主，结合合理膳食、戒烟、心理调整和药物治疗的心脏康复治疗。[①]临床操作指南遵循新的临床证据和技术实践的发展，提出许多PCI治疗领域的新观点和更加具体的实施方法指导医生临床治疗。

（三）《医门法律》内涵——"律"与现代医疗质量文化管理

《医门法律》中的"律"透过发人警醒的律例，告诫医者诊疗中力避失误。在医者行医过程中，常常会受到多种因素的干扰，多种利益、各种诱惑随之而来。这就要求医者要不受外界事物、利益所干扰，仔细检查患者，认真分析病情，作出正确的判断和诊治。

在孙思邈的眼里，患者无分贵贱。在他治疗的对象里，下有普通百姓，上有朝廷将相。为穷人看病能不收钱时分文不取，见百姓疾苦尽自己所能帮助他们战胜疾病。在为富人看病时，严格要求自己，也以此告诫同行。他说："又到病家，纵绮罗满目，勿左右顾眄；丝竹凑耳，无得似有所娱；珍馐迭荐，食如无味。所以尔者，夫一人向隅，满堂不乐，而况病人苦楚，不离斯须，而医者安然欢娱，傲然自得，兹乃人神所共耻，至人之所不为，斯盖医之本意也。"

---

① 韩雅玲：《中国经皮冠状动脉介入治疗指南（2016）解读》，《临床军医杂志》，2016年44期，第441-443页。

（《千金要方·序列·大医精诚第二》）孙思邈在为即将登基的杨坚看病时，纵使家中富丽堂皇、珍馐满桌，丝竹不绝，珍稀物品琳琅满目，他依然不为所动，自信检查，认真分析，最后以葱管导尿术救杨坚于危急。这些，需要医者有高尚的医德和严格的自律。

喻昌生于明末清初，处于明清朝代更迭的混乱时期。他自幼熟读儒家经典，但因为仕途不畅，随后削发为僧，转投佛门。在佛门中熟读医书，之后开始游历和悬壶济世的生活。所以，喻昌所提到的"律"有医者的涵养操守之外，还含有佛门的戒律清规。

当代医院质量管理理念传承了古代医者注重医德的优良思想，更加发展了其思想内涵。今天我们传承了古代医者高尚的医德。医生在社会中担任着维护人们健康、预防和诊治疾病的任务。医疗活动中的医疗效果不仅取决于医疗技术的高低，医疗设备是否先进，医疗器械是否得当，还与医生的职业道德息息相关。

案例十三：附属医院肿瘤科赵医生收治一位乳腺癌患者王阿姨。这位患者65岁，小学毕业，家住农村。该患者体型偏胖，稍有耳背，沟通较流畅。这次住院是因为要继续第四周期化疗。入院后查血常规，结果显示白细胞计数偏低，出现了化疗药物的副作用：骨髓抑制。同时，王阿姨也感觉自己浑身乏力。医嘱给予皮下注射重组人粒细胞刺激因子300微克。值班李护士根据医嘱立即执行。第二天，王阿姨复查血常规，白细胞已经基本正常。此时，将要进行她的第四个周期化疗。

李护士在巡视病房时，询问王阿姨乏力是否减轻。王阿姨回答说：没有明显减轻。此时，李护士的心中产生了疑问，难道有其他原因？她坐在王阿姨的床旁，耐心地询问王阿姨乏力的具体表现有哪些。前几天在家饮食如何，睡眠及活动如何。李护士眼中充满关爱，耐心地跟王阿姨聊天，不错过每个细节。她发现王阿姨这几天血压有增高，在村卫生院拿了降压药并口服。口服药物为氢氯噻嗪和吲达帕胺，服药时间约20天。李护士于是立即将此情况报告给主管王阿姨的赵医生。随后急查电解质，结果回报：钾，2.8mmol/L。原来引起的原因乏力不仅有白细胞降低，还有这个凶手。医嘱立即给予静脉缓慢泵入氯化钾，口服氯化钾缓释片，并暂停化疗药物输注。

李护士用爱心、耐心和真心服务于患者，及时发现问题，使患者得到更加正确的诊治。

此案例中即是喻昌所说的容易产生失误的情况，唯有牢记医家任重司命的告诫，才能细致入微地发现病情的真相。

现代医院的医疗质量管理依靠的管理方法和工具其实就是法律和各项规章制度。我国的医疗法律有职业医师法、中华人民共和国传染病防治法、医师外出会诊管理暂行规定、医疗机构管理条例、医疗事故处理条例等。医师在职业活动中要遵守法律法规，遵守技术操作规范。树立敬业精神，遵守职业道德，履行医师职责，尽职尽责为患者服务。关心和爱护、尊重患者，保护患者隐私，努力钻研业务，更新知识，提高专业技术水平，对患者进行健康知识的宣教。医生要按照规定及时书写医疗文书，不得隐匿、伪造或者销毁医学文书及有关资料。在我们的临床工作中，依法执业、依法行医，这就是最好的"律"。

运用现代医院管理方法进一步提高医疗质量，例如，医院的三级质量控制体系。从最高级的院级质量控制委员会，到职能部门的监管，最后到科室的质控单元，层层把关控制，旨在遵照相应的规章制度提高医疗质量。2011版《三级医院综合评审标准》规定医院至少运用1～2种质量管理方法及工具，鼓励医院科学有效运用先进的质量管理工具以提高医疗质量。为了更好地开展医院的质量管理控制工作，医院在基本掌握全面质量管理7种工具的基础上，引入国外持续质量控制改进常用的方法，如PDCA循环、根本原因分析（RCA）、失效模式与效益分析（FMEA）、六西格玛管理和"5S"管理等，其中PDCA循环最为常用。督促各部门、各科室运用医疗质量管理工具，开展医疗质量管理与自我评价，实现医疗质量持续改进。

案例十四："产二科"医疗质量持续改进项目——降低产后出血率

为了提高科室医疗管理质量，成立守护圈小组。针对产后出血率高的问题，进行专题的PDCA改进。首先分析存在的问题：利用调查收集表收集2019年1月1日至5月31日的查检数据，总查检产妇数量为142人，其中产后出血≥500毫升的有9人，并对其原因进行登记（每位产妇可能发生多项原因）。产后出血率为6.34%。产后出血是指胎儿娩出后24小时内出血量达到或超过500ml。如果是剖宫产，出血量达到1000ml称为产后出血。80%的产后出血发生在产后2小时内。产后出血是分娩期最严重的并发症，是导致孕产妇死亡的四大原因之一。改善前，产后出血率为6.34%，按照相关文件要求，设立总目标值为3.88%。针对设立的总目标值，分析目前关于产后出血率高存在的原因，如孕妇认识误区，不重视产前保健，孕期无全程指导。

当代医务工作者，要依法行医，运用科学的管理方法，更加高效地提高医疗管理质量，这是对古代医者"律"的传承、延伸和发扬光大。

（四）《医门法律》内涵——"笃于情"与现代医疗质量文化管理

"医，仁术也。仁人君子，必笃于情……则视人犹己，问其所苦，自无不到之处。"古代医者在治病救人时，要心怀仁爱之情，尽力医治患者。孙思邈在主攻热痢、冷疾时，遇到一位患痢疾的幼儿。那日，孙思邈正在诊治患者，忽有一位年轻的母亲满脸焦虑的抱着幼儿急急而来，跪在地上恳求道："求先生大发慈悲，我儿拉痢三日，软得如棉花条了。"说时两眼泪下。孙思邈一看，吓一跳。见孩子面青似黑，眼窝深陷，已经气息奄奄，此皆死相也。孙思邈刚要说话，只听一声巨响，那孩子却又拉了，还弄脏了他的衣衫。孙思邈从未诊治过如此幼儿，何况病情又如此重。刚想说"对不起"，但看到年轻妈妈的两行热泪，感到母爱的无限力量。到嘴边的话却成了："没事的，必能治。"于是他苦心研究，亲自尝药，守护幼儿，终于成功地救治了幼儿。孙思邈在治病时，融入自己的仁爱之情，把幼儿视如己出，终于挽救了患儿的性命。

古代医者对于患者的仁爱其实也体现在了当代医护工作者的身上。

案例十五：关于急诊室里一位癌症患者在最后日子里的爱与温暖

2020年1月21日，时值农历腊月二十七，冬夜的寒风有种刺脸的凛冽，一辆救护车闪着警灯冲向急诊科，打破了冬夜的宁静。一个60岁样子，躺在担架上的老妇被抢救的医生急匆匆地抬进了抢救室。患者神志不清，已经陷入了昏迷的状态。插管、心脏检测、上液体，紧张地抢救过程中，送她过来的女儿却抛下一句："我走了，有事别找我，等她死了我给她收尸！"说完头也不回地跑了，消失在寒冷的冬夜里。值班的医生们惊呆了，等反应过来的时候早已不见了她女儿的踪影。患者情况稳定后情绪激动，据悉该患者是肺癌晚期，已经时日不多。在场的工作人员及其他的患者家属都特别气愤，到底是什么样的矛盾能让女儿狠心抛下病重的母亲，更何况马上就要过年了，她怎能如此绝情地抛下生养自己的亲人？经过抢救，患者的基本生命体征恢复了平稳，但是言语不清，无法正常沟通交流。由于患者身体情况特殊，不能转送到社会福利机构，作为一个没有家属的特殊患者，医药费没人支付不说，没人照顾更令急诊科的医护人员担心。主治医生拨打总值班电话以后，院内迅速开启抢救"绿色通道"，为患者紧急办理相关手续，生命体征平稳以后，当班的主管医生在抢救完患者以后报警求助。由于联系不上家属，再加上患者身体情况特殊，这个病号就在急诊科"安下了家"。多名护士义务承担起照顾这个妈妈的职责。自掏腰包买饭、喂饭、细心照顾。在大年初一那天，还特意为她准备了热气腾腾的饺子。这一照顾就是好几天，没有人有一句怨言。大年初四，这个命苦的妈妈还是因为全身脏器衰竭，安静地走了。

此刻，大家在想，这个可怜的妈妈，虽然不能表达，但在她生命的最后几天里，在这个阖家团圆的节日中，她感受到了被女儿抛弃的辛酸与无奈，也一定感受到了急诊科医护人员的浓浓深情。虽然没有血缘关系，没有任何责任与义务的捆绑，这些可爱的医护人员们还是用自己的爱心给予了这个陌生人浓浓的爱和温暖。由于忙碌，这个故事很快就被大家遗忘了，并没有人觉得自己做了多么了不起的壮举。这些故事是医护人员经常会遇见的，这些爱和帮助也从来没有被他们觉得是件了不起的事。俗话说医者大爱无疆，他们已经把医德细细碎碎地刻在心里，刻在日常工作的琐碎中，刻在了对患者的每份关爱里，这些爱点点滴滴联系起来，使这个冬天变得格外的温暖。

在医疗救助工作中，我们的医务工作者对患者笃于情。在现代医疗质量管理中，规章制度体现着笃于情。或者说，喻昌所说的法、律，即治病的流程、规范、制度等各个方面都在体现着医者的笃于情。医疗质量管理不能仅谈制度，而是要用制度去体现医者对于患者的大爱。我们现在提出的以患者为中心的服务理念、规章制度的制定、流程规定，甚至是整个诊疗模式的变革等都融入了医者的大爱之情。

例如，医院制定临床路径。针对典型的病历，设定出规划好的路径来规范医生的诊疗行为。如良性肿瘤，临床路径中规定，第一天：患者办理住院手续，做常规的入院检查：血常规、尿常规、便常规，心电图，肝肾功能检查等。护士做好相应的健康宣教。第二天：检查结果回报无问题。医生术前讨论，向患者交代病情并在知情同意书上签字，做好术前准备工作。第三天：手术。做好手术核查及术后的管理。第四天：查看伤口，需要换药时换药，给以相应的治疗。第五天：办理相关手续，出院。这样的规定，是规范医务人员的诊疗活动，避免不必要的检查，减少辅助用药，提高工作效率，减少住院天数。

医院所做的这些规定，融入了对患者的仁爱之情。这样做可以更好地为患者服务，减少住院天数，减少医疗费用的支出，使患者看病更加规范化，透明化，从而提高患者的满意度。

文化管理就是要将"情与法"给予更加深度的融合，将德、情具体化为规范化、标准化、科学化的诊疗行为。

四、"阴平阳秘"：现代质量文化管理的最终效果

（一）"阴平阳秘"的含义

"阴平阳秘"出自《黄帝内经》，是指阴阳动态平衡，是对健康的一种哲学表述。阴与阳相互对抗、相互制约和相互排斥，以求其统一，取得阴阳之间的相对动态平衡，称之为"阴平阳秘"。《素问·生气通天论》中记载："阴平阳秘，精神乃治，阴阳离决，精气乃绝。"

阴者藏精而起极也，阳者卫外而为固也。真阴要有收敛收藏阴精的作用，并能滋养真阳收敛真阳（阴平）；真阳要有生长生发抵御外邪的作用，并不让真阴外泄而固束真阴（阳秘）。"阴平阳秘"中的平、秘都是一个意思，平衡。"阴平"即阴气平顺，"阳秘"即阳气固守，是阴阳两者互相调节而维持的相对平衡。

（二）"阴平阳秘"与现代质量文化管理的关系

"阴平阳秘"是指通过对量化数据的控制，使得医院的医疗活动和质量达到或者接近的最佳效果和状态。

医疗质量管理不仅是提高医务人员的专业技能和医疗水平，减少医疗差错和事故的发生，保证患者得到更加有效的治疗，而且是要实现医院整个医疗系统的正常的运行。这是一个非常复杂的动态管理和控制。古代的"医门法律"应用"论""方""律"的方法详细阐述了各种疾病治疗的原理、方法、规律，并指出医生在治疗上易发生的过失，当然都能够有效地提高诊疗质量。但是在现代化的医疗组织中，整个组织，尤其是面向患者的诊疗活动的各部门、各团队如何协调运行，如何进行整体的质量控制，是现代医院所面临的更加复杂的问题。现代质量管理是运用现代的多种管理方法和工具，来实现这种整体的良好的运行状态。这种状态，这里我们用"阴平阳秘"来界定最为恰当。

医疗控制管理主要在控制什么？是在控制质量，那需要通过控制什么领域或者指标、程序来实现对质量的管控？对不良事件、风险事件、院感等都是从控制内容来进行分类的，而不论是不良事件，还是风险控制、院感控制等，管理者是通过什么来实现对上述问题的解决和管控呢？对操作的控制，实质是一种规范。

当前医疗控制重在运用统计分析学，用量化的方式形成信息反馈，控制诊

疗流程，提高效率、实现安全和综合评价。现代控制论是在倡导动态的最优控制理论。在医院的医疗控制文化中，不仅仅是建立在简单信息反馈基础上的对操作步骤和规范的要求，而是在每天的医疗活动中，将整个医院各部门，尤其是参与诊疗活动的各部门看作有机统一体，在各类信息传输中实现对诊疗运行系统的实时、动态控制，使诊疗体系处于最优运行状态。

阴平阳秘是一种平衡的状态，是医生的医德医风与专业技术的平衡，质量管理的控制与实际工作效率的平衡，是医疗法律与医疗行为的平衡。故而，阴平阳秘是一种最佳的医院文化管理运行状态之一。

第四节　"除病未形"与医疗安全文化管理

先秦时期，中华传统医学在疗救疾病的问题上表现出很高的认识境界。面向健康而非疾病，重在预防而非治疗，中医学以《黄帝内经》为发端，开启了"治在病先"的救治之道。"除病未形"的医道观是精诚文化的具体体现，也是落实精准医疗文化管理的重要管理理念。医道本是治道，治病往往与治世相提并论。所以《素问·四气调神大论》："是故圣人不治已病治未病，不治已乱治未乱，此之谓也。"清代名医徐大椿在其著作《医学源流论》中的一篇文章《医道通治道论》中明确地表达这一观点："治身犹治天下也。"他论述了两者之间的相通之处："天下之乱，有由乎天者，有由乎人者。由乎天者，如夏商水旱之灾是也；由乎人者，如历代季世之变是也。而人之病，有由乎先天者，有由乎后天者。由乎先天者，其人生而虚弱柔脆是也；由乎后天者，六淫之害，七情之感是也。"而在治身与治世的治则上又何其相似："施治有时，先后有序，大小有方，轻重有度，疏密有数，纯而不杂，整而不乱。所用之药，各得其性，则器使之道。所处之方，各得其理，则调度之法。能即小以喻大，谁谓良医之法，不可通于良相也？"由是观之，除病未形的治病理念不仅是对治病救人大价值观的总结，也是一种治理社会、管理国家的大价值观。这是由对人生理、心理、精神的疗救走向了对社会、组织、企业等的管理。在古人看来，两者在本质上是一致的。具体到医院的医疗安全管理，则是上述两者兼具。以"除病未形"的治病救人原则延伸应用于医疗安全的管理，将这一理念贯穿医疗安全管理之中，形成"除病未形"的全过程预防、全领域覆盖的安全管理原则，将治病之道转化为医疗安全管理之道。

一、"除病未形"：全过程安全管理理念

（一）"未病"之"病"的内涵

《说文解字》："疾，病也"；"病，疾加也。"轻者为疾，重者为病。未病者，健康也。"未病"一词有两层涵义：一为无病，二为潜而未发。治未病思想在《内经》（《黄帝内经》）中被论及5次，每一次的对于"未病"的理解都是不同的，一是在《素问·四气调神大论》中，"是故圣人不治已病治未病"。这里的"未病"就是指人体处于健康状态，没有生病。这也是我们通常理解的"未病"涵义。第一，《内经》在其他地方提到的"未病"就不是指此。第二，在《素问·刺热》中："肝热病者左颊先赤，心热病者颜先赤，脾热病者鼻先赤，肺热病者右颊先赤，肾热病者颐先赤，病虽未发，见赤色者刺之，名曰治未病。"很显然，这里的"未病"是指不同脏器的热症反应出来的症状，是发病的初始阶段。第三，《灵枢·逆顺》中："上工刺其未生者也，其次刺其未盛者也，其次刺其已衰者也。……故曰：上工治未病，不治已病。"这里的"未病"是指治病的邪气未盛之前的状态。疾病还没有达到严重的状态。第四，在《素问·八正神明论》提出："上工救其萌芽，必先见三部九候之气，尽调不败而救之，故曰上工。下工救其已成，救其已败。"这里"萌芽"是未病的另一种表达。第五，是在《素问·腹中》："帝曰：其时有复发者何也？岐伯曰：此饮食不节，故时有病也。"这里"复发"的概念是指病初愈的阶段。此时从症状来看，是"未病"，但是正气虚弱的情况，未病很容易复发。从《内经》中可以看出，治未病其实包括了疾病发生发展的各个阶段和各种情况。

由上述关于"未病"之病的内涵上可以看出，治未病的思想虽然关键在于一个"防"字，但是预防不仅仅指在疾病未发之前的预防，而且还包括了已病、病愈不同阶段对疾病发展态势的预防，是对疾病发展过程的实时监测和把控，因此"治未病"思想体现的是一种全过程、全覆盖的预防疾病的理念。到唐代孙思邈时，就将这种过程清晰地概括为："未病""欲病""已病"。"上医医未病之病，中医医欲病之病，下医医已病之病"。

东汉张仲景继承发展了《内经》的思想，丰富了治未病思想的内涵，例如已经生病，就要防止其传变，还有防病气转盛、防病气转逆、新愈治病防复等。

概而言之，即养生防病、有病早治、已病防传、病盛防危、中病即止、新

愈防复。及至后世，历代医家都非常重视治未病的原则。明代·袁班《证治心传·证治总纲》提出"欲求最上之道，莫妙于治其未病"；朱丹溪在《丹溪心法·不治已病治未病》中点出"与其救疗于有疾之后，不若摄养于无疾之先。盖疾成而后药者，徒劳而已。是故已病而后治，所以为医家之法；未病而先治，所以明摄生之理。长此是则思患而预防之者，何患之有哉？此圣人不治已病治未病之意也。"于今，更是如此。现代医学以及医疗行业正在经历着一场医学之道的大转型。现代社会，各个国家对于公众医疗健康的支出越来越多，而公众的疾病并未因此而减少。大量的医药支出并未获得满意的健康状态。在对这一现状反思的过程中，现代医学开始了由之前面向疾病的治疗转而发展为面向健康的预防。在提高公众健康水平上加大研究和投入，而非之前单纯等到公众得病之后针对疾病的施救。这一转变使公众的健康状况获得了明显的改善。

（二）全过程预防的几个阶段

"治未病"思想应该包括病发的几个阶段及其应对之法：一是未病先防，即通过养的方式条理阴阳之气，养护身心，预防疾病的发生。张仲景在继承《内经》治未病思想的基础上提出了"养慎"的观点，即内养正气、外慎风寒的意思。通过饮食、精神等调节手段来预防疾病。二是欲病防发，《素问·阴阳应象大论》："故善治者治皮毛，其次治肌肤，其次治筋脉，其次治六腑，其次治五脏。治五脏者，半死半生也。"疾病的发生总是有一个由浅入深的过程，中医治疗要及早抓住治疗的先机，在萌芽状态，在邪气还未对身体造成实质性伤害的阶段进行救治，这里所防的是疾病的正式形成。三是已病防传变，《难经·七十七难》曰："所谓治未病者，见肝之病，则知肝当传之于脾，故先实其脾气，无令得受肝之邪，故曰治未病焉。"[①]这里讲得就是肝与脾之间的传变关系。所谓治未病就是防止传变。这一阶段预防重点在于防止疾病对于身体损害的扩大，危及多个器官，乃至累及全身。先安未病之脏器，治在证先，在相关传变未发生之前进行施治，阻断传变路径。四是已变防渐，其意是指防止疾病加重，造成局部或者全身的不可逆的伤害。五是愈后防复，疾病初愈后，患者处于邪气未尽，正气未复，气血未定，阴阳未平的生理状态。此时预防的重点自然是防止邪气反复，重新侵入机体。因此，中医提出了祛邪务尽的主张，

---

① 牛兵占编著：《难经》（大字版），北京：中国盲文出版社，2013年版，第47页。

在劳作、饮食、起居、情志等方面采取有效措施，防止邪气再次侵体，达到邪尽病愈、病不复发的目的。

以上是贯穿疾病整个发生发展过程的治未病思想，由此形成了以"治未病"为根本原则的中医预防学理论体系。那么在不同的疾病发展阶段，治疗和预防疾病的时机和方法也不尽相同。在《内经》中，"治未病"讲求不同阶段治病的时机和方法：病前养护正气，防疾病发生；病早救护正气，防病已成；病中先机扶正，阻断传变；瘥后养护正气，防病复发。疾病早期阶段，病邪侵入部位较浅，正气受损程度较轻，易于恢复以祛邪外出，故《内经》倡导"善治者治皮毛"。"尽调不败而救之""早遏其路"，在整个疾病过程中，依据疾病发生发展规律，在治疗疾病同时尽早采取治未病措施，更有效地阻断疾病的发展传变，更有利于疾病的痊愈。

二、当前医疗安全管理的现状与特点

当前医疗安全管理正在发生着一种重大的变革，从管理理念和管理方式上都体现出了在系统性原则、预防性原则、动态性原则指导下的转变。传统的安全管理重心在"人"，因为人是错误动作和事件的执行者，而在归因的问题上，也多从人身上寻找，例如人的粗心、倦怠、技术、能力等。这也有一定的理论合理性。针对医护人员的技术和能力，相应的采取培训教育措施提升技术和能力。人的粗心和倦怠是源于人作为生物个体的天然缺陷，不是单纯强调工作态度所能够解决的。所以在安全归因的问题上，最新的安全管理理念认为，安全问题的根源不在于人，而在于系统。戴明博士认为，94%的失误是"源自体系"。《人非圣贤，孰能无过》写到："大多数医疗过失不是个人的粗心大意或是某特定群体的行为而导致的，这不是某一个人犯错的问题。情况往往是，有问题的体系、流程，还有导致人们犯错误或未能预防错误发生的条件导致了错误的产生。"是人都具有人性缺陷，管理就是要承认这一点，人人都会犯错。最重要的是要通过系统管理，杜绝人为错误的发生。

案例十六：玛丽·麦克林顿死亡事件

发生在弗吉尼亚梅森医学中心的玛丽·麦克林顿死亡事件在病患安全领域众所周知。2004年麦克林顿本应该注射造影剂，却被注射了一种防腐剂溶液洗必泰（氯己定）后死亡。在她的诊断流程中，托盘里的不锈钢碗里有三种清澈的液体：防腐剂、造影剂和盐水溶液。按照相关放射科医生的需要，一个经验丰富的技术员事先将一个空的注射器标记为"造影剂"。然而，之后他却说他注入注射器的是防腐剂，而不是造影剂。这就是问题的所在了，三只未贴标签的不锈钢碗却盛有三种颜色相同而性质不同的液体，而注射器在未注入液体之前就已经标注是造影剂。这种情况就是潜在的系统性误差，就算是训练有素的人员仔细操作也无法避免这种误差。这就导致玛丽·麦克林顿意外死亡的失误随时都有可能发生。

卷入这一事件的技术专家卡尔·多尔西，在事发两个月之前已经知道了这个变化（棕色的碘溶液替换为清澈的防腐剂）并且向他的上级提出了这种"设置"上的隐患。这种失误并不是不可预知的风险导致的结果。技术专家知道，他的上级也知道，但这种风险依旧存在。针对上述失误，改进的措施就是针对这些系统漏洞，例如，重新安排麻醉推车上的手术器械的摆放。洗必泰溶液不要倒入碗中，可以用消毒棉签直接蘸取擦拭消毒部位皮肤。这样就不可能再发生误吸入消毒水的情况，因此，制作洗必泰棉签就是非常好的改善措施。

也就是说，现代安全管理理念认为，错误的产生归因于系统中的疏漏。而安全管理就是要查找，然后在方式、制度、医疗技术上做出改进来修正这种疏漏。因此，对于整个诊疗系统的管理已成为安全最为核心的内容。

目前针对系统的安全管理，有安全核查制度、安全预警系统等，究其实质，整个系统的安全管理最重要的就是预防，对诊疗系统进行实时的数据和运行形态进行监控，发现隐性的安全漏洞，将安全不良事件的发生减少到最低。

医疗安全不良事件的预防是个复杂的系统工程，和疾病预防的工作思路有相同之处。有人借鉴预防医学"疾病三级预防"的概念，提出了医疗安全不良事件预防的三个层次。如何加强医风医德教育、提高医务人员技术水平、改善医院设备环境、建立医疗安全报告系统等手段进行一级（基础性）预防。这是基础性，也是宏观性的安全管理方式。目前学界关注的重点，也是医院致力于去做的医疗安全报告系统的建设。这一系统的建设旨在为安全管理提供可参照的数值，以此发现医疗运行系统中的漏洞以及操作执行中的偏差，为决策和管理提供依据。当然这一系统的建立不是孤立的。在预防的第二个层级，即安全报告系统要最终落实到医疗行为整个系统中。抓住医疗活动中的各个环节，掌握医疗纠纷的初始表现以及早期采取干预措施等进行医疗纠纷的二级（重点性）预防。三级（应急性）防范是在安全不良事件发生之后的处理，主要是解决突出矛盾，避免医疗不良事件不良后果的扩大化。人们不能期望医疗机构及其医务人员在医疗活动中不犯错，因为临床决策存在诸多不确定性，因此，针对以上工作难点，最有效的办法就是对医疗质量实行实时控制。

与现代预防医学相比较，两者在预防疾病观点、方法等有相似之处，但是两者在对健康、疾病、治疗方法等方面的认识和理解也各不相同。中医治未病医学思想运用和贯穿医疗安全管理，将发挥独特的作用。

三、"治未病"对医疗安全文化管理的助益

中医"治未病"预防观具有独特的内涵。这一观念重视健康甚于重视疾病本身，这是古人在生命观基础上的独特价值着眼点。而这又与中国传统哲学思想紧密相关，"居安思危""图难于易，为大于细"都为守护生命的医家提供了深厚的思想价值底蕴。其次，对于疾病的治疗也强调了全过程预防，即全过程的把控和检测，在治疗的方法上讲求辨证施治、调和阴阳的中和之道，从而形成了中医独特的预防与治疗相互生发、融合共生的中医预防医学体系。从更加宏观的层面上而言，中医"治未病"思想是讲求整体性、系统性和动态的医道观。具体而言，就是讲求天人一体，宇宙包括人，都是一个整体，都是精气所化生，"天有四时五行，以生长化收藏，以生寒暑燥湿风。人有五脏化五气，以生喜怒悲忧恐"（《素问·阴阳应象大论》）。宇宙万物通过阴阳五行变化的共同法则而形成密切相关、相互依存、相互制约的大系统。人体是以五脏为中心，由脏、腑、经、络、皮、肉、筋、脉、骨，精、气、血、津、液、神等组成的一个有机整体。中医对于生命及其疾病的理解都是建立在这一整体观的基础上，人的生命由精、气、神三种物质构成，生命处于三种物质永恒的运动和变化之中，由此形成了生命发生发展直至消亡的全过程。

中医治未病的内涵、思想基础、思维方式和治病原则与现代安全管理中强调的安全预警、动态监测、实时控制、分级管理等有相似之处。但是治未病思想也有其独特之处，其独特的医道观，同样也是有效的治道，在助力医疗安全管理，防止安全不良事件发生，化解安全危机等方面发挥作用。

（一）"治其未生"：面向系统健康运行的安全管理

全过程的预防和控制思想体现在中医对于治病救人的独特理解。在疾病未发生阶段，中医讲求"治其未生"。何谓治其未生？所谓"治"就是谨守"道"理，按照自然界的运行规律保养身体，《灵枢·本神》："故智者之养生也，必顺四时而适寒暑，和喜怒而安居处，节阴阳而调刚柔，如是则辟邪不至，长生久视。"《素问·上古天真论》说："其知道者，法于阴阳，和于术数，食饮有节，起居有常，不妄作劳，故能形与神俱，而尽终其天年。"那么，对于影响

身体健康的"虚邪贼风"，则要"避之有时"，如此，"恬淡虚无，真气从之，精神内守，病安从来。"对于一个人而言，机体获得健康的方法就是慎重对待造成疾病的虚邪，顺应自然可以颐养天年。那么中医的这种预防思想运用在医疗安全文化管理中，所谓的治未病是讲求在诊疗系统的健康、正常的运行，是面向健康、安全、正常的管理，而不是单纯面向"问题"的管理。这样的安全管理理念，强调和关注的首要方面是什么因素能够保持整个系统的正常、健康和安全地运行。这是系统运行的更加宏观层面的把控。在此基础上，发现导致系统运行产生问题的漏洞和误差。

（二）"欲病救萌"：着眼于安全隐患的精准医疗安全管理

当人体并不总能够抵抗外邪的侵入，必然影响身体形成疾病。治未病思想在这一阶段主要强调"欲病救萌"，虽有致病的因素，但是还处于萌芽状态，并未暴发。《素问·阴阳应象大论》："故善治者治皮毛，其次治肌肤，其次治筋脉，其次治六腑，其次治五脏。治五脏者，半死半生也。"《素问·刺疟》篇："凡刺疟，先发如食顷，乃可以治，过之则失时也。"《素问·调经论》篇："风雨之伤人也，先客于皮肤。"此时的未病是指疾病处于萌芽状态。而在医疗安全管理系统中，萌芽状态的问题可以说是防控的重点。往往在安全管理中，安全问题存在但是并未造成实质性安全不良事件的萌芽往往被人忽视，甚至是熟视无睹。但是安全系统中所谓的疾病萌芽还不完全等同于疾病中的萌芽。疾病的萌芽，是指疾病的初始阶段，其症状在于高明的医者而言，是可以通过其表征判断诊治。而医疗系统中的疾病的萌芽，也就是导致安全不良事件的漏洞往往并不会在其导致严重后果前有什么明显表征，发现起来就更加困难，需要管理者有更强的预见性和更加有效的防错措施。

当前医疗不良事件SH9分类法是指将有无过错事实、是否产生后果作为当前医疗不良事件的分类原则，卫生部将医疗不良事件分为四类：一类为警告事件，是指患者非预期的死亡，或是非疾病自然进展过程中造成永久性功能丧失。二类为不良后果事件，指在疾病医疗过程中是因诊疗活动而非疾病本身造成的患者机体与功能损害。三类是未造成后果的事件，虽然发生的错误事实，但未给患者机体与功能造成任何损害，或有轻微后果而不需任何处理可完全康复。四是隐患事件，由于及时发现错误，未形成事实。对于这四类安全不良事件，什么是萌芽状态，即是三类和四类事件。而这两类事件，在报告制度中恰恰是不受重点关注的事件。三类事件虽然有过错事实，但因为未造成损害，所以往往会被原谅，而未对过错造成的原因进行反思并采取简单粗暴的惩戒措施，导致问题仍然存在。四类为安全隐患事件，更是不被察觉的事件。因为其连错误都未发生，多数人是意识不到其存在。而笔者这里想重点提醒的也就是这样的隐患事件，恰恰是一个在诊疗系统中需要下大力气去发现和解决的。

案例十七：某日中午，一低年资护士接诊一手术患者后，发现该患者液体快滴完了，于是立即给该患者更换上一瓶液体，与她共班的高年资护士马上就意识到，这位新护士可能不知道手术室接的液体通常不用排气管。于是赶紧跟过去，果然不出所料，新护士接完液体刚离开，患者输液管内就进了一小段空气，于是赶紧关掉补液，拿了个7号针头当排气管插进去并排出空气，重新调好滴速，由此避免了输液并发症的发生。

在上述案例中，属于有错误行为没有实质损害的事件。在对这一事件的归因和纠错措施中，往往强调年轻护士的经验不足等方面的原因，并通过培训加以解决。在这一事件中，即便是有经验的护士也可能疏忽大意而忘记手术室输液导管的特殊性。所以问题不在于小护士没有经验，而是这其中隐藏的系统漏洞未被真正发现。管理者真正要做的是发现这一系统漏洞，患者在手术室转移到病房，由病房医护人员接管之后，其中的衔接环节是否足够细致对接，并采取有效的管理方法来保证即便是经验不足的护士也没有可能犯上述错误。在实际的工作中，这样的错误因为未造成任何伤害而未进入纠错的程序。治未病的传统中医治病理念强调的恰恰就是诸如此类的三级和四级不良事件。

诊疗系统中会存在很多的未能及时发现的错误或者失误。发现、诊断这些事物本身就已经是非常复杂的工作。虽然现在有免责罚的安全不良事件报告制度，但是制度实施的本身就会存在很多问题。有的员工本来具有最为直接的报告途径和方式，但是基层员工却因胆怯而很少上报。在一个还未形成正确良好安全文化的医院中，员工会因为害怕同事和直接领导的疏离和报复而采取规避的行为。所以，报告制度的实行不是孤立的制度问题，而是一种在良好的医院安全文化氛围中才能有效进行。为什么我们的工作流程中的问题长久存在，错误反复发生？原因有二，第一，是萌芽未造成实质性不良影响而未受到重视。第二，是采取的措施并不能够有效纠错。第一点与中医诊病有着相似之处。而安全管理的复杂性在于安全隐患的萌芽往往存在于系统的细微之处，甚至是被认为不重要的环节，这些环节和细微之处往往被忽视。处于系统中的员工往往在劳累、压力、倦怠等各种因素下忽视这些安全隐患。例如，在护理不良事件中，经常会出现因为导管固定不牢固而发生的安全问题。有的时候，这些细微之处因为各种因素而被忽视。只有造成了实质性严重后果之后，才引起整个系统参与人员的重视。诊疗系统中的错误或者失误的发生往往与这些萌芽状态的系统漏洞有关，也和所采取的防错措施有关。也就是说，即便是我们发现了系统错误，而采用的防错措施也有可能效果不尽如人意，也会发生错误。例如，一般情况下，对于错误的发生会采取"警告"的方式，但是警告使用过于频繁，就会产生警告疲劳。警告并不能有效防止出错。因此，对于纠错，应该找到其更加根本的原因和纠错办法。例如，在护士站，经常会看到这样的警示标语："避免把注射器过紧地拧入微径管里"，但是这样的提示真的有效吗？有的医院采取了更加有效的防错措施，他们购买了一种新型管，这种管的接头处有"小翅膀"，这样就有效避免由于护士的操作不当而将管子拧得过紧。他们采取的防错措施是从管子的设计上，从技术上防止出错，而不是将防错诉诸护士主体。这样的例子大量存在，通过改进设备缺陷防止出错的例子有很多，例如，医院中气体管线在连接时如何不发生差错。许多调节器和气体管线都有管脚和标定指数，以防止使用接错线。每个接头所对应的气体管线各不相同，这就百分百防止了这类错误的发生。除了改进设备，还可以改进管理方法。例如，用药剂量禁止使用缩写词，计算机医嘱录入系统和电子医疗记录系统，手术术前执行的"暂停"程序等。另外，对于防错措施本身也要时时检测和反省，并不存在时时有效的防错措施。

（三）治病于未盛：病中预防的安全管理

"治未病"的第三阶段是疾病发生之后，治疗疾病的最佳时机。这里主要指治病于未盛和既病防变，治病于未传两个方面和阶段。

《灵枢·卫气行》："谨候其时，病可与期，失时反候者，百病不治。"《内经》特别注意择时治疗，把握病机，治疗于疾病发作之先。所谓"未盛"是指疾病的严重程度还未达到最坏。张仲景在《伤寒论》第101条"伤寒中风，有柴胡证，但见一证便是，不必悉具"。这句话的意思就是在强调在病症未严重之前的早期介入。在太阳病的传变过程中，只要出现一两个能够反映邪在少阳的症状，就可用小柴胡汤来治疗，不必等到往来寒热、胸胁苦满、默默不欲饮食、心烦喜呕或口苦、咽干、目眩等证候全部都具备才用此方，以免耽误病情，错过最佳治疗时间。所谓"未传"是指疾病还未传导到病灶以外的器官。

也就是说，在疾病还没有严重或者扩散、恶化的时候，就要及时治疗。生病之后要先治或先安未病的脏腑，截断疾病的传变途径，促使疾病向好的方向发展。"《金匮要略》首篇首条："治未病者，见肝之病，知肝传脾，当先实脾。"《难经·七十七难》："所谓治未病者，见肝之病，则知肝当传之与脾，故先实其脾气，无令得受肝之邪，故曰治未病焉。"后清代的叶天士也持有相似的观点，即"先安未受邪之地"。

那么，医疗安全文化管理在安全不良事件发生之后，同样也存在着如何进行处置的问题。以往的医疗安全管理大多在关注医疗安全事件未发生和将发生时，所谓预防即是在这两个阶段的预防。当安全不良事件真正产生之后如何去应对，却缺乏这方面的研究和探讨。而中医的治病于未盛和既病防变，治病于未传的思想却在安全不良事件产生后，仍然在强调一个"防"字，而这个"防"是病中防。目前研究者及其医院的管理者在此类问题上，主要采取的措施有：相关组织机构的成立，例如客服中心、应急处理小组等；安全不良事件处理应急预案、制度的建立；法律法规的学习和使用等。那么现在还有管理者和研究者忽视的一个问题，就是在关注不良事件发生后的处理时，如何把控整个事件的处理过程、如何降低危害和负面影响，在化解矛盾的问题上谈论的较少，多是在静态地谈论问题。在不良事件转"盛"，矛盾激化、事态扩大化的进程中如何进行事件处理缺乏理论性的研究。在实践中，此类问题的解决又多是在依靠富有经验的管理者凭借实际工作经验进行应对，而中医防盛、防传变的思想将对把控整个事件的处理具有重要的指导意义。

（四）治其未复：医疗系统的修复与重启

治未病的最后一个阶段还涉及疾病痊愈后的调摄，即治病于未复，即防止愈后复发。《素问·异法方宜论》篇："杂合以治，各得其所宜"。因此，应当根据其症状与体征变化特点，辨其证候的寒热虚实，结合虚劳、失眠、郁证等病证，辨其病变属性的气血阴阳而治之。安全不良事件处理之后，管理者要对整个诊疗系统进行局部终止性的修复以及重启。安全不良事件的解决并不意味着系统存在问题的解决，它需要管理者对整个系统进行反思。医疗安全不良事件或医疗疏失是由一连串的失误所造成。英国曾经做过分析，不安全的医疗行为中，只有10%的事故应该问责到医务人员，应该惩罚。另外，90%的失误是医院的管理系统出现了问题，引发一线人员犯错误。例如，输血安全不良事件的发生，表面上是由某一个输血执行者，即护理人员的失误，但其实是由一系列失误造成的。

案例十八： 某年12月25日12时，值班护士×××为C2床患者抽取血交叉配血标本，配制"B"型浓缩红细胞时，错误地抽取C1床"O"型血患者的血标本送到化验室配血，而化验室值班人员又错误地把"O"型血患者的血标本与"B"型血的血标本做交叉配血试验，当配制的血液取回科室准备给患者输注时，该护士发现了自己的错误，立刻报告医生，及时停止输血，因C2床患者为"B"型血，于是抽C2床的血标本重新做交叉配血试验。此次事件未造成严重的护理差错事故，也未对患者造成经济损失。

原因分析：

1. 护士凭印象行事，没认真核实化验单，违反三查七对制度。

2. 违反输血操作规程。

在这一案例中，主要描述了护士因为主观执行原因而造成的错误。虽然没有造成不良事件，但是这个错误的出现将全部原因归为个人，显然是不对的。在抽血、验血、交叉配血的过程中，系统存在的漏洞和隐患未受到关注。

又如之前提到的手术室玛丽·麦克林顿死亡事件就是系列失误造成的，涉及系统中的空间环境、医疗药品和器械的摆放、医务人员的协同、流程等。所以，不良事件处置完毕后，急需对整个系统的环节、流程、领域、部门进行全面的反思和修复。我们需要的是转变医疗安全管理模式，建立一种能够修正导致错误情况的制度机制来防范错误并改善病患的安全，重点是系统中的漏洞、缺点，还有就是执行中的错误、偏差。

第五章

真实无妄 互为忠信——和谐医患关系建设

医疗活动中最重要的一种关系是医患之间的相互关系，医务人员与患者能否和谐相处、相互信赖、彼此忠诚、共抗疾病，直接影响临床诊疗效果。同时，医患关系的优劣体现着医务人员的职业技能和医疗服务水平，医患关系的和谐与否更彰显着医院的综合服务能力和医疗行业的风气。人民群众的身体健康关系到千家万户的幸福和睦，故而医患关系也潜移默化影响着整个社会的安宁与稳定。

20世纪80年代之前，生活节奏较慢，医疗资源供给与需求相对稳定，医患之间维持着朴素的救死扶伤和尊重信赖的医疗救助关系，医生对于每位来诊者的求助是心无杂念、全力医治，患者对医生也抱有极大的信任与尊重，鲜有质疑和责难，更无投诉和纠纷，两者一直处于和谐稳定的自然状态。90年代以来，改革开放的步伐加快，医疗技术日新月异，诊疗手段更新换代，医患供需平衡打破，医患沟通出现障碍，医患关系也随之发生变化，从逐渐紧张到不断恶化，更甚者各地伤医事件反复上演，将医生和患者这对共同迎战病魔的战友推向了猜疑、防备、敌视甚至仇恨的对立状态，医疗行业一度面临着有史以来最严峻的考验。而这个时期恰恰也面临着全社会精神文化受冲击、价值观偏移、信仰缺失的境况。

多年来，伴随医改的不断深入，医院的管理者、医疗行业的管理者就如何构建和维护和谐的医患关系进行了深入分析研究，更在临床诊疗活动和医院管理中不断实践与改进，从规范制度管理到探索文化引领，在对传统职业道德、医之大体传承的基础上，更将中医文化中的精髓——"精诚文化"转化为医务人员的价值取向和内生动力。从医务人员个体意识唤醒着手，到激发员工主观能动性、自觉抵抗诱惑和不良风气；从逐步形成医院文化和价值理念，到扭转医疗行业整体风气，带动患者对医生、医院、医疗的重新认知与配合，中医"精诚文化"在不断助力新时期、新形势下医患关系回归和谐稳定。

第一节 当代和谐医患关系建设

一、医患关系

（一）医患关系的性质

医患关系是医务人员与患者在诊疗活动中进行接触交流而发生的必然联系。从法律层面讲，医患关系是一种医疗合同关系，即从患者在医院挂号就医起，这种医患合同关系便建立起来。"从伦理层面讲，医患关系是一种依托关系，患者就医时，将自己的生命和健康托付给医务人员，促使医务人员努力维护患者的健康，完成患者的依托。"①由于医疗行为的对象是人、并且是患病中的人，诊疗活动中存在许多复杂因素，故医务人员对患者的诊疗服务过程不能简单等同于市场经济条件下的商品购买或服务购买，医疗行为的实质是医疗照护，而非大家普遍认为的"医疗服务购买"，这是常常被患者和病家误解从而产生关系恶化的主要原因。

（二）和谐医患关系的本质

医患关系作为医疗活动中最重要的一种关系，直接影响医务人员与患者在诊疗过程中的信息交流和病情沟通。良好的医患关系是保证诊疗活动顺利开展的前提和基础，和谐的医患关系其本质是医患之间心无妄念，真实、真诚地交流和彼此信任、互为忠实的一种托付关系，是"你把性命托付，我尽所能护佑"的一心赴救，是"你对我无隐瞒，我对你必严守"的坦诚相待，是"你把我当救星，我视你为亲人"的呵护关爱……和谐的医患关系不仅有助于医患双方建立良好的心理氛围和情绪反应，还有助于减轻疾病对患者的身心伤害，缓解躯体疼痛不适和精神焦虑，而且能够提高患者及家属对临床诊疗全过程的配合度和依从度，帮助医生及时准确评估病情进展和调整诊疗方案，对于增强诊疗效果、提升临床技能发挥着积极作用。

受我国社会制度和社会文化影响，传统的医患关系长期维持一种较和谐稳

---

① 王国政、朱安平等：《"提高医患沟通技巧和谐医患关系"的伦理审视》，《求医问药》，2012年第10期，第9页。

定的状态，两者多是熟人关系和拟亲情关系，医者常常被视为"父母"，患者对医生给予绝对的相信和服从，医者给予患者全身心的救治和照料，双方互信互通；加之地域所限，人的活动空间较小，彼此熟识，本乡本土的地域关系，也使得医患之间较容易信任和沟通。最重要的是，我国传统医学伦理始终有着强烈的道德意识，儒医不分家，医家多有着较高的人生境界与职业追求，悬壶济世、拯救苍生，淡泊名利、生命至上，以如此情怀修德，以妙手回春修艺，何愁建立不了和谐的医患关系，何愁折服不了患者呢？

但进入现代社会，传统的医患关系被打破，两者之间关系日益紧张，各类冲突屡屡发生，剑拔弩张，医患关系恶化是社会矛盾激化在医疗行业的凸显，有着更广泛复杂的深层背景。

二、当前医患关系现状和问题

改革开放以来，随着我国市场经济的飞速发展，社会主要矛盾发生变化，人民生活水平显著提高，对各项社会服务的需求和要求也随之提高，同时，伴随着社会制度、法律法规的健全，群众的维权意识迅速觉醒，甚至快于自身经济水平和文化素质的提升速度，对健康权益的追求强烈，尤其对医疗服务行业的要求和需求也在快速转变。尽管医疗体制改革一直在持续进行和不断完善过程中，仍然产生很多难以调和的矛盾，影响医患关系的和谐。加之人们的伦理观、价值取向多元化，伴随着全社会物质文明的进步，精神文明呈现倒退，医务人员作为整个社会穹隆之下的成员的一部分，其生存和发展面临的现状与理想的职业道德修养之间也产生了新的矛盾和难题，整个医疗行业的职业风气也随之发生了诸多变化，医学科技的日新月异也使现行的医学道德观念面临着新的挑战，呈现出一些不尽如人意的现象，如医院强调经济效益忽略医德医风建设，强调技术更新，忽略人文关怀；强调文章发表，忽略实际诊疗技术的提升；强调床位使用率，忽略患者实际就诊满意度等。医患之间猜疑和误解增加、信任度下降，导致医患关系日渐紧张，医患矛盾和冲突不断加剧。

无论是法律法规的建立健全，还是群众自我意识的提升，抑或社会风气间接影响医疗风气，以及信息沟通不畅等，诸多因素迫使朴素单一的传统医患关系衍变发展出多种关系，而医患双方对彼此关系的认知差异毫无疑问地成为双方沟通交流中不可逾越的屏障，无形中增加了医患关系的复杂性，我们不妨认真审视一下当前社会环境下的医患关系有哪些特殊性和加剧医患关系恶劣的原因，为回归和谐医患寻找出路。

（一）医患关系的特殊性

1. 相互依赖，目标一致

患者就医目的是减轻自身痛苦或同时治愈疾病，医务人员为患者提供诊疗服务，正是为了帮助患者实现就医的目的，所以目标是一致的。从这个角度讲，医患应该团结一心，互相依赖、互相配合，为实现共同的目标而努力。

2. 相互依存、对立统一

医学既是一门实践性科学，又是一门需要不断探索和发展的学科，医患关系是一对对立统一相互依存的关系，医生精湛的医术能够有效地为患者减轻痛苦、挽救更多患者的生命，赢得患者的认可和信赖，进而使得更多的患者慕名而来看病。同时医生精湛的医术首先来自患者为其提供了临床诊疗实践的机会，临床实践机会越多，技术水平越高，诊疗效果越好。所以从某种角度讲，患者是医生的老师，医生应该关爱和尊重帮助其技术成长和提升的患者，患者也应该充分信任医生，帮助医生在临床实践中提高技术水平，最终使其能够为更多的患者有效解除病痛。

（二）信息不对称性与医患关系异化

21世纪以来，医学技术进步（如克隆技术、试管婴儿、器官移植等）引发了新的伦理问题，同时随着患者维权意识的不断提高，社会经济环境与各国健康政策的改变，医患关系发生了剧烈变化，这种变化在全世界各地普遍存在，导致原本以"信任"和"配合"为本质特征的医患关系发生异化，逐渐向"合作模式""教育模式""契约模式"的方向转变，就我国而言，医患关系仍以传统特征为主。但不可忽视的是，医患之间的信息不对称加速了医患关系的恶化与异化。

信息不对称是医患关系中普遍存在的现象，其中这种信息不对称分为"专业信息的不对称"和"非专业信息的不对称"。专业信息的不对称是医患关系固有的特征，医生之所以能够帮助患者消除病痛，是因为拥有专业的医学知识和医学技能，而患者之所以主动寻求医生的帮助，是因为其不具备消除疾病的能力，就如同顾客找理发师剪发一样。而"非专业信息的不对称则是医学专业知识和技能之外的信息落差，是诱发医患之间'信任危机'和'配合缺失'，加速医患关系恶化和异化的重要原因之一"。①

所以营造和谐的医患关系，要注意对专业信息不对称环节的医患沟通互动和非专业信息不对称环节的管控与规避，缩小医患之间的信息落差。

同时，也应该看到，由于医患关系恶化的复杂性，决定了医患关系恢复和谐的过程还需要很长时间，这里以医生的"诚心救人"来分析一下。

孙思邈强调医者要有献身精神，在诊疗患者过程中，不得瞻前顾后，畏首畏尾，先考虑自己的吉凶和自己的身家性命，应视患者疾苦若己有，全身心投入救治当中，不做表面文章、不空于形式。笔者以为这不仅是大多数医生对自身职业道德的要求，也是广大患者对医者的良好期待。这种医患之间彼此信赖、目标一致基础上的"诚心赴救"作为行业风气和职业特点，代代传承和践行，但这一以贯之的医风在当前复杂的社会背景和紧张的医患关系环境下却越来越难以实现：出于各种安全考虑和担忧，医生已经无法在第一时间心无旁骛地诚心赴救，往往要在研判病情的同时，考虑患者及病家的多方诉求和需求，参考病家的经济实力、认知水平、社会背景等提出诊疗方案和治疗措施，包括沟通内容也不得不尽量全面、繁琐和冗长，难以践行纯粹治病救人这一职责和使命。比如面对病情复杂、有多种诊疗手段可选择，并且做了多项辅助检查的情况下，如果各项检查结果为阴性，病家有可能不会考虑检查结果的排除作用和动态比照的意义，而是可能猜疑医生乱开单找提成；如果检查做得少，未及时发现阳性指征，给予及时治疗，病家则会投诉医生，形成医疗差错，有误诊嫌疑；故医生在诊病过程中不自觉地放弃单一思考方式，顾虑如果救治无效，患方是否理解？是否会被纠缠投诉？这些因复杂临床诊疗思维及心理而产生的行为决策在患方眼中，常常理解为医风不正、医德观念淡薄。

医患之间的认知差异和互为猜疑的产生，当代医风与传统职业道德的渐行渐远是个复杂的演变过程。如果我们通过深入分析其中的问题，找出形成医患关系紧张的症结，那么破冰就只是时间问题了。

三、构建和谐医患关系

医患关系的恶化有着复杂的时代背景和社会因素，医患关系的紧张恶化不仅使医务人员的职业权益、个体价值、社会认可度、安全保障严重受损，而且影响医疗技术的发展，制约医院的发展。而和谐的医患关系不仅提升医务人

① 张自力：《现代医患关系中的信息博弈分析》，《中共杭州市委党校学报》，2011年第3期，第66-71页。

员自身价值、赢得患者和社会尊重，更有益于患者的身心康复，同时助力医学学科建设和医院发展，改善社会风气。作为医患关系的主要承载者，医务人员自身应该首先发挥自身主观能动性，怀着义不容辞的责任心和使命感去积极面对，努力改善。

古人云："不为良相，便为良医"，意为良相良医均为心怀天下济世救人之情怀，博学多识、品德高尚，所以改善医患关系，不是坐等社会之风转向，而是先从身体力行始。用至诚至善、悲天悯人、淡泊名利、一心赴救之心之情影响患者、感化病人。

而作为医疗机构的管理者，也在积极探索，如何在继承传统中医精诚文化基础上，结合时代变迁进行理论和方法创新，将符合时代要求的价值理念重新根植于医者心中，贯彻于诊疗活动中，犹如心中点燃一团火，温暖自己同时照亮患者，进而固化为医院文化和行业风气，为患者认同、被社会肯定，实现医患矛盾的化解，重新回归医患和谐、社会和谐。

"真实无妄，互为忠信"是和谐医患关系建立的价值原则。何谓"真实无妄，互为忠信"？这其实是中国哲学命题的一个概念。在本书第二章中曾详细论证中国儒道两家哲学思想对中医文化的影响。其中精诚之诚就来自于天道之诚。天道之诚，在第二章就曾经以荀子的言论为例进行过论述。荀子认为天道即"有常"，这个"常"就是天具有的大德，"天不言而人推高焉，地不言而人推厚焉，四时不言而百姓期焉。夫此有常，以至其诚者也"。荀子将此概括为一个字，即"诚"，天的这样的一种状态和表现就达到了"诚"这一最高境界，就是真诚无妄，荀子"以诚表道"，并通过"诚"，将天之道和人之道联系起来："天地为大矣，不诚则不能化万物；圣人为知矣，不诚则不能化万民。"（《荀子·不苟》）这样，诚，也成为人的伦理道德行为，君子修身养性和教化百姓的方式和内容。君子就应当从"天行有常"这种真诚无妄的行为中体会"天德"，修心养性，提高道德水准，用"诚心行义"，把握好自然规律，为民造福。荀子把从"天行有常"中体现出来的"诚"的"天德"，看作君子养心行义，圣人化民治国的根本。由此可见，原来荀子提出"天行有常"，是为了把"诚"这一"天德"提供给君子修养身心，以便当作安邦治国的"政事之本"用的。而要体会出"天行有常"的"天德"，就必须首先明确天地存在着和人类一样的伦理行为。人之道具体到医家之道就是精诚，精诚文化的内涵前文已有论述，不再赘述。

和谐医患关系的实现前提是真实无妄，互为忠信。一心治病救人的医家与身患疾患的病家两者的关系需要建立在双方各自的角色定位和职责之上。医家履行治病救人的职业要求、践行职业道德、忠于自己的职业；病家则需信任医家，遵照治疗要求予以合作、互为忠信。

针对前面所述，影响医患关系的若干因素将在后面重点对加强医风建设、提升优质服务、改善医患沟通等领域展开讨论，这三个方面是建立和谐医患关系的三个关键点，医风建设体现了整个医院所有医护工作者医德规范的整体特点，只有将医德精神和规范形成一种组织风气和氛围，才能为整个医院的和谐医患关系的建立发挥作用。因为现代医患关系不仅是医生个体与患者的关系，而是整个医院与患者的关系。提供优质服务是处于主导地位的医生在医患关系中的主动性构建行为。通过各种方式为患者提供诊疗及其他服务是形成和谐医患关系的途径和方法。建立有效的医患沟通是解决问题的关键，沟通障碍是产生矛盾的主要问题，消除障碍，形成流畅的沟通通道也是解决问题的关键。"真实无妄，互为忠信"体现在医风建设方面，就是形成大医之体；心怀忠恕，视患者犹己，诚心服务患者；互为忠信，建立有效的沟通关系。

第二节　大医之体：医风建设

一、医风

我们在前一章中提到"医务人员的职业道德即通常所说的医德"，主要通过医务人员在日常诊疗工作中的行为来体现。那么，整个医疗行业、医务人员团体共同体现出的行业行为规范、习惯和风格就形成了医疗行业的风气即医风。"医风受一定时期社会制度、科技水平、文化风尚、经济状况等多种因素的制约和影响，是医院外在形象的集中反映，是医院管理质量的体现，更是医院文化的彰显，医院竞争的软实力。"[1]良好的医风不仅有利于规范医务人员行为，促进临床诊疗效果，提高患者满意度，对于凝聚集体力量、形成集体价值观、提升医院综合实力和医疗行业的整体医疗服务水平，引导患者认知，缓解医患矛盾，营造和谐发展的社会大环境发挥着不可或缺的作用。

---

[1] 孙巧枝、陈长英等：《新形势下医务人员医德医风现状分析》，《临床医药实践》，2019年第2期，第157-160页。

二、传统中医对医德医风的诠释

"医乃仁术"，自古有"不为良相便为良医"的说法，也就是说经国治世与治病救人有着互为通用的价值体现和普世意义，社会对士者、医者有着相似的道德期望与职业要求。由于职业环境和传统中医个体诊病的特点，从古至今，历代名医大家对医生个体职业的道德规范较为详尽，而对医疗行业的整体医风强调和要求甚少。传统的大医之体是指医者个体的医德、风貌、气质、行为等，个体医生的医德映射行业风气、形成行业风气、引领行业风气，所以我们不妨先从医德谈起。

（一）孙思邈在《大医精诚》中对医德医风的诠释

《大医精诚》一文被誉为东方的"希波克拉底誓言"，是我国历代医者传承和恪守的最高职业准则，文中明确指出，作为一名优秀的医生，不仅要有精湛的医术，更要有高尚的医德。"凡大医治病，必当安神定志，无欲无求，先发大慈恻隐之心，誓愿普救含灵之苦。若有疾厄来求救者，不得问其贵贱贫富，长有妍媸、怨亲善友、华夷愚智，普同一等，皆如至亲之想。……勿避崄巇、昼夜寒暑、饥渴疲劳，一心赴救，无作工夫形迹之心。如此可为苍生大医，反此则为含灵巨贼。"[①]

孙思邈强调医术高超的医生为患者诊病首先应安神定志，抛开一切外界干扰，从内心升腾慈悲同情之心，怀着拯救生灵的纯粹情感投入到为患者解除身心疾苦的医疗行为当中来。医者端庄凝重的神情、无微不至的关爱、细心周全的问诊、急其所急痛其所痛的感同身受，都将随着严谨周密的辨识、实事求是的研判，融入整个诊病施治的过程当中，"诚心赴救"这是医之大体最根本的行为动机和职业使命的再现。

孙思邈还极其反对草率行事、粗心大意的医疗作风，对恶劣医风深恶痛绝。同时主张患者没有高低贵贱之分，无论社会地位、经济状况、关系亲疏，在人格上一律平等、一视同仁，这种生命至上的浩然之气也如影随形渗透于医生诊病的举手投足之中，医之大体即表现于此。

"大医精诚"体现了孙思邈全部医德思想的核心，关于"大医精诚"在本书第三章已对其详细论述，此处不再展开赘述。

---

① 胡兵：《先秦至隋唐时期中医名家的医德思想》，北京知识产权出版社，2014年版。

（二）历代名医、大医成为医学行业正气之风的典范

淳于意，我国西汉时期最著名的良医，也是"西汉时期唯一见于正史的医学家"，与战国名医扁鹊齐名。他谦虚好学，尊师重教，发展完善了医案的记载，不仅对于病例各要素的记录详细，而且对于患者的诊疗不分贵贱贫富，内容广泛，对于诊疗过程、治疗无效及失败等不隐瞒客观真实。其实事求是、诚心救人的务实作风和不问贵贱、等而视之的大医仁心成为中华医家良好的风范。

文挚，战国时期宋国人，著名的医学家，善于运用精神和心理疗法救治患者。为治疗齐王的抑郁症，成全太子孝心，甘愿冒性命之险。文挚不仅精通医术，而且为医殉职，他杀身成仁、舍生取义的气节深深影响着后世无数医家。

张仲景，东汉时期著名临证医学家，后人尊称"医圣"，更是医术精湛、医德高尚的楷模。其一生勤求博采，践行"为济世活人计"的大愿力，宣扬医药方术疗疾救厄，强调行医诊病态度端正、扎实认真、一丝不苟、耐心细致，反对追名逐利、敷衍塞责、草率行事的医疗作风，千百年来为后人称道和怀念。

葛洪，两晋时期著名的医药学家，其强调学习的重要性，重视对学习方法和学习要领的探讨，安贫乐道，不慕荣华，不仅填补了古时对传染病的科学认知，而且编著了中国第一部急症学专著和急救手册《肘后备急方》，方便随身救治病人，其讲求实效、为劳苦大众着想的精神一直为后人所敬仰。

《内经》非常重视对医者职业道德的规范，对医生的行医风范提出了很高的要求，成为中国古代"医乃仁术"理念的渊源之一。"高尚的医德不仅表现在对诊疗行为极端的负责任、对医疗事业强烈的热爱和执着，还有对患者不论贵贱出身、不计富贵贫穷，高度纯粹的同情和悲悯。"

《灵枢·师传》也指出医者对待患者要像爱护自己的家人一样关怀，对患者要有热忱的态度、高度的同情心、全心全意为患者服务和救死扶伤的精神，这是医生最基本和最重要的德行。

《素问》中指出，疾病使患者承受身心双重折磨，因此，医者在同情患者的痛苦、谅解患者的难处时，应设身处地为其着想、一视同仁，不能因经济状况、社会地位不同而有差异。在问诊中也要注意患者的习惯和喜好，取得患者

① 甄志亚：《中国医学史》，上海科学技术出版社，1997年出版，第46页。

的合作以便使治疗有效，我们今天所强调的"医患和谐、良好沟通、换位思考、同理共情"恰与之一脉相承。

由此可知，无论是医学经典专著不断强调的医者规范，还是古之名医大家实际践行的点点滴滴，无不是中医精诚文化的具体体现，一个"诚"字贯古今，一颗诚心护众生，有了一片诚心治病、悬壶济世的医道情怀，何求滋养不出枯骨生肉、术精岐黄的高超医术？

传统中医名家的精诚之德、精湛之术由个体之德形成行业风格乃至中医文化，并于千百年来不断传承和发扬，在本书第三章已有全面细致的剖解，此处仅罗列一二。随着社会的发展、科技的进步和多元文化的融合，医疗行业作为政府和百姓同样关注的领域，当代的医德医风呈现出不同的时代特点。

三、当代的医风规范与现状

（一）医德医风规范

随着时代的变迁，社会制度发生根本性变革，医患的社会身份和地位也发生着潜移默化的改变，患者对医生、医疗服务行业的需求和要求也随之发生相应的变化，从传统社会对医者的无条件信任与依赖到今天对医疗行业不断增长的期待和要求，无不体现了患者对生命的珍视与个体意识的觉醒。与之相适应的是，人们从对医者医德的推崇与期待延伸到了全社会对医疗行业医风的要求与规范，其内涵和表现形式也更加完善和丰满，不仅有对传统精神的继承和发扬，更有适应新时期、新时代的创新与发展，但就其核心内容而言，与传统医学所提倡的理念一以贯之。

传统大医之体强调医者的"心无杂念的诚心救人""扶生命于危难之际的浩然之气""无贫富贵贱的一视同仁"；强调医者"淡泊名利、省身修己"的自律，"勤求博采、精勤不倦"的尚技，"严谨求实、舍身求真"的尚义，这些提升自我修养的个人风范恰恰与当代医风规范中的"救死扶伤、人道主义""尊重患者人格权利""廉洁奉公自觉守法""严谨求实钻研医术"等相对应，也说明今天的医德规范、医风条例恰恰是古之医风的体现和传承。所以，改善当代医患关系、重塑医者光辉形象，应从古之医风拾起，将传统医之大体的内涵融入今天的医风建设之中。

（二）当代医风现状

近年来，随着我国市场经济的飞速发展，社会主要矛盾发生变化，伴随着各种社会制度、法律法规的不断完善，群众的维权意识迅速觉醒，对健康权益的追求愈为强烈。同时，人们的伦理观、价值取向发生了新的变化，全社会精神文化和信仰存在普遍缺失，整个医疗行业的职业风气也未能幸免，"医学科技的日新月异更使现行的医学道德观念面临新的挑战"，[①]少部分医务人员存在道德修养滑坡，个别医务人员在临床诊疗活动中存在诊疗过度、对患者缺乏沟通与同情，全社会对医疗行业的普遍印象集中为"看病难""看病贵"。

与此同时，我们也应当看到，广大的医务人员在高频率、高负荷、高强度、高风险的诊疗活动中，其社会价值得不到相应的尊重与承认。面对来自家庭、社会、同行等多方面的压力与竞争，面对长期付出艰苦的劳动与收获不匹配、患者的信任感缺失，患方对正常诊疗行为的猜疑、质疑，对必然的诊疗结果的纠缠、无理取闹等，促使医务人员对医疗职业的荣誉感、使命感逐渐淡薄，从医的幸福感、成就感降低。

正是鉴于每况愈下的严峻风气，医院管理部门对于从个体到集体的医德医风的引导和治理才显得尤为重要，医院从集体价值观、职业荣誉感等方面的重塑与弘扬才显得弥足珍贵。2017年11月，国务院同意将每年的8月19日设立为"医师节"，就是在向全社会倡导一种风尚，更在激励广大医务工作者弘扬"敬佑生命、救死扶伤、甘于奉献、大爱无疆"的崇高精神，推动全社会形成尊医重卫的良好氛围。

（三）医德医风的管理

医患之间的认知差异和互为猜疑的产生、当代医风与传统职业道德的渐行渐远是个复杂的演变过程，我们通过深入分析其中的问题，找出形成医患紧张局面的症结，在继承传统中医精诚文化基础上，结合现状将医德医风进行创新和发展，将符合时代要求的价值理念重新根植于医者心中，贯彻于诊疗活动中，进而固化为医院文化和行业风气，化解医患矛盾，重建医患和谐。

一所医院的核心实力主要表现在两部分，一部分是临床诊疗技术水平；另一部分是医院的整体风气。那么鉴于此，医院应如何对医德医风进行导向性管

---

① 骆汉军：《新形势下加强医德医风建设重要性及措施》，《中国卫生产业》，2015年第32期，第12-14页。

理，更好地服务患者？

首先，建立健全医德医风考评体系。"设立专项建设管理领导小组，由医院院级领导担任组长，构建院科两级管理体系，科室负责人是本科室医德医风建设第一责任人，将职工的医德教育和考评纳入科室日常管理中。"[①]同时医院成立监督小组，对医德医风管理体系各级负责人进行督导，切实发挥起组织、管理、监督职能，保证考评程序完整，项目齐全，结果客观公正。此外，增加网评和患者满意度调查，对于广泛反映非常好和极其差的人员分别进行重点标注和二次复评，以便进行下一步奖惩。

其次，加强医德医风信息化档案管理。由专人负责职工医德医风档案的设置与管理，定期整理医务人员医德医风档案，确保档案记录详细、真实、全面，能够为公平、公正、公开的考评结果运用提供有力依据。同时信息化手段避免了作弊行为。

再次，加强医德医风考评结果的运用。将医德医风考评结果与职称评定、职务晋升、评先评优、科主任竞聘等关系职工切身利益的事项挂钩，用制度的形式将医德医风的考评和考评结果进行应用。对于医德好、医风正的医生、护士典型给予高度的肯定、表彰和各方面提升，不流于形式、不停于文字，为他人树立身边的真实榜样，有效仿学习的可行性。反之，则严肃、严厉处理和惩戒，使职工对于职业道德缺失的人和事警醒、畏惧和抵制。所以文化管理能否有效的关键在于制度的落实和执行。

据笔者了解很多医院管理层重业务轻管理，每年的医德医风考评多流于形式，总结随便写一写，先进轮流当一当，奖励平均分一分，考评小组也走过场，不好不坏不得罪人，最后把红头文件发一发，对好的医德医风优秀品质起不到丝毫的肯定、认可和发扬作用，对差的行为起不到丝毫震慑警示作用。树立良好的医德医风如逆水行舟，不进则退，所以医院管理层对于风清气正的医院文化的管理上应不遗余力给予重视和加强，专人负责，全程监督透明，从粗犷式管理向精细化转变，尤其考评制度明晰，奖惩严明有效。有良好的医德医风才能形成主流，在改善医患关系中逐渐发挥越来越重要的作用。

在日益激烈的医院发展竞争中，我们小到医务人员，大到一家医院和医疗行业，能够将紧张的医患关系调和的程度决定着个体和集体发展的高度，能够将医患矛盾松解的程度体现着个人和团队所能抵达的高度。而其背后的功

---

① 柴亚芳：《浅析医德医风建设中存在的问题及完善措施》，《护理研究》，2014年第30期，第3826-3827页。

力来源于我们自身习得的文化，医院对于医务人员行为的规范与指引则要通过集体认可的价值观和自觉遵从来实现，这就是本书探讨的医院文化管理在医疗实践中的意义。医院文化管理作为医院管理的一项重要内容，将医务人员对职业的认知、仁爱精神、责任心、事业心与医院特有的价值观和发展愿景完美融合，将职工对医院文化的认同整合到每个组织单元中，注入每项临床实践活动中，成为理念支持下的自觉行为，将理解生命、敬畏生命、最大限度为患者解除疾苦的医德风尚和文化价值观内化于心、外化于行，个体融入单元，单元融入科室，科室融入系统，系统服从于医院，由点连成线，由线组成面，由面织成体，从而增强团体的凝聚力，提升医院整体的核心竞争力。在加快医院发展的同时，升华个体从医的职业价值，实现医院文化管理的终极目标。

以医疗行业关于"红包"现象为例，看河北工程大学附属医院如何将这些年来，这一百姓口中的"行规"转化为良好的医院"文化"去推广的。

开刀手术对外科医生而言，是每天的工作内容，就是职业和职责所在，因为手术只是正常必要诊疗过程中的一部分，是治病的有效手段之一。但对于患者身后的每个普通家庭而言，手术无论大小都是天大的事、难过的关，所以手术是不是顺利、医生会不会尽心、患者能不能减少痛苦、术后能否尽快康复都是患家非常担忧的事情。长期以来社会上形成了一种开刀手术前要塞"红包"的传言和风气，患方诸多的担心也都寄托于事先给医生的"感谢"上。我们国家在医疗卫生行业"九不准"中严格规定医务人员严禁收受红包、药品提成。收受"红包"不仅有损职业道德，更属于违规违纪行为，因此，被列入严厉查处的范围。但患者基于复杂的心理弱势，并没有真正理解这种现状，仍然会带着深深的诚意来向医生呈递心意和嘱托，医生为了不给患者和家属平添更多的忧虑，常常先不动声色接受他们的"好意"，换得病家的安心。这份安心和安定对于患者应对手术发挥着很奇妙的心理作用。随后再悄悄将他们的心意转交入住院费中。这样不仅接收了病家的感谢，安抚了患者的情绪，更用委婉的方式维护了医生的尊严，守住医者应有的职业底线，当病家出院时才发现自己曾经的担忧是多余的，自己的安心是医生巧妙给予的，内心的感恩和温暖油然而生，由此而形成的本次就医体验也是温暖而贴心的。附属医院近年来加强医院文化管理和引导，突出"一切以服务患者"为宗旨的价值理念，强调"厚德、精医、重术"，凝炼医院文化，传播弘扬正能量，不断提升医院品牌，全院形成一种发扬新风尚、争做优秀附院人、院荣我荣的良好氛围。临床很多科室都是这样管理患者的"红包"的，久而久之红包转为住院费已经从"常常发生"稳定为一种"临床诊疗习惯"，并固化为该院的一种文化现象普遍执行开来。

　　正是在这种惯例和行为共识的带动下，附属医院的医患关系发生着潜移默化的转变，良好的服务使患者满意度直线提升，2019年该院获评"全国医疗服务群众满意单位"，河北省仅此一家医院获此殊荣。"金杯银杯不如老百姓的口碑"，患者满意就是对医院最好的评价。

第三节　心怀忠恕：服务患者

　　前文第四章我们曾经论述过大服务文化管理，其服务内涵是指医院以患者为中心的诊疗及其相关行为和活动。此节重点论述的是小服务的理念，是指医疗活动中医生、医院直接发生交流、互动过程中的服务。在小服务范畴之内，需要更加关注患者的主观体验，这就需要医院及其医务人员在环境、语言、制度等各个方面做好服务。在医务人员与患者这对关系中，医务人员处于主导地位，在建立和谐医患关系中，很大程度上取决于处于主导地位的医务人员如何去处理两者的关系。本节重点关注的是，医务人员在服务患者的过程中所应具有什么样的内心和外在的行为。心怀忠恕才能为患者做好服务，建立良好的医患关系。

　　在本书中，曾经对儒家的忠恕之道进行了一定的论述，其实所谓忠恕之道就是在讲人与人之间如何建立伦理秩序，如何建立和谐的人伦关系。忠恕就是首先要遵循自我的本心，忠，不是忠于外在的某些东西，而是要忠于内心的道德本性。以孟子的学说而言，就是人性本有四善端，遵循内心的道德呼唤，就可以成为一个君子。而所谓恕是指君子的外在行为，就是与人相处的行为准则。"其恕乎，己所不欲，勿施于人"，和谐的人伦关系如何建立，在孔子看来，用一个"恕"字即可概括。在医务人员与患者之间，当然也需要以忠恕之道作为人伦关系的价值原则。当然此处谈的更多的是医务人员的忠恕之道。医务人员的忠并不是要忠于患者、职业这些外在的东西，而是要遵循作为医者的重生护命的道德本心，这一本心出于内心外化于行，就是恕，想患者之所想，忧患者之所忧。

　　本节试图从制度、流程、细节和情感四个方面来论及心怀忠恕之道的医务人员如何服务好医者，建立两者的和谐关系。

一、严格的制度服务患者

医疗机构是专业性非常强的执业场所，医患之间是以性命相托的特殊服务关系，"一切以患者为中心"是医学事业的服务宗旨，为了保证临床诊疗的安全有效，严格的制度是医务工作者做好服务患者的前提和基础。

仅临床诊疗工作涉及的各项制度，譬如：临床疾病诊疗路径、临床医疗工作制度、护理工作制度、药剂工作制度、医院感染管理、病案管理制度、辅助科室工作制度等200余项，都关系到患者的诊疗安全、诊疗效果。医疗的核心是治病，缓解疾病对患者造成的痛苦，所以保障诊疗安全规范是为患者做好服务的第一步。而严格的医疗制度和各项管理制度的制定与执行的本质就是全心全意服务患者、对患者负责。

对于急危重症的救治、危重患者的抢救有着严格的流程和时限，要分秒必争，不能耽误，抢救时间精确到每分每秒，抢救药物剂量准确到毫升毫克甚至微克，口头医嘱要医护口头重复，抢救记录的书写要在抢救结束后立即记录，最迟不超过2小时补记，急诊会诊也要求医生10分钟内抵达急诊室……这样的制度规定一一列举能整理出成百上千条，正是这些细致严格的规定约束了医疗行为，在牢牢护佑着患者，因为每一分一秒的差错、每毫升毫克的区别都可能关系到患者生命的去留。

临床护理工作也非常重要，护理严格执行"三查八对一注意"，在护理各项操作前、操作中、操作后检查；对患者的姓名、床号、药名、剂量、浓度、时间、用法、药品有效期都详细核对，之后要注意用药后的反应。这些操作环节的规定是从临床实践中总结出的经验，也有违反制度规定的深刻教训，疏忽某一个环节就有可能造成药物使用的错误，对患者造成治疗差错甚至危及生命。比如，氯化钾的使用，"缓慢静滴"和"静注"混淆，就足以致命；硫酸镁的"口服"导泻与"肌注"解痉作用也是应用于完全不同的病症；对于病情的观察，有一句经典描述，"没有突然发生的病情变化，只有突然发现的病情恶化"，告诉我们临床随时的病情观察有多重要。所以"一级护理"和"二级护理"针对的患者和需要记录的生命体征也是完全不同的。

临床对于抗菌药物的使用非常严格和科学。人体是个非常复杂又彼此影响的生物体，抗菌药物的规范合理使用，可以规避危重症患者、慢性病患者长期用药后的菌群失调和二次感染，早期的防范有助于疾病的康复，而不合理的用药（大剂量抗生素、高级别抗生素应用）极有可能破坏机体固有的平衡，加重原有疾病甚至导致机体免疫系统全线崩溃，使得疾病转归走向另一个极端。很多患者急于看到症状缓解和疗效，希望尽早及时应用级别较高的抗生素，殊不知这种看病心切与科学理性应对疾病常常是矛盾的，所以医务工作者不能忽视对看似冰冷、机械的临床诊疗制度的遵循，不要跨越每一个看似相差无几的诊疗标准数字极限，它勾勒和保护的恰恰是每一个鲜活的生命轮廓极限，服务患者首先遵循的是科学的生命指标给我们划出的红线。

二、完善的流程服务患者

随着临床科室职能的分化和专业的不断细化，患者从就诊到出院的整体过程需要很多环节的良好衔接与共同配合，那么医院在各科室、各项诊疗流程上是否顺利、完善，会影响患者的诊疗效率，如辅助检查的快慢、及时与否会影响临床医生对疾病的早期诊断与治疗手段的选择，有些急危重症的多学科协作直接关系患者的生命安危。完善的流程也会向患者及时公布非专业信息，有助于医患双方的无障碍沟通，减少医疗行业不正之风的发生。

近年来，智慧医疗、"互联网＋"在医疗领域应用愈加广泛，医院实现全程电子化办公，信息系统的应用贯穿患者的就诊、住院、检查、诊疗、康复等环节，并且能够将以往住院情况进行调取查询，辅助影响检查等实时共享，长期储存，解决了以往传统方式住院的很多弊端，用信息管理的手段支撑完善服务流程，给患者提供了许多方便。

除去临床诊疗流程，患者住院期间还会面对很多其他问题，诸如医保报销的报备、住院费用缴纳、远程会诊、病情动态变化、多科室转诊或联合治疗等。

以医保报销为例来说明医院积极为患者提供完善的服务流程的重要性。全民医保的时代，无论职工医保、城镇医疗还是农村医疗，几乎人人都能享受不同比例的公共医疗保险，所以患者来院就诊时，除了希望寻求好医生进行诊治，其次关心的内容就是医保能否报销、报销多少、自己支付多少的问题。完善的诊疗服务是站在患者的角度考虑和设计各项流程，在患者就诊之际从导医、挂号、住院窗口就能够给患者明确的指导，其次就诊医生对医保报销的政策也谙熟于心，及时解答患者疾病以外的疑问，并能够帮助患者选择医院、选择诊疗方案。此外，住院期间患者对于各种大型设备的辅助检查费用咨询、复杂诊疗技术的费用咨询、报销比例查询等问题，科室医务人员尤其管床医生和护士都应该心中有数，有问必答，如此患者对于享受住院期间的医疗服务、增加医患信任度和提升满意度会大有帮助，对于疾病的康复也不无裨益。毕竟患者在就诊的过程中，不仅要考虑疾病程度，还要考虑自身的经济承受能力，后者常常成为许多患者选择诊疗方案的重要依据。

所以医院做好患者服务的一条原则，即站在患者角度考虑问题，依据患者的需求设计服务流程，想其所想，做其想做，也就是精诚文化提倡的"心怀忠恕"，忠于患者的诉求，体会患者的担忧，用完善的服务流程，努力解决患者住院诊疗过程中的一切羁绊。医保报销如此，其他服务亦应如此。

三、周到的细节服务患者

管理大师经常提到一句话"细节决定成败"。我们有了严格的制度、完善的流程，那么能否做到患者满意、医患和谐，更多的就是个体在诊疗过程中的接触与碰撞了。周到的细节、温馨的提示、贴心的安慰都是缓解患者心理焦虑、有助疾病康复的"良药"。

以河北工程大学附属医院为例，来看看医院文化透过哪些细节来为患者提供走心的全程医疗服务。

对于很多偏远郊区、山区的父老乡亲而言，出门寻医看病无亚于天大的事。为了减少患者反复地来回奔波，医院率先开通网上预约挂号、公示专家联系电话、详细介绍专家诊疗特长，患者可以通过互联网任意选择医生，并且提前和医生进行沟通，方便患者选择合适的时间和专家，避免了交通拥挤、诊疗高峰或寻医不见的徒劳，如果能够碰上医生定期的下乡巡诊，甚至省去了患者的奔波，在家门口就能等到专家诊疗的机会。

医院的门诊大厅常年设置服务导诊台，高年资经验丰富的导医职守和行政领导定期值班为来来往往的求诊患者提供就诊方向性、政策性的指导，让患者从入门的第一步开始，就有引导，心中少了无助多了淡定，而不是茫然失措摸不着头脑。门诊大厅也准备了许多特殊物品，以备患者不时之需，如雨具、防滑地垫、应急药品、针线包、暖水袋等，让患者更多体验家的亲切。

为方便老弱病残患者就诊，专门开通绿色通道和独立就诊缴费窗口，流动服务站更是为由于少陪或其他原因的行动不便患者提供从就诊到离院之间的一切非医疗服务。

为提升信息化、智能化服务能力，导诊台不仅有经验丰富的导医，更增加了机器人导诊。聪明可爱的机器人一现身就赢得了广大儿童患者的青睐，以前小朋友们看病，看见"白大褂"就紧张，现在的机器人导诊对于缓解小患者的紧张和恐惧情绪，发挥了奇妙作用；同时它的聪慧、幽默、专业、全面、不知疲倦等优点为准确、高效分流患者作出巨大贡献。

对于不可避免的就诊高峰期，为缓解患者就诊等待的疲倦，从门诊大厅到病房走廊都在不影响人员流动的前提下，安放了休息座椅，尤为温馨的是每逢季节转换，天气变冷，座椅上早早就套上了靠垫或坐垫，避免患者就诊时遭遇冷冰冰座椅尴尬。相信每一位感受过的就诊者都有坐在臀下暖在心间的体验。

有心的患者也不难发现，尽管医院的楼房道路崎岖婉转，但所到之处和将去之处都有指引，那就是清晰又靓丽的地标，即使无人引导，顺着红黄蓝绿等色彩鲜艳的地标指向，都能够到达要去的科室和部门，更让人心生愉悦的是每每遇到一些无法拆移的安全设施如井盖，都会欣赏到一些或美丽或可爱的卡通图片或花草纹案，让人完全没有就医的严肃和紧张，而是被温馨和轻松所围绕。

由于现代诊疗过程中的辅助检查较多，为了减少患者及家属的奔波，提高院内科室间的业务的无缝衔接与协作，医院所有相关辅助检查的标本和结果都由专人提取、配送，患者只需要按流程和医嘱进行配合即可，为陪床家属省去了以往的很多不便和时间延搁。许多患者家属在听到检查医务人员说："您回病房吧，检查结果我们会很快送到科里或管床医生手上"时，就会有种卸去负重的轻松，不自觉地感慨："真省心。"能让患者和家属感到住院省心、省力，能为原本就因疾病在身压力重重的患者减轻一些负担，就是医院完善各种细节服务的最终目标之一。

为了改进医疗服务工作，不断提升患者住院期间的各种就医体验，医生和护士会分别对出院患者进行定期的电话追踪，在出院第一周、第二周打电话了解患者出院后的身体恢复情况，对服用的药物进行适当调整或叮嘱，对于特殊情况请患者及时复查。医院的回访中心也对患者出院后的康复状况和医务人员诊疗环节存在的问题进行患方意见收集，在不断反馈和收集患者意见建议后，再以问题为导向，改进服务细节、改善住院流程、提升服务水平。

为了帮助患者做好出院报销，减少出院结账、报销时的排队等候，各科室专门指定护士在患者出院前，提前为患者梳理出院办理事宜，详细指导出院报销所需内容，节省出院当天的等候。

对于外科手术的患者多一些手术前后的探视和询问，不亚于灵丹妙药。手术对于外科医护人员而言，是年复一年的正常工作，但对于经历手术的患者而言，则可能是平生的第一次或唯一一次生死遭遇。医务人员眼里早已习惯性的事情在患者和家属则是心惊胆颤的，所以医护人员充分理解患者的感受和痛苦，及时去安慰就变得非常重要。手术后的深夜，值班护士会时不时来到床前，不仅监测生命体征，看看血压心率是否有变化，液体是否需要更换，引流管引流物的多与少，伤口疼痛是否异常等，更重要的是多些关注从而能够缓解家属对未知状况的担忧，缓解患者的焦虑与疼痛，使他们感受到关心与呵护。尤其护士实行床头交接班，当班护士会把每一位患者最新的病情、新入院患者的情况详细交接给即将值班的护士，让患者感受到被关注的安心。正如特鲁多医生的墓志铭所言医生的职责是"有时去治愈，常常去帮助，总是去安慰"。这就是能够为患者所做的。

四、走心的情感关怀服务患者

世界卫生组织对于健康的定义是"一个人身体、心理和社会适应能力的正常"。可以说心理健康、心理状态和情绪变化日益受到人们的关注与重视，而患者作为特殊的群体，其心理状态和变化更值得医务人员去重视并呵护。在自身疾病带来的疼痛、医院陌生又相对拥挤沉闷的环境以及经济实力、家庭成员状况、工作压力等多重因素的影响下，很多患者在住院治疗期间出现多种不良的心理反应，如焦虑、紧张、恐惧、失眠、消极等。这些负性情绪可能从踏入医院之时就产生了，这不仅会加重疾病本身对患者造成的身心伤害，同时会影响临床诊疗效果和预后效果。有调查发现，"综合性医院住院患者中，发生焦虑、抑郁症状较为突出，分别占住院患者的40.69%和35.99%；更有学者调查研究发现某地区住院患者焦虑情绪的发生率高达58%，尤其是肿瘤科、血液科、胸外科、神经内科、心内科等容易高发"。[①]对于外科需要进行手术治疗的患者在手术前后都有明显地紧张、不安、恐惧等不良情绪产生。那么对于患者进行贴心的情绪调节和人文关怀就显得非常必要，临床医生及护理诊疗工作中对患者的心理重视与护理越来越凸显其价值。

以外科手术患者为例，患者对手术的疼痛和其他不确定性引起的紧张、恐惧和焦虑情绪会直接影响睡眠的质量和基础生命体征，如心率、血压，进而影响麻醉的用药和效果。为保证麻醉效果和手术的顺利进行，避免意外发生，麻醉科医生会提前一到两天对手术患者进行床旁探查，程序是固定的，但医生对

① 冯艳春等：《综合医院住院患者整体抑郁焦虑状况》，《中国健康心理学杂志》，2017年第25卷第5期，第683-687页。

患者的探视效果却能够千差万别。心里装着患者的医生会面带微笑、举重若轻、明察秋毫，在平易近人的看似寒暄唠家常之间完成手术前重要的一个诊疗环节，根据患者的文化程度、知识结构、性格特点、社会身份、疾病特征、体质特点等掌握手术中维持生命体征稳定状态的一切要素，科学告知和指导患者术前注意事项，并且有效安慰患者紧张的情绪。麻醉师和即将手术患者的关系如同师傅和机器的关系，你爱护它、呵护它，它才会信赖你，放心地把性命和身体全权交给你"处置"。

作为护理人员，也应不断加强自身人文修养，将端庄的仪表、得体的行为、温馨的语言、精湛的技术贯穿于护理服务工作的全过程，使患者切实感受到来自医护人员的真诚和关爱。比如，对刚入院的患者，护理端庄温和的形象与面带微笑的问候，主动向患者介绍病房环境、同室病友、主治医师、作息安排、注意事项等，以缓解患者对陌生环境的紧张情绪；并结合患者的身份特点，使用患者愿意接受的称呼，拉近与患者之间的关系，消除陌生感，交接班时到床头进行亲切问候，使患者感受到温暖的照护服务；尽可能多的"了解患者的兴趣爱好、文化程度、生活角色等情况，进行针对性的健康教育，使患者充分掌握手术的相关知识，配合医生共同告知手术的相关注意事项、需要的配合及可能发生的并发症等，通过患者深入的了解认识疾病和手术，消除其对于未知的恐惧感，树立积极的治疗观"。[①] 对于对手术感到恐惧或手术疼痛的患者，进行亲切真挚的安慰，术后多往床前巡视，适度增加安慰性或鼓励性语言，可以有效减轻患者的苦痛；在给予护理措施的过程中，尽量通过体贴关心的语气，耐心倾听患者的提问，给予详细、合理的解释，对于异常情况或变化要及时向医生汇报并尽快处理，以此增加患者对诊疗护理措施的自觉配合，使患者对医务人员产生认同感，激发患者与疾病斗争的勇气和信心。

再以肿瘤患者的护理为例，肿瘤患者、尤其中晚期患者，病情相对较重，易于不同程度的引发局部肿块、疼痛出血、溃疡以及梗阻等症状，且癌细胞易于转移和复发，从而给患者带来无尽的痛苦。临床护理针对情绪护理、健康宣教、饮食护理、生活护理等各方面进行人文关怀。①情绪护理：护理人员全面了解患者的年龄、情绪、性格以及职业等一般资料并根据这些资料以及患者的实际病情对其情绪状态以及个性特点进行综合分析，从而为患者选择具有人文关怀意识的、针对性的情绪疏导方式，以帮助其更好地纠正不良情绪；同时，

---

① 刘爱娟：《人文关怀护理干预对普外手术患者术前焦虑情绪的影响分析》，《黑龙江医学》，2018 年第 6 期第 42 卷，第 628-629 页。

多多看望患者，向其表示安慰与鼓励，从而使其提升治疗信心。②健康宣教：首先，护理人员要全面地掌握关于恶性肿瘤的疾病相关知识以及先进的护理技术；其次，要向其讲解治疗当中的注意事项以及相关问题的处理措施，使其感受到护理人员在病情治疗方面知识精湛，治疗过程中不会出现不良事件，以对抗患者入院常见的焦虑和恐惧情绪；同时，向患者积极讲述常规案例以及主治医生的医术水平，帮助患者提高治疗信心，以使其积极接受治疗。③饮食护理：恶性肿瘤患者往往营养状态较差，使得其精神状态不佳，因此，护理人员要根据患者的实际病情为其制定合理的饮食计划，饮食以营养丰富、高蛋白、高维生素的易消化食物为主，禁止暴饮暴食，嘱咐患者维持饮食均衡，禁食各种刺激性食物。④生活护理：护理人员要经常到患者病房为其进行杀菌消毒，定时开窗透气以保持空气流通，维持病房周围环境卫生干净，气氛安静舒适，适当调整温、湿度，控制病房温度于 18～20℃，湿度于 60%左右等；[①]总之，无论生活照护还是饮食嘱咐抑或情绪护理，凡是能够改变患者心理状态等行为都是人文关怀的范畴。

诸如此类贴心、走心的细节服务或规范还有很多，不胜枚举。总之，只要是患者就诊住院经历和面对的问题，都提前准备和不断改进，在持续不断改善的过程中，完善服务流程、提升服务水平、提高患者就医满意度，同时也积累和彰显医院服务文化，进而建立和维护彼此认同和互相信赖的和谐医患关系。

第四节　互为忠信：双向沟通

一、医患沟通的概念和意义

"医患沟通是指在医疗卫生和保健工作中遵循一系列的规则，互通信息的过程，以患者为中心，以医方为主导。"[②]通过医患全方位信息的多途径、有效交流，使双方达成共识并建立信任合作关系，指导患者理性接受优质医疗服务

---

① 李云香：《人文关怀在恶性肿瘤护理中的应用效果分析》，《实用临床护理学电子杂志》，2019年第4卷第26期，第134页。

② 李雪华等：《医患沟通在现代医学中的作用》，《临床医药文献杂志》，2014年10月第1卷，第1043页。

和恰当配合诊疗过程，与医护人员友好相处，相互信任、相互配合，减少和避免医疗矛盾和纠纷。

（一）医患沟通的重要性

医患关系的核心是为实现双方的相互期望而建立起彼此信任，医患关系中的彼此信任是影响医患交往的重要因素，而这种彼此的信任需要医患之间建立良好的沟通。

国外研究表明，70%的医疗事故诉讼来自不良的医患沟通，[①]而据中国医师协会统计，90%的医患纠纷实际上是由医患沟通不当造成的，所以医患沟通在医疗活动中发挥着重要作用。[②]由此看来，加强医患间的双向沟通，融入更多的人文情怀，在解除患者身体病痛的同时关注心理社会因素对疾病的作用，医患充分沟通，消除疑虑，加强信任，提升患者对医务人员实施诊疗的依从性，对于解除身心压力，促进康复、扭转治疗结局发挥着积极作用。

（二）传统的医患沟通与信任

我国传统的医疗实践中，由于经济发展水平、社会制度、职业伦理、社会文化等诸多因素共同作用，医患之间形成了较为良好的沟通和相互信任，其形成大致有如下几方面：

1. 互为忠信是传统医患沟通的基本原则

在传统医患沟通的论述中，历代医家其实一直在强调一个基本的价值准则，即"互为忠信"。医生对于患者的忠诚与信任已经有过广泛而深入的论述，其实是对医者的职业道德要求。这一点无需赘述。

我国传统医学伦理一直有着强烈的道德意识，经典的"大医精诚""医家五戒十要""医门十戒""医门十劝"等都对医生的职业道德提出了明确要求和规范，有道德追求的名医大家们会自觉以此为行为准则，不断提升职业修养，规范职业行为，进而追求实现大人君子的人生境界。在行医过程中，以患者生命至上，以解除患者疾苦为目标，以拯救苍生为使命，关爱患者，感同身受，把患者当亲人般呵护。而在诊疗过程中，也要通过望闻问切来采集病史，了解

---

① Beckman H.B.，Markakis K.M.，Suchma A. L. The Doctor-Patient Relationship and Malpractice［J］. Arch Med ，1994，154：1365-1370.

② 王世杰：《浅谈医患沟通在医疗活动中的重要作用及技巧》，《中外健康文摘》，2014年第25期，第62页。

疾病进展情况，对疾病诊断后要严密跟踪用药的疗效以便随时调整方剂和治疗方案。医患之间沟通充分，容易形成相互的信任。

但是上述对于医家的要求仅提及了问题的一个方面，即医者对于患者的信任和忠诚，而并未涉及患者对于医家的忠信。这一方面也是建立良好医患沟通的基础。

孙思邈就这一问题曾提出"法为信者施，不为疑者说"，就明确提出忠诚和信任是相互的，从某种意思上讲，患者对于医生的信任度直接关系到治疗的效果。比之更早，提及患者对医生忠诚与信任问题的应该是扁鹊。他著名的"六不治"原则中，其中有"信巫不信医""骄恣不论于理"，其实就是指这两种患者对于医生是缺乏信任和尊重的。病家迷信巫术，而不相信医生的医术，又如何能够配合治疗呢？即使医生医术再高明也不可能治好病。历史上确实曾经发生过有患者迷信巫术，不相信扁鹊的医术，最终死亡的例子。扁鹊在卫国的时候，去给一个患者治病，不料患者的父亲却不相信扁鹊，去请了灵巫"求福请命"，结果患者死亡。

而态度傲慢无礼，不能够充分尊重和信任医生的患者是很难被治愈的。东汉著名的太医丞郭玉，不论贵贱、一视同仁、尽力医治，往往手到病除，深受劳苦大百姓的爱戴。但在给达官贵人诊病时，疗效却很不理想，其中贵人们往往颐指气使、养尊处优、盛气凌人、自以为是、自作主张、不信医家、不听从治疗等，非常影响医生凝神用意去诊疗，更不能得到配合治疗原本可以达到的效果。所以郭玉宁可为贫苦百姓医治而不愿意为富贵官宦看病。这里提到的一些现象在当今的医疗过程中也并不罕见，有些官二代、富二代、社会名流凭着自身的优势对医生挑剔和不配合，最后将疗效不好归因于医疗技术和服务水平低下。对于这类情况，很难仅从改善医务人员的角度去改变医患关系。

由此可以看出，医患之间良好的沟通是建立在互为忠信的基础上的，相互忠诚、信任和尊重的医患关系才能促进疾病痊愈。

2. 传统社会中促进互为忠信医患关系建立的因素

良好的职业道德，名医的个人声望，亲缘、地缘关系都有利于医患互为忠信关系的形成。

我国古代民间正统医生有儒医和世医两类。退休的医官借助国家医政力量来证明自己的资格和能力，建立起相应的信用，儒医则根据从医者具有的儒生身份来间接证明其行医的合法性，从而提升社会信任度。

对于正统的医家，其社会声誉需要通过撰写医书、邀请名人、官员题写序跋等获得良好名声；一般平民可能更多依靠医生诊疗成绩和品行表现的传播获取相关信息。通常情况下，一个医生的医术、医德和过往的故事记录几乎都能通过口口相传而在民间获知。同时，传统紧密的共同体生活使得社会舆论对个人行为也有着较强的约束力，对医生的行为规范进行警示提醒，从而形成医患之间充分的信任。

传统的医患关系是固定空间中的"熟人"关系和拟亲情关系。俗语"医者父母心"，表明传统的医患关系中，医生被看成"父母"，拥有绝对的权威和慈爱；而患者以子女般的态度相信和服从医者的权威和照料，相信医乃仁术、医者仁心。在医患亲人般信任的基础上，容易形成良好的沟通。

"我国传统社会是一种熟人社会，越接近底层，区域文化和地方社会组织的作用越凸显"，小家经济决定着人们较小的活动范围，古代民间医生和病家都固着在本乡本土之上，相互之间存在着紧密的地缘关系，这也是能够建立相互信任的主要因素，而基于熟人关系之上的沟通交流便比较顺畅。

（三）现代医患沟通的现状与问题

现代社会的医患沟通正在经历着巨大的变革。一方面由于现代诊疗体系的变革和科技的发展，在沟通的方式、途径等方面发生了重大的变化，而另一方面市场经济逐利驱动以及越来越不对等的医患专业信息的失衡都使得现代医患沟通和关系变得更加复杂。我们可以有更加便捷的沟通途径和方式，但是面临的问题并没有因此而变得更加容易解决。传统中医精诚文化中互为忠信的沟通基本原则将有助于问题的解决，同时也需要在传承的基础上实现互为忠信。通过双向沟通的途径和方式，达到高效、良性、充分的沟通效果。

1. 沟通方式和途径的变革

传统行医中个体对个体的面对面交流在现代医患关系的沟通中不再成为一种唯一的方式。随着现代医疗管理制度的不断完善，以及诊疗方式的巨大变革和医疗检查设备的不断更新，人们传统就医过程中的望闻问切、中医诊疗中与患者的问候、聊天等医患面对面沟通的方式越来越少，被各类化验、仪器检测等替代，从而减少了人情味，使"熟人信任"向"关系信任"转变，从对医生的依赖变成对设备仪器检查手段的依赖。而且在现代医疗活动中，由单独一个医生提供全程医疗服务的情况越来越少，更多的是被合作式或小组式的医疗服务所取代。因此，患者对医生个体的依赖性降低，转而成为对某家医院、某种治疗团队、医疗制度和体系的依赖，医患之间点对点、全程有效沟通变得越来越少。一个患者是面对一个医疗组织、团队、小组等群体，这种沟通显然不同于传统个体对个体的沟通方式。

另外，随着医疗政策和理念的不断更新，国家大力提倡"未病先防"，逐渐将医学的"重治疗"向"重预防"和保健转变，各类预防性医疗服务项目出台，各类预防保健措施跟进，相关预防保健和健康管理机制建立。而预防性医疗服务的目标通常是社会群体，而非个人，这种情形几乎不存在患者对某位医生的依赖。比如国家已经启动"健康中国行动"，公立医院和医务人员要主动向公众普及健康知识、保健知识等，而这项工作的开展就是面对面的群体性服务，而非个人点对点交流，医患之间的个体交流逐渐减少。

2．市场经济冲击职业道德

随着医疗制度的改革和市场经济的引入，医院不可避免地从传统服务型改变为逐利型。医院为了迎合市场和生存，不得不重视经济效益，甚至出现"以药养医""以医养医"。在医疗检查中用高端的技术检查代替简易常规的检查，用高额昂贵的技术材料替代普通的药品和材料，在可供多种选择用药方案中首选药代推荐品种，常用有回扣、有提成的药品等，这些有悖职业道德和打擦边球的做法使得患者在就诊的过程中，对医院、医生、医疗行为产生越来越多的猜疑和反感。

3．专业化与信息不平衡

随着人们文化水平的提高，对疾病和医学知识的了解也越来越多，在疾病诊疗的过程中，参与治疗方案的选择、探寻疾病缘由、深入了解病情变化及疾病转归的好奇心和行为增强，而临床诊疗的繁忙和高强度工作使医生没有更多的时间和机会与患者进行充分交流沟通。笔者曾亲身经历过，专家门诊一天要看上百名患者，平均每名患者的应诊时间在4～5分钟，短短的几分钟无论对于患者想告知的病史、病情、情绪障碍还是医生想了解的病症的相关信息，都很难达到充分了解，更多的是依靠仪器、检查等手段来诊断疾病。

临床诊疗是个专业性很强的复杂过程，且变化随时出现，患者对医生的临床诊断思路不甚了解，由于当前整体医患信任度较低，对客观、科学、严谨的诊疗过程充满疑虑。在医学复杂疾病或常见病确诊之前通常会做很多的辅助检查，一方面为明确诊断，另一方面要排除其他疾病，还有可能与考虑后续的治疗方案相关。冗长的检查后，可能只明确诊断为感冒、上呼吸道感染，患者会埋怨医生开了那么多检查单，花了那么多钱，绕了一大圈，最后就是个感冒，所以很多人会听到"到医院看个感冒要花大几千块钱，太贵了"的不满，对医生科学严谨的临床诊疗思路不了解，对疾病随时可能演变恶化的特点不了解，容易将医生的行为与诊疗过度或别有意图相联系，即使得到准确诊断和有效救治也不会对医生产生信任。

笔者亲历一位亲属看病，20岁，男性，在校大学生，在校期间患感冒，持续发热、咳嗽，全身症状较轻。医务室进行了3天的解热抗病毒输液，后发现肝功能异常，谷丙转氨酶和谷草转氨酶比正常值升高4倍以上，遂托"熟人"到三甲医院看病。经过正常流程的各项化验、辅助检查、消化科会诊后，仍不能尽快界定由药物引起的肝功能异常或合并肝脏原发疾病，建议对症治疗，持续密切观察。经过两天的治疗，病情已稳定，但家属按捺不住，还是要求转往北京大医院去看。在北京又经过1周的诊疗，症状消失，肝功能各项指标恢复后转回。出院时北京专家依然考虑感冒后早期的解热镇痛药和抗病毒药物引起的肝功能异常，对于这种常规用于感冒治疗的药物，引起肝功能损害的解释是"可能与个人的体质有关"。一个看似简单的感冒整个治疗结束花费了近万元。如果不是经历北京某医院的权威性诊治，在三线城市的医院治疗感冒花费上万元，患家一定会对当地医院的诊疗水平打上巨大的问号，而无法理解疾病本身的复杂性和个体差异可能产生的严重后果。所以不要轻易地将"看个感冒要花几千块钱"的抱怨全部都归因于医院和医生。

4. 医疗资源与患者需求的不匹配

我国目前仍处于发展中国家水平，900万医务工作者与我们14亿人口相比，加上地域分布的不均衡，人均医疗资源占有率非常低。以牙医为例：我国的牙医与服务人群比例是1：14 000，而发达国家的牙医与服务人群比例为1：1000，相差14倍。很多地方的医疗机构临床医务人员长期、高负荷运转，有限的医疗资源配置与患者不断增长的医疗服务需求之间的矛盾是最核心也最根本的一对矛盾。有限的医务人员、繁重的临床工作与广大患者期待的耐心照料、细致沟通、优质服务的需求形成具体的矛盾体现。如果在一位患者身上投入更多的精力和时间，对于其他已经等待中的患者就是一种不公平的表现，所以门诊看病高峰期经常是医生几分钟处置一位来诊者，临床科室一天收住院患者五六位或七八位。医生只能疲于应付、开单化验、检查鉴别，而很少很难用心去为患者诊病、释疑，甚至很难有患者期待的心理安慰。紧张有限的医疗资源和患者的高期待、高需求存在矛盾，医患之间的沟通非常有限，因此，医患之间需要良好沟通才能建立和巩固的信任关系便很难形成。更有甚者，患者会将医生迫不得已的忙碌理解为看病多，挣钱多的功利性行为。

5. 非专业化与信任危机

医患之间除去医学专业知识和技能以外，还存在着其他医疗服务诸多环节的信息落差，主要表现在商业利益方面的信息，比如临床用药的药品回扣、处方开单提成、诊量与绩效挂钩、医疗风险的评估、诊疗方案的选择、昂贵手术器械的使用等。尤其患者对于一些医疗服务的合理性无法甄别监督时，导致患者在医疗互动中处于劣势，看似对治疗是给予配合的，实际上信任度已大幅下降。"有些非专业信息通过专业信息的包装和掩饰实现获取利益的目的"，[①]更加重信任危机的产生。

由此可见，现代医疗环境下，医患双方的沟通困难，或多或少带有社会和医学发展进程中的必然成分，但也有人为因素，如职业道德观念滑坡、受市场逐利气候影响、沟通方式改变等，医患之间信任关系建立是需要很多条件或剔除很多外在不良因素的。

毋庸置疑，医患沟通不畅直接影响彼此信任的建立，我们试图找出医患沟通不畅的原因，并就此对症下药。

二、医患沟通不畅的原因

（一）社会因素

医患关系是医疗活动中最重要和最基础的一种关系，也是社会活动诸多关系中的一种，而医患关系的好坏脱离不开社会大环境的影响，甚至是与其息息相关的。医患沟通不畅既是导致医患矛盾的成因之一，又是医患矛盾的表现形式，而医患矛盾只是社会矛盾加剧的一个缩影，所以在社会进程中不能忽略贫富差距加大、不正当竞争的存在、思想道德滑坡、伦理价值观多元化等条件下形成的人与人关系的疏离、信任度下降、信仰偏移或缺失。

（二）传统医患关系的重大变化

前面已经提到传统医患关系的急剧变化主要来自3个方面因素：患者权利意识提高；医学技术进步引发新的伦理问题；社会经济越来越发达，健康政策不断变化，传统相互信任、相互配合、共同目标的合作关系逐渐被合同模式取

---

① 张自力:《现代医患关系中的信息博弈分析》,《中共杭州市委党校学报》, 2011年第3卷，第66-71页。

代。合作模式，向契约模式、教育模式转变，而沟通方式不变，必然引起沟通不畅。

1. 患者维权意识提高

随着社会文明程度的进步和人们知识水平的提高，国家各项法律法规的不断补充和完善，公民对在各种行业和社会角色中应享有的权利意识迅速提升，尤其在诊疗活动中，作为患者，其法律意识、维权意识都很强烈，对于涉及医疗的法律条款有认知，对诊疗过程中医务人员和医院应当提供的医疗服务有详细清楚的认知。比如在一些调查研究中发现患者维权投诉的内容有：医生的误诊、漏诊、操作失误、诊治不当、护理不到位，收费不合理、知情同意权受侵犯、医疗工作不协调等，而且患者把经济赔偿作为自身维权的主要方式。这在一定程度上打击医务人员服务患者的积极性，伤害了医务人员的职业情怀。事实上患者是因为身体疾病主动来医院向医生请求医治的，医生作为掌握专业技能、解除患者病痛的主导者，与患者一起共同完成诊疗过程，其目标与患者是一致的，职业使命和行为出发点是高尚和值得被尊敬的。由于各种原因产生的不甚理想的局面，导致医患从一致到对立，必然使得原本和谐的关系迅速恶化。这种现象在临床急诊工作中尤为明显。

笔者亲历一起事件，患者50岁，既往有老慢支、哮喘病史，夜间突发呼吸困难加重，意识不清，急拨120求救，急救中心调派离报警地点最近的救护车迅速赶往现场。在小区门口的十字路口因拐弯方向有误，多用时一分钟，于发病五分钟左右抵达家中，患者病情凶险，现场已经瞳孔散大，经抢救无效死亡。家属不满意救护车迷路，延误救治，将出诊医院告上法庭。对于这例事件，当事人也清楚即使救护车不迷路，提前两分钟赶到现场，抢救过来的概率也微乎其微。患者家属置患者自身疾病的危急性不顾，将死亡归因于出诊路途中交通岗绕行延误的1分钟，要求经济赔偿，实在是有些刻薄刁钻。在急救过程中，没有任何一个人不是争分夺秒赶赴现场，没有任何人不是全力以赴抢救患者。医务人员的一心赴救得不到认可与尊重，微小的与结果必然性关系微乎其微的细节却成为患方追讨、声讨的把柄。医患关系很难维持良好状态，不断恶化不可避免。

临床抢救工作中类似的事件屡屡发生，患方将疾病的复杂性置于一旁，孤立地看重和强调结果，以结果来倒推和评判医疗行为，救得过来被患者视为救命恩人，感恩戴德；救不过来便追查所有诊疗环节的漏洞和失误，视救命者为敌人。这种过分的维权不仅不能很好地保护自身，更加深了医患之间的隔阂与猜忌。

2．医学技术的进步引发的伦理问题

随着医学技术的发展，临床新设备、新仪器更新换代层出不穷，对医学技术的过度依赖使得医患关系一度向"工程模式"转变。另外人工心脏、人工呼吸机等生命支持技术的不断提高、器官移植技术的成熟、安乐死技术的应用等，使得医生与垂危患者的关系很微妙。在传统年代应该临床治疗放弃的病例如今能够延续治疗，患方出于各种考虑，通常希望医院给予全力救治，医生对无价值患者的救治很难像技术设备不发达年代轻易提出放弃。虽然医患之间不存在矛盾和纠纷，但经过长时间、高费用支持后，患方依然容易对医院采用高技术支持后患者身体承受的不适以及医院的盈利性产生心理不满，医患关系变得复杂。

3．传统医患合作模式发生转变

随着社会经济环境和健康政策的改变，崇尚价值理性的传统社会被崇尚工具理性的现代经济社会取代，医患关系从"牧师模式""家长子女模式"向"售买模式""契约模式"转变。医患彼此成为对方的工具对象，医生注重理性看待疾病本身，而忽略什么样的人得了病，有些地方甚至直接引用《消费者权益保护法》来裁量和规范医患关系，使得患者在角色意识中把自己当成医疗消费者，把看病当成简单的市场交易，用支付挂号费、检查费、医药费、手术费来"买健康""买生命"，抹杀了医疗行为是复杂的科学性和社会性相结合的特殊专业技术行为，忽略了医患关系中所包含的深刻的人文内涵与价值理性。饱含情感的医患沟通简化为商业、商品交流，驱使医患关系走向另一个极端。

（三）职业特点引起的专业信息不对等导致沟通不畅

有专家指出，医患在医疗专业上存在的信息不对称曾被证实是必然存在和必须存在的，"如果要使治疗取得成功，任何治疗关系都必须是不对称的、有利于医生的。这种不对称性与专业人员的责任、能力和职务是分不开的"。[①]

医学是一门专业性很强的、不断发展中的自然科学，然而由于和人的生命相关，又是一门复杂的社会科学，随着现代医学的飞速发展使专业技术越来越高，分科越来越细，尤其引入西方现代医院的管理体制后，一种疾病的诊疗需要很多环节、很多科室的配合，单人、专人主导疾病诊疗方向和治疗效果

---

① F.D.沃林斯基:《健康社会学》,《北京社会科学文献出版社》, 1999年版。

的能力越来越小，加之诊疗行为本身也有非常大的不确定性。这种不确定性体现在疾病治疗方案的不确定性和治疗结果的不确定性，与一定疾病相对应的治疗手段有很多种，治疗所需的时间、费用、结果随着个体差异都很难确定。这与医学本身的复杂性相关，是每一位医生都非常清楚的，但是对于缺乏医学知识的患者而言是很难理解和接受的。这种专业信息的不对等使得医患沟通很难到位，患者很容易将医学本身存在的不确定因素理解为医生推卸责任、不负责任，将医学无法掌控的意外和不确定理解为医生的无能和医院的逐利与推诿。

然而，医生长期积累的医学知识、诊疗经验，对疾病的科学、专业程度的认知与没有医学背景、医疗常识和医疗技能的患者在信息不对称上是固定和必然存在的，也是无法消除的。消除这种专业技术造成的隔阂唯一的途径是情感沟通以及在此基础上双方建立的互信。

（四）其他原因引起的非专业信息不对称导致沟通不畅

随着医学技术的发展、医学仪器设备的发明和广泛应用，以及新医改后医疗政策、制度的陆续出台和医保报销要求等的不断调整和快速更新，信息的沟通无法及时到位，更有甚者受经济利益驱动和道德底线松动，有意形成信息包装和掩饰，故意产生信息沟通不畅。此类现象在很多医院均有不同程度的存在。

（五）医患对信息不对称的角色认知区别

医患之间存在信息不对称的情形是一种必然状态，对于这种信息不对称的角色认知差异也是造成医患沟通不畅的原因之一。无论医方还是患方，面对专业信息的不对称都应当理性的尊重，更有利于实现医患双方的共同目标。

在医学发展的进程中，随着医疗技术的快速革新以及治疗理念和方法的不断改进，普通人对疾病和医疗逐渐丧失了控制力。现代医学教育体系的建立构筑了医学知识的堡垒，接受系统医学教育的医生掌握专业医学知识，普通患者很少能系统掌握医学知识，医生与患者在专业知识层次上的鸿沟日益加深。现代医疗机构的建立更为医学职业的专业化和权威性提供了制度保障。医学职业是专业性和排他性很强的科学领域，在现代医患关系中，医生相对患者而言，处于权力和主导地位，患者处于被动和服从地位，这也是能够科学开展临床诊疗，顺利完成对患者的治疗，实现良好诊疗效果的重要保障。所以医生在诊疗行为中常常显得强势，而患者往往看起来属于被动服从状态。现代社会随着公众权力意识、个体意识凸显，诊疗方式的多样化出现，患者对于追求个性化、个体化、平等交流的期待加强，尤其在消费主义文化引导下，患者更加期待在医患关系中占据更多主动权，以非专业知识技能来左右专业技术诊疗，就非常容易形成医患之间的对冲。加之职业道德在某些地区严重的滑坡，个别医生的职业行为更加重了患者对医生的质疑和否定，使得医患间的交流更加困难并产生信任危机。

患者作为疾病的承受者，身体的不适、对疾病转归不确定性的担忧和恐惧，对住院医疗费用等诸多方面考虑的焦虑，导致患者心理状态非常复杂，负面情绪非常多。把自己当成弱者，希望得到家庭、医院和医务人员的理解、关爱、安慰、照顾等人文关怀，希望医生在临床诊疗中充分考虑实际情况给予自己期待的治疗，消除疾病带来的不适体验。而实际上诊疗是一种更客观理性的专业技术行为，尤其在治疗的选择上，理性的判断、分析、决策比过多考虑情感或熟人关系，减少流程的风险小很多。也就是实际医疗服务中，医务人员所提供的服务与患者的就医需求之间存在着较大的差距，有些看似无情的方式恰恰是对患者最负责任的表现，但患者对此的理解和认知则不然，这也容易形成患者眼里医生很冷血的结论。总之，医患之间不能实现有效互动的根本原因很大程度上来自于医患彼此之间巨大的期待落差，期待落差的核心内容是医生给予与患者期望之间的错位，当期望得到的呵护无法实现时，医患的沟通很容易走入死胡同。

医生也认为自己拥有专业的优势，理应在诊疗过程中占主导，并赢得患者的尊重和对治疗方案、措施的服从。患方占次要的不平等格局，因为医生的目标就是患者希望治愈的目标，而在制定和选择治疗决策方面，患者对医生的行为期待已经脱离了单纯的"依赖"，而变得更加多元化。在一项调查中显示，"单纯依赖医生指导的仅占13.6%，希望充分说明并给予指导的占49.4%，期待与医生合作完成诊疗过程的占34.7%，"[①]说明患者更希望医生给予更多的说明、沟通、交流和指导，并参与到医疗决策当中来，这与医生对患者固有的期待也存在差距，在实际医患彼此信任中打折扣。此外，医生希望患者对于告知的病情和可能出现的不良情况能分担风险和给予理解，这与患者的期望和质疑医生的推脱责任也容易形成认知上的冲突，所以容易因为对彼此角色的定位和功能的差异，形成必然的隔阂。笔者以为，弥补角色认知差异造成的沟通不畅的最

---

① 【日】小田康友等：《病人期望的医患关系》，《医学教育》，2003年第34卷增刊。

有效方式仍然是医患之间的情感沟通，以及在此基础上双方能够建立的互信，正所谓"精诚所至，金石为开"。

（六）医院文化和医院文化管理缺失

医疗卫生行业的发展与企业有相似的经历，经过经验管理、科学管理，正在向文化管理演变。无论古代的太医院还是发端于西方的现代化医院，都是从实际工作经验开始管理和建设医院，推动医学事业发展的。随着科学管理理论的诞生，对医疗卫生行业尤其医院的管理注入更多的科学指导，对医院的规模扩大、医疗水平的提升、医疗技术的发展都发挥了巨大的作用，而且现代化医院管理已经发展成为越来越专业的研究领域，比如，"医院引入成本核算、定员定编管理、绩效考核成绩、医疗质量管理等"。[①]随着社会的飞速发展，面对广大人民群众对医疗服务更高的需求和期望，个体精神层面的需求随着文化水平的提高而增长，追求个性化服务、参与诊疗的意愿、了解和关注身心、希望与医生对等交流的愿望越来越强烈，维护自身权益的意识越来越强烈，对医务人员诊疗不规范的挑剔性也越来越高，宽容度越来越小，医院仅依赖科学的管理、制度化的手段开展诊疗活动的弊端和局限性逐渐凸显。先进的医院开始向医疗的人文关怀进行回归和探索，尤其在改善医患关系这一基本核心内容上，重视人文关怀显得越来越重要，对患者以诚相待，真情关爱，以心交心，以信互信，弥合由于技术发展、认知差异、专业壁垒形成的妨碍沟通交流的鸿沟，医患彼此加强信任，这是一切和谐关系的前提和基础。所以医院重视对医务人员价值观的引导和植入，就是重视对患者以人为本的人文关怀的底层发力，医院文化管理呼之欲出，是医疗卫生行业发展的必然趋势。

（七）其他

尽管当下医疗行业存在一些不尽如人意的现象，医患之间的"信任缺失""信任危机"比较严重，医疗行业、医院都在努力改善自身缺陷，不断完善以期适应时代变化，最大化满足患者需求，但有一些归因于患者自身的因素以及不可调和的矛盾也是需要正视和注意的。从我国传统的医家典籍中不难发现，对于医德高尚、医术精湛的名医大家，虽然不论贵贱贫富，一视同仁、一心赴救，但在实际诊疗中也强调区别对待，而不主张盲目地一厢情愿地救治。

[①] 柴亚芳：《浅析医德医风建设中存在的问题及完善措施》，《护理研究》，2014第30期，第3826-3827页。

譬如扁鹊提到的"六病不治"原则，所谓"六病不治"是指"病有六不治：骄恣不论于理，一不治也；轻身重财，二不治也；衣食不能适，三不治也；阴阳并，藏气不定，四不治也；形羸不能服药，五不治也；信巫不信医，六不治也。有此一者，则重难治也"（《史记·扁鹊仓公列传》）。翻译成白话文是扁鹊认为有六种患者是没有办法治好病的：一是狂妄骄横、蛮不讲理的人；二是舍命不舍财的人；三是衣食起居失调，与医疗不相配合的人；四是血气过度偏胜、五脏功能紊乱的人；五是身体极度虚弱、不能承受药力的人；六是只信巫神、不信医学的人。由此可看出，患者本身不信医，又难以沟通互相信任，或不听从医生交代，不配合医嘱的人是从古至今皆有之，而遇到这样的患者，古代明医的明智之举是不去治，因为无法医治好，硬医的后果就是产生医疗纠纷，甚至有丧命的危险。但时至今日，医院是不能拒绝医治患者的，实际工作中往往最初很难鉴别清这几种人，所以有些医疗纠纷的发生便是必然的。

三、有效医患沟通的对策

（一）正确应对异化和恶化的医患关系

前面我们已经系统分析过了，近二三十年以来，伴随着社会转型，稳定的医患关系瓦解，医患矛盾和医疗纠纷有增无减，不仅严重影响医疗工作本身，也促使社会矛盾激化。如何正确看待已经异化和不断恶化的医患关系，采取积极有效的应对措施，扼制不良风气，逐步改善患者对医院、医生、医疗的恶劣印象，修复和回归和谐医患关系是各级医疗机构在医院发展建设中非常值得重视的内容，也是在激烈的市场竞争中迎难而上，不断提升竞争力，促进医院整体发展的必然要求。

1. 医院建立健全以患者需求为导向、患者易接受的沟通方式和医学诊疗模式

（1）针对医患沟通的诸多环节，完善沟通交流渠道，弥补就医过程中容易疏漏又容易让患者产生疑虑和误解的地方，进行强调、标识、引导、签字、回访等，以确保患者及时准确接收到信息。比如来诊前的网上预约、门诊的导诊、挂号的详细准确说明、机器人导诊等，使得患者从就医的第一步起产生亲切、安全感，消除疾病本身引起的焦虑恐慌情绪和对于不确定场所的无所适从感。

（2）完善各级病情交代和告知制度：从入院起，凡是患者需要明白的、想知道的、应当遵循的内容都以图示、文字、手机媒体等多种形式集中或分批交代，使容易对医疗行为产生质疑和脱节的环节实现有效衔接。尤其对于重大诊疗手段、重要治疗方案的制订、设计、实施等都征得患方及家属知晓和同意方可施行。也即尊重患者的知情权、选择权、隐私权等，保持对患者最大的尊重。

（3）医院和医生是形成医患关系的主体之一，自然也影响着医患关系的走向，应充分发挥主观能动性，从面对现实，改变自己做起。无论环境多恶劣，从自身做起，从自我抓起，从努力改善医疗服务做起，把患者的不信任、不理解、不接受当成正常反应来面对，想办法去消除质疑。坚持按流程开展诊疗，针对不同认知层次的患者采取不同的交流语言和方式，耐心做好必要的解释。长此以往，患者对医院、医生的了解和信赖会重现，良好的医患关系和行业风气会得以改善。

2. 加强医院管理和制度建设，对于医患沟通不畅、医患关系恶化产生的一系列问题都能做好防范，有矩可循。除去普通就医者，的确在临床诊疗中有极少数素质较低的群众和群体，在正常医疗行为中挑剔，在出现医疗意外时激化矛盾，以便利用其他手段进行过激行为和从中获利。针对这种情况，医院需按照国家和各级政府要求，完善医疗事件调解机制，明确和坚决执行，一旦发生医疗纠纷事件，不抱着息事宁人的态度和同情心泛滥处理问题，而是能够克服现实条件，坚持按规矩、按制度执行，这对于扼制不良纠纷、打击医闹等发挥震慑作用。

3. 树立打持久战的思想准备

冰冻三尺非一日之寒。社会诸多矛盾与医患矛盾互为影响，改善医疗环境、修复医患关系是一项长期而艰难的系统工程。培养医务人员忠于职业、忠实对待患者的价值理念是渗透到意识领域、表现到具体行为上的问题，不能盲目乐观抱着短时间有明显效果的期望，因此需不松懈、不放弃日积月累一点一点的努力。医院在文化理念和集体价值观的宣传和管理上应常抓不懈，持之以恒。

（二）有效改进专业信息不对称的沟通方式方法

尽管专业信息的不对称性是固有的和必然存在的，而且随着医学技术的迅猛发展和现代医院管理制度的不断完善，专业性和制度化在医生和患者之间的壁垒越来越坚固，这也是医疗行业如同航空航天、信息工程等高科技领域一样值得人们尊敬的原因。虽然专业性强，但涉及普通人生命的治疗与管理，还是可以用特殊的方式实现必要沟通的，很多时候沟通的态度远比沟通的内容更重要。

患者虽然处于医学信息的劣势方，但作为疾病的承受者和检查治疗的主体，并不需要像医生一样去掌握医学技能，只要能够了解医方交代的情况，明白疾病产生、进展、转归，便于配合医生选择合适的治疗方案，共同完成疾病的诊疗，恢复身体健康就达到最终目的。所以患者在面对专业信息不对等时，不用焦虑和恐慌，要配合医务工作者，共同治愈疾病。

医院、医生作为专业信息的优势方和诊疗关系的主导方，面对患者对医学信息了解的不对称性，应当保持充分沟通，需要患者知晓的内容一定让其知晓，要因人而异，结合患者的职业特点、文化水平、性格特点、家庭状态等进行有效和充分沟通。

1. 疾病和诊疗行为的科学严谨性表达与通俗易懂相结合

疾病的诊疗过程和治疗流程越来越精细和专业，患者对专业名词、术语非常陌生，临床医生在问诊过程中尽量用通俗易懂的语言与患者交流，再转化为专业术语记录。比如：问病人用"发烧多久了"，病历记录为"发热"；问病人"胸口憋闷还是心慌？"病历记录为"胸闷或心悸"。再比如，心内科的患者可能会问医生，我一个心脏病，为啥做了心电图还要做B超，做了B超还要做CT？你直接做CT不就可以了吗？他可能会质疑检查是不是重复了，是不是过度医疗了，向患者解释心电图、超声、CT等检查心脏的区别，过于专业的解释老百姓是听不懂的，但要消除患者及家属的质疑，可以拿这些检查用房屋做比喻，"心电图"是检查房间里的电线是否有断线、有短路、灯泡能不能正常发光；"B超"是检查房间有没有扩大或不正常，房间的墙壁有没有增厚，房间的门窗有没有开关不严；"CT"要检查房间里的主要管道是不是堵塞了、不通了等，它们各有各的检查用途，互相是不能替代的。这种通俗易懂的与患者交流的过程不仅拉近医患之间的距离，更容易消除患者对疾病的恐慌情绪，也能理解医生为什么进行检查，而不会误认为过度检查、过度医疗，更容易配合医生进行后续的治疗，从而达到良好的治疗效果。

2. 关注疾病对患者的身心影响，并给予安慰

疾病对身体造成的疼痛不适已经令患者非常痛苦，且由于患者对医学知识的不了解和疾病演变的不确定性，会增加更多的不安，甚至影响基本生命体

征，如血压、心率的变化等，更可能影响到临床治疗效果。所以关注疾病对患者造成的心理和情绪伤害，以及用恰当的语言来解释和安慰患者，使患者稳定情绪、配合治疗。这些方法在外科手术前后、心内科介入治疗前后、脑血管病康复治疗阶段、肿瘤治疗中晚期等都非常重要。

3. 引导患者对专业性诊疗方案及不确定性的正确认知

患者是疾病的承载者，也是治愈疾病最大的受益者，患者的整体状态在相当程度上影响着疾病的走向和治疗的有效性，所以医务人员要引导患者对专业性较强的临床诊疗有一个较为正确的认知。根据患者文化水平、职业特点、社会阶层等的不同，要引导他们对就诊疾病形成适合他们的正确认知，尤其对不同人群的担忧、质疑和需求方面不同重点引导。如知识分子人群，对于疾病预后、诊疗方案、疾病预防等方面有较大好奇心，可适度详细向其解释。他们对于疾病的复杂性和多变性容易理解和接受，提前沟通到即可。工人、农民等文化程度较低的人群，对于疾病的严重性、治疗费用、出院后身体是否完全恢复等更为关注，要侧重向其解释说明，以消除顾虑。他们对于疾病的复杂性和诊疗过程中的多变性不容易理解，要重点和反复沟通，不仅便于获得诊疗过程中患者的配合，提高患者对医生诊疗措施的依从性，还可降低患者不切合实际的过高期望，提早防范和规避医患矛盾。

向患者宣传正确的医疗理念。医学是一门不断发展变化的探索性学科，对很多疾病仍处于不了解和无法治愈的阶段；医疗行为是一种医疗照护，而不是市场商品服务买卖；人体患病本身就是多样性和个体性结合的复杂现象，没有绝对。所以医生对于不同患者病情的治疗和预判都充满不肯定的说法，这种不肯定是由疾病本身的特点决定的，而不是为了推卸责任……让患者意识到自身疾病的治愈或好转不仅仅受医生、医院的技术水平的影响，也受患者自身影响。

（三）对于非专业信息不对称问题的防范

非专业信息的不对称是诱发行业道德风险、滋生机会主义和损人利己现象的主要原因，也是改善医患信息不对称的主要领域，更是扭转医患关系和减少医疗纠纷的核心内容，需要政府、医院、个人共同参与。

1. 政府应充分发挥政策导向作用，国家应建立健全行业立法和相关制度，严格要求医疗机构公开发布行业相关信息，如医保报销政策、药品价格、诊疗费用、检查费用等，制定和公开诊疗标准、临床诊疗路径等，将医疗服务的专业信息转化为公众容易了解的信息，便于患者进行理性选择，减少因信息不对称产生的质疑和不信任。

2. 医院及时公布公开行业信息和加强信息交流的管理，医疗信息的公示和及时公布，包括医院规模特色、医院经营状况、医院诊疗情况、医生专家技术水平、学术优势、科研成果、医疗收费、医院规章制度、医院文化创新、患者意见反馈、满意度调查分析等。不仅展示本院特色，建立群众印象，同时接受社会和患者监督，增进相互信任，促进医患关系的和谐发展。

3. 医务人员认真执行行业标准和医院制度，展现医院文化。医务人员不断加强职业道德教育，提升职业素养，传播本院的集体文化，以患者为中心，以患者需求为导向，医生、护士、管理者、后勤人员各司其职，做好自己岗位应做的事，从行业标准、服务态度、医疗质量、设备条件、专家水平等全方位提升，使患者实现信息交流最大化。

（四）双向沟通，换位思考实现彼此认同

医患间良好的沟通不仅有助于诊疗流程的顺利实施，如病史询问、辅助检查、治疗实施，而且可以减少医患信息不对称造成的疑虑和不安，改善医患关系，有利于医患共同完成对疾病的诊治，减轻患者痛苦，实现患者就医的最终目的。而良好的沟通不是医生对于诊疗内容的单方面灌输和要求，也不是患者对于自身痛苦和需求一味抱怨与倾诉；沟通是双方共同参与的、通过多种方式和手段，实现医患间信息及时、有效、真实、全面的交流和互动。由于医学本身的特点和诊疗的特殊性，决定了医患间的沟通较普通的人际交流沟通有许多自身的特点。在诊疗全过程中都伴随着沟通，由于医患沟通是所有关系沟通中最重要的部分，我们重点对医患关系中的沟通进行探讨。

1. 沟通的双向性。随着诊疗阶段的不同，沟通的内容和方式也会有相应变化，信息的提供方和接收方也会在医患间相应变化，患者如何向医生提供有利于帮助疾病诊疗的信息，医生如何准确感知患者提供的信息，医生如何向患者解释疾病和诊疗的相关信息，患者如何理解医生提供的较为专业的信息，如何及时反馈治疗效果和临床症状……都是实现医患间有效沟通必须注意的。沟通的效果会互相促进和互相影响，最终决定沟通交流的结果是否理想，而有效沟通最主要的方式一定是双方互通有无。

比如，就医时，医生会首先详细询问病史，沟通由此开始。患者将与就医有关的所有情况提供给医生，以便医生根据专业知识进行初步分析、判断，并考虑和指导患者进行查体和辅助检查，帮助明确诊断。如果双方配合不好，沟

通有障碍，则很容易影响对疾病的正确诊断。

再如，关于疾病的知情权和对治疗方案选择上，医生应当向患者提供详细的解释和说明，对于不同治疗方案的优劣、利弊都应表达清楚、准确和全面，让患者充分理解，不仅遵从诊疗流程中的病情交代和签字，更便于患方共同参与选择和配合治疗的实施。

还有，对于治疗方案启动后的病情变化和疗效尤其要进行双向交流和互动，以便医生根据患者个体的不同反应对治疗方案、用药剂量、药物类别等进行及时调整，从而使治疗向着有利于患者康复和临床治愈的方向发展。

2. 沟通的真实性。疾病不同于其他，有很多时候的身体疾患是个人隐私，难以启齿，患者羞于向医生表达，往往对于疾病的隐瞒和失真的描述会影响医生对疾病的正确诊断，所以患者在医生面前要保持沟通信息的真实性，这是由医学本身的特点决定的。尤其对于患者看来非常隐私的内容，如发病诱因、家族史、外伤史、过敏史、冶游史等，都应真实地提供。当然医生的职业道德要求对患者的信息和隐私进行保密，并且医生要注意问诊和沟通的技巧。

3. 沟通的及时性。疾病的发展变化是动态的，对于疾病的诊疗是否有效也是需要及时跟踪和调整的，不仅医护人员要及时观察、监测，患者及家属也要将病情和疗效及时向医务人员反馈，形成医疗信息沟通的及时互动。尤其一些急危重症的病情变化和监测更是需要随时随刻。信息的延迟沟通可能影响疾病的转归，医务人员尤其对患者提供的及时信息给予有效应对，以免造成不良后果。

4. 沟通的有效性。医患沟通的目的是通过信息的交流和信号的准确传递和接收，从而有利于疾病诊疗和解除患者的痛苦，那么如何有效沟通就十分关键。除去通常提及的沟通技巧、已经明确的诊疗流程和文字告知外，作为医务人员，应当将更多的人文关怀融入诊疗的全部过程中，注重患者的身心感受，尊重患者的知情权、选择权，给予最大的公平、尊重、关怀。用共情和换位思考来面对患者的求助，体会患者的身心痛苦，理解患者的焦虑和不安，消除患者对疾病的担忧和恐惧，提供必要的鼓励和安慰，建立相互的理解和信任，从而实现医患关系的和谐，共同实现身体康复和治愈疾病的目标。

换位思考是医务人员应当具备的一种职业技能和素养。换位思考不仅指医务人员能够准确地置换到患者的角度去揣测对方的所思所想所虑所忧，还要能够准确地置换到患者所处的文化程度、社会背景、认知事物的高度和交流能力的角度和其对话，实现平等、有效的沟通。

（五）充分发挥医院文化管理的作用，互为忠信，实现最大化沟通

在医患关系中，由于存在医患信息不对称，医患之间预设了一种先在的诚信责任，而医方首先对患者负责，对患者讲诚信，从而建立起患者对医者的诚信，形成彼此信赖和互相忠诚。而这种道德层面的义务和责任需要在文化的约束和引导下才能更好地发挥作用和长久维持，所以现代医院管理中，对于医院文化的建设和管理便显得尤为重要。医院文化管理可以从以下几方面发挥作用，增进医患沟通，实现彼此信赖互为忠信。

1. 加强医院文化品牌的提升和维护

医院的文化品牌是医院文化建设和管理过程中，"医院核心价值的结晶，是医院全体职工长期形成、共同遵循的价值理念和医疗行为标准，既是一种长期的积淀，又能从具体行为中渗透和体现"。[①]医院文化品牌的凝练源自全员职工的日常行为和优良传统，又激励和推动职工不断提升和进步，所以彰显和弘扬"以患者为中心"的医疗服务理念，树立和培养"医术精湛、医德高尚、医风严谨的医务人员"的医院文化核心价值取向，建立和发展"以人为本"的医疗服务模式，才能够将具有独特个性特征的医院文化品牌逐渐植入患者和群众心中。

医院品牌的维护是一个自我不断发展、完善的过程，也是和患者不断互动、深入了解和认同的过程，更是医患关系从紧张到修复到改善到相互理解到彼此认同和充分信赖的过程。医院的管理者应注意对医院文化品牌的提炼与倡导，比如在宣传展示、活动口号、标识标语、建筑形象设计等方面，运用多种手段，通过各种途径传播给全员职工和所有患者。当品牌形成并且越来越发挥作用的时候，不仅能规范、约束、引导全员职工的理念、思想和行为，更是能够让患者清楚地认知医院、改变传统印象、产生理解、建立信任的良好标志和媒介。犹如服装的商标，看到、听到一个牌子，就能想到它的风格和特点，医院文化的品牌尤是。

2. 加强医院制度文化的执行和管理

医院文化的形成和凝练关键环节在如何落实与执行，执行的前提是有制度、有标准、有规范，所以将医院管理中各项制度的建立健全、制度的落实执行、违反制度的处罚等统称为"制度文化"。随着医疗卫生体制改革的不断深

---

① 李琳、尹芳：《对现代医院管理中的文化建设与绩效管理的思考》，《卫生软科学》，2018年第32期第10卷，第36-38页。

入，新时期医疗卫生健康战略目标的确定，医院管理层应及时清理和修改与国家新政策、新形势、新要求不相适应的陈规旧习，不断建立健全符合医院发展实际、行之有效的规章制度。医院领导和管理层引领好以制度治院的院风，全体干部职工要遵循和执行"有章可循、按章办事、违章必处"的院规，"从临床医疗护理到诊疗配套支持，到医院后勤保障，到对外宣传服务等各部门职责明确、运行有序、落实高效、奖惩到位。[①]尤其对于违反制度的行为和现象应严格按章处理，这是制度文化能否长期持续和不断提升的关键。此外，将医院各组织部门的绩效管理形成制度，融入制度文化的落实执行当中，不仅能够发挥绩效管理的作用，更能够为医院文化这种"软管理"提供科学的"硬手段"，更容易增加患者对医院文化的认知和信任，也即通过制度诚信来改善医患关系，进而增进医患之间的互信。

3. 加强医院行为文化的执行和管理

医院文化是一种意识形态，职工对医院文化的积淀与传承靠行为的表现，患者对医院文化的理解与认同靠对医务人员行为的感受与接触，所以规范、落实医院职工尤其医务人员的临床诊疗护理行为，并对此进行系统管理和改进是医院文化管理的重要内容，也是影响医患关系，决定医患互信走向的关键环节。我们在前文已经重点对诊疗流程、医疗行为、医疗质量、医疗安全等的精准化管理进行了详细说明，本章节不再赘述。值得强调的是所有对制度化的标准、规范的严格执行与遵守，本身就是行为文化最好的体现和践行。医疗行为规范执行的过程也是患者对医院和医务人员建立信任的过程。

4. 加强医院服务文化的落实和改进

医院虽然是以医疗行为为核心的机构，但对患者的诊疗服务行为也包含了很多辅助的、非专业的服务内容，具体内容我们在上一节已经有较为详细的罗列，比如信息化设施的配置、医保报销流程和手续、预约诊疗、就诊车辆的管理、就诊随诊人员的吃住等后勤安全服务、出院前的康复指导、患者投诉回访等，无一不是医院文化的体现。所以加强医院其他服务文化的同步建设和精细化管理，时时处处以患者就医方便为导向来提供就医条件、改善就医环境、优化就医流程、提高就医感受，全方位、全周期重视患者的需求和要求，将人文关怀融入患者就医、就诊、住院的每一个环节，增进患者对医院和医务人员的好感和信任，从而建立彼此信赖的和谐医患关系。

---

① 周炳荣、胡勤刚、王磊：《医院文化管理的内涵与实践》，《江苏卫生事业管理》，2015年第26期第5卷，第86-87页。

第六章

精勤不倦　守仁力行——职业行动力建设

现代医院管理，管理的不仅仅是组织的运行，更需要对组织中的人，即医护人员进行有效的管理。这是面向个体的管理，而这种管理的关键是如何培养、调动个体的职业能力。在职业需要的各种能力中，行动力无疑是最为核心的能力。因为不论是何种能力，或者是知识、技能等，个体的职业综合素质都会最终体现在职业行动力之上。职业行动力的培养和调动，在管理者看来是最不容易"抓住"具体内容进行塑造的东西。当然，绝大多数的医院也非常重视医护人员医德的教育和培养，但是很少有管理者会将两者联系起来。职业行动力一词及其所指向的意义是现代管理学中的一个概念，是指医护人员在工作中的行动能力。而所谓的医德是个人品质，是自古以来对医生的职业要求，当然也会体现在职业行为上。两者是有着密切联系的两个概念。传统精诚文化所代表的医德精神和内涵有助于医护人员的职业行动力的提升。职业行动力的行动意愿、行动承诺、行动能力三个方面的建设都可以从精诚文化中寻求到有益的资源。同时附属医院还是一所兼具教学功能的医院，肩负有立德树人的使命，更要将思想政治教育和文化管理相结合，通过思政教育，用党的全心全意为人民服务价值信念引导职业行动力的提升，以共产党人精神谱系为职业行动力增添力量。思政教育与文化管理的精神实质都是通过对人的价值观的教育，提升职业行动力，实现组织的管理目标和组织宗旨。

第一节　医德与职业行动力的关系

一、医德

在前文我们提到医德医风的规范，那何为医德？"医德"顾名思义，即医务人员应有的职业道德，是调整医务人员与患者、医务人员之间以及与社会之间关系的行为准则。它所面对的人群是广大患者，直接关系着患者的生命安危、疾病痛苦，并受经济、政治、文化等多种因素的制约。

我国古代医者怀有仁爱之心，具有神志专一、不避艰险、一心一意救治黎民百姓的悬壶济世精神，为了治病不惜以身试药，对患者的痛苦感同身受的精益求精之大医精神。这些就是古人的医德。我们在传承古代医者的高尚医德的基础上，制定出当代医务工作者的医德规范。

2017年8月21日，国家卫生计生委颁布《中华人民共和国医务人员医德规范》。其主要内容是：

一、救死扶伤，实行社会主义的人道主义，时刻为患者着想，千方百计为患者解除病痛。

二、尊重患者的人格和权利，待患者不分民族、性别、职业、地位、财产状况，都应一视同仁。

三、文明礼貌服务，举止端庄，语言文明，态度和蔼，同情、关心和体贴患者。

四、廉洁奉公，自觉遵纪守法，不以医谋私。

五、为患者保守医秘，实行保护性医疗，不泄露患者隐私和秘密。

六、互学互尊，团结协作，正确处理同行同事间的关系。

七、严谨求实，奋发进取，钻研医术。精益求精，不断更新知识，提高技术水平。

《中华人民共和国医务人员医德规范》旨在加强卫生系统社会主义精神文明建设，提高医务人员的职业道德素质，改善和提高医疗服务质量，全心全意为人民服务。

医德规范中，首要是思想道德观的认识。"救死扶伤，实行革命的人道主义"是毛主席在1941年9月为当时中国医科大学的题词，这一题词标志着我国人道主义道德观的提出。抗战时期的中国共产党人齐心合力把延安的七八个旧窑洞改建成了实验室，并自力更生建造了教室，备齐了桌椅板凳。学员们努力学习，积极投入战斗。学校培养了一批批优秀医务工作者，为新中国的成立和建设立下汗马功劳。老一辈无产阶级革命家用生命和鲜血换来伟大的社会主义，当代的医务工作者要发扬救死扶伤的白求恩精神，实行社会主义的人道主义。

其次是工作内容的要求。当为患者诊治时，医务工作者首先要耐心倾听患者诉说不适的具体情况，必要时要带患者去专门的诊室查体，经过一系列的详细问诊，熟练而又温柔的查体，必要而又及时的检查，综合而又准确的判断之后，再向患者解释相关的病情及治疗、用药，征得患者或家属同意后进行下一步治疗。医务工作者要尊重和维护患者的权益，主要包括患者的人格权、知情同意权、选择权、参与权、保密权和隐私权。医务人员在职业过程中应当着装整齐，文明用语，如实向患者及家属介绍病情、诊断、治疗及相关医疗费用，在诊疗操作前向患者解释目的和注意事项，诊疗操作时态度和蔼，动作轻柔，注意保护患者隐私。

以下是河南郑州A医院的一个病例。李女士，32岁，未婚。因急性下腹疼痛急诊入河南郑州A医院就诊。患者入院时面色苍白，脉搏细数，四肢湿冷，血压80/60mmHg，处于休克状态。患者主诉停经45天，有恶心、呕吐且不规则阴道出血症状。超声示子宫内未见胎囊，左侧子宫附件有包块。抽血结果回报：孕酮水平为8ng/ml，偏低。后穹隆穿刺有不凝固血液。经上述症状及检查结果，医生快速、准确地判断出此患者为宫外孕输卵管破裂，必须立即手术否则有生命危险。随急诊行一侧输卵管及卵巢切除术，因出血较多术中给予全血2单位静脉滴注。手术顺利，术后5天出院。

由于河南郑州A医院医务人员快速的诊治、高超的医术，才使患者从死神手中逃脱。可出乎意料的是，该患者出院后，一纸诉状将郑州A医院告上法庭。理由有三：一是河南郑州A医院在未经患者同意及签署知情同意书的情况下，为患者输血。二是未向患者及家属介绍手术利弊及替代方案。三是在未经患者同意的情况下向他人透露患者未婚及宫外孕的消息，导致患者在某公司价值3千万的股份被他人取代，使患者造成经济损失。此案例值得我们思考。医务人员在治病救人的同时，医德规范的具体要求同样不可忽视，需要体现在切实的行为中。

医德规范中要求，用药时应征得患者同意并详细介绍药物的名称、剂量、使用方法及作用、副作用，手术或检查时应用通俗易懂的语言介绍程序步骤，告知利弊及替代方案。在诊治的过程中不经患者同意不能向第三者透露患者的信息及相关资料。诊治结束后医务人员还应向患者提供有关其病况的资料及医疗收费的凭证，介绍其疾病相关的医疗知识及健康宣教。医务人员在解除患者痛苦的同时，还要尊重患者的风俗民情，对患者一视同仁。合理检查及收费，严禁对患者吃、拿、卡、要。

互相尊重，团结合作是中华民族的传统美德，也是社会主义市场经济条件下职业道德的重要范畴。医务人员应以患者为中心，互相尊重，互相合作履行医务工作者的义务，做好本职工作。与同事建立平等、尊重、信任、支持的良好关系，互相协作，共同发挥个人优势，提高医疗质量，保证医疗目标的实现。

随着医疗改革的逐渐深入，医院与医务工作者的竞争日趋激烈。医院全心全意为患者服务的理念也更加深入人心。医务人员只有潜心研究，认真实践，精益求精地钻研医疗技术，提高医疗技能，掌握更加先进的治疗方法才能做到为患者服务，为患者解忧，从而在竞争中立于不败之地。

二、职业行动力

（一）什么是职业行动力

行动力，指的是个体为了达到既定的目标而愿意主动持续思考和学习，从而培养成一种动机和习惯的内驱力量。职业行动力即为我们在职业工作中的行动力。

（二）职业行动力的个人特质

1. 主动性

即指一个人主动领受工作任务，积极和上级、同事及下级商讨工作任务中的难点、问题，寻求解决办法与对策。例如在医院的诊疗活动中，可以反映为：医生主动与上级医师沟通，落实三级医师查房制度，为患者制订合理的治疗方案，针对病历的疑点和难点主动邀请各个学科会诊，保证患者的医疗安全等方面。

2. 推动力

在面对工作任务时，倾向于立即采取行动，并以自己的行动带动工作的进展。例如在医院的诊疗活动中，主管医生在患者发生病情变化时，立即给予相应的检查和处理，积极地考虑患者的病情及下一步的治疗方案，在科室科务会及质控会上反馈问题，制订处理措施并追踪效果。

3. 冒险性

更倾向于用"尝试"的方式解决问题，愿意在"做"的过程中发现问题、解决问题；不怕困难和挫折，勇于承担责任和行动后果。例如在医院的诊疗活动中，在为患者诊治时，出现了多学科互相制约的瓶颈期，主管医生能够权衡利弊选择更加合理的治疗方法，并且大胆地改进医疗方法，改革医疗技术，解决患者的实际问题，使患者受益。当患者出现思想波动时，勇于承担，积极解释并取得患者及家属的理解和配合。

4．自信与坚持

相信自己能将工作做好，有能力解决工作中遇到的困难；具备较坚韧的意志力。例如在医院的诊疗活动中，当患者反复治疗，诊疗效果不佳时，积极地查找资料和文献，提高自身能力，请上级医院会诊，求得宝贵经验及利用先进医疗技术解决问题。自己有充足的自信心和坚强的毅力，且对患者有信心，不放弃，最终使患者逐渐好转。

（三）职业行动力的影响因素

职业行动力有着个人特质，同时也受多种因素影响。

1．动机水平

佛罗里达州立大学教授Anders Ericsson称，动机是成就的关键因素，那些成功的人之所以成功，很多时候只是因为在某些事上，保持了比其他人更持久和强烈的动机。

动机一共可以分为四种，它们都能以不同的方式影响我们的行为，驱动我们做出改变。

第一种，内在——正向的动机：发自内心的、鼓励我们做出积极行为的动机，比如挑战、期望、激情、满足感、自我确认；它往往能够带来内心的成就感、价值感，使我们完成和巩固整个行为改变的过程。

第二种，外在——正向的动机：被外在的好处、利益驱动，比如被他人欣赏和承认，有经济上的奖励；它可能会带来一些行为改变，产生部分成就感，但影响力往往是短暂的，影响范围是狭窄的。

第三种，内在——反向的动机：被内心负面的感觉所驱动，比如感到威胁、害怕失败、空虚感和不安全感；它可能会带来一些行为改变，但可能进入复发阶段。

第四种，外在——反向的动机：被外界的不良影响所驱动，比如可能不被他人给予足够的尊重，有经济或人际关系上的压力，来自对自己非常重要的人或物的压力，不稳定的生活等。

2．自我代理水平

自我代理指的是一个人在多大程度上感觉到自身就是行使各项功能的主体。一个人的自我代理感越强，就越容易有挑战感、价值感、成就感等。

3．目标导向行为的一系列相关技术

行动力还涉及一系列技术，比如多线程管理、目标拆解与阶段性评估等。通过科学的管理技术，可以系统地提升行动力水平。

4．形成对自身"正面激励"的条件训练

一个人能否在长时间里拥有不断提升的行动力，这与他在生活工作中有没有形成一个关于行动力的正向循环有着很重要的关联。医院员工行动力的提高，也与医院制度的正向循环系统相关。例如，医院的管理部门制订了具有正面激励作用的绩效考核制度。如果医院的职工医德高尚，待患者如亲人，全心全意为患者服务，就会在医德医风评优中获得奖励。如果职工工作努力、任劳任怨、有过硬的技术水平并在临床工作中勇于创新，敢作敢为，就会在年终评优、科室优秀中获奖。这些奖项会为职工以后的先进、选拔中层干部、职称晋升等加分。这些条件和措施在一定程度上正面激励和鞭策着职工自身的职业行动力。

（四）如何提升职业行动力

在医院的医疗活动中，医务人员如果缺乏行动力就会严重影响医务人员的工作效率，影响医院的团队合作；影响医院对患者的服务质量，阻碍医院的快速发展。对于医务人员个体来说，提高行动力需要从多方面入手。

首先，思想上重视，摆正自己的心态。查找缺乏行动力的原因，分析为什么会有这样的原因，怎样做才能去除这样的原因，先解决自己内心的问题。

其次，明确目标并制订切实可行的行动计划。可以先制订一个切实可行的具体目标，并且制订好计划，规定好完成的具体时间。也可以预设自我奖惩制度，如果目标没有按时完成，那么就给自己一个较为严厉但可接受的惩罚。同样的如果按时优质地完成目标，可以预设奖励措施。在实施期间可以自己或找他人监督。

再次，要经常性的自我总结并适当排除身边的干扰。定时总结工作经验，还要多多反思自己的工作特点、注意力、思维能力等。这些经验和反思能够使以后的工作扬长避短，更加流畅和高效，更加快速地提高职业行动力。

最后，可以通过学习提升行动力，比如参加潜能开发课程，提升行动力的课程等。

三、医德与职业行动力之关系

医院的竞争除了医疗技术的竞争，更重要的是医院文化的竞争。基于这样的认识，医务工作者要按照习近平总书记因事而化、因时而进、因势而新的要求，更加注重以文化育人，更加注重总结、提炼和培育鲜明的医院文化，激励、鼓舞、影响与带动越来越多的医务工作者积极进取、崇善向上，从多方位、多角度、多层面提高医德。

医德与职业行动力是相辅相成、互相促进的。高尚的医德可以促使医生以患者为中心，处处为患者着想，为减轻患者的病痛而努力工作，从而提高职业行动力。具有高效职业行动力的医务工作者，一定是心中想着患者，工作努力认真，兢兢业业。这些行动映射出医生高尚的医德。

（一）高尚的医德可以提高职业行动力

一名医德高尚的医生，时刻为病人着想，千方百计为患者解除病痛。他的内在——正向的动机就会强大，从而提高了职业行动力。

林巧稚，是一名卓越的妇产科医生，被誉为"万婴之母"。1921年夏，林巧稚到上海报考北京协和医学院。考试时，一个女生突然晕倒了，林巧稚毅然放下未完成的试卷去照顾患者。然而，当她回到考场时，考试时间已过，使她最拿手的英语试卷没有做完，林巧稚只好悻悻地离去，准备明年再考。可在发榜之时，她却发现在百里挑一的金榜之上竟然有她的名字！原来，恰是她在考场救人的出色表现，被北京协和医学院看中，因为她具备了一个医生的优良品质。

自她走上工作岗位到临终前夕。在半个多世纪里，为新中国妇产科学的创建和发展倾注了大量心血，为我国妇产科学界培养了一代又一代优秀接班人。她把毕生精力无私地奉献给人民，被誉为"卓越的人民医学家"。

为了解决患者的病痛，为了挽救患者的生命，医务工作者奋发进取，钻研医术，精益求精，不断更新知识，提高技术水平。从这一方面反映出医务工作者的职业行动力：目标导向行为的一系列相关技术就会提高，从而提高了职业行动力。

案例十九：河北工程大学附属医院普外科孙教授带领的外科团队就是这样的例子。外科大手术的患者创伤大，痛苦多，恢复慢，费用高。孙教授带领他的团队苦心钻研，苦练技术，率先开展了3D腹腔镜手术。和传统开放手术相比，3D腹腔镜手术具有操作更精细、清扫更彻底、切口更美观的显著优势。肝癌在恶性肿瘤的发病率中排第五位，全球每年罹患肝癌的人数达到70万，其中我国患病人数就达到30万。传统的肝癌手术切口在上腹部呈反L形或弧形，长度通常达30cm，患者的创伤巨大。随着3D腹腔镜在肝脏手术中的应用，大大减少了患者的痛苦。

孙教授的团队心中时刻想着患者，以挽救患者生命，减轻患者病痛为己任。这种高尚的医德激励着他们不断钻研新业务、新知识，提高专业技能，从而也提高了自己的职业行动力。

反之，如果医生不遵守医德，则降低职业行动力。

例如在一次诊疗中，患者赵某，男性，52岁，因突感一侧上、下肢无力入上海某医院住院治疗。主管大夫谢医生根据此次检查结果考虑为淋巴瘤颅内转移。行MTX高剂量化疗再做自身骨髓移植。当患者行第二次化疗时，出现极大的恶心、呕吐反应，且口腔溃疡严重，无法进食，颜面发黑，伴有发热。家属多次向医生反映，可是医生却以忙着手术，没有时间，且此现象为化疗药的正常反应为由未去查看患者。次日，通知患者出院。患者家属再三申请留院观察治疗，待症状减轻后再办理出院。谢医生以预约患者太多，没有床位为由拒绝家属请求。患者无奈出院，后症状继续加重并引发了严重的败血症导致生命垂危。为此，该院谢医生受到了医院免职并扣除当年全部绩效的双重处分，严重影响其职业生涯。

谢医生面对患者的痛苦视若不见，不仅未及时给予对症治疗反而以种种理由让患者出院，显示出其职业行动力的匮乏。

（二）良好的职业行动力映射高尚的医德

职业行动力的影响因素之一是动机水平。其中内在——正向的动机是发自内心的做出积极行为的动机。工作中，努力认真，尽职尽责地完成自己的本职工作。当工作中遇到困难和挫折时，不畏挫折和失败，积极努力地去面对，不怕吃苦不怕辛劳。勇于创新，总是把工作中的经验和教训及时总结并创新出更加利于工作的方法和技能。这些动机是充满正能量的，能给医疗工作带来有益的影响，从侧面映射出高尚的医德。

案例二十：2020年，新型冠状病毒肆虐，在抗击新冠肺炎疫情期间，核酸检测室是医院的重要阵地。河北工程大学附属医院的检测小组高慧洁是一名中国共产党党员，平时负责检验科的日常核酸检测工作。当疫情开始时，细心的她敏感地预估到核酸检测在此次战"疫"中的重要性，她关注国家卫生健康委发布的每一条对新型冠状病毒的最新研究，认真学习新型冠状病毒的特性、检测方法以及通过国家审核的试剂厂家，研究不同检测方法的差异。学习核酸检验的同时，她向党组织递交了请战书："作为一名党员，我责无旁贷，我已经准备好了，无畏危险！"当医院准备开展核酸检测时，她提前把家里的孩子、老人安顿好，没有后顾之忧地全力投入到核酸检测工作。

在高慧洁的心里有一个信仰："我是医务工作者，疫情前面我义不容辞。"正是这种内在－正向的动机，使她毅然舍小家顾大家，向党组织递交了请战书，投身于这场战役中。她的这种做法，映射出了她高尚的医德。

相反，如果医生职业行动力低下，则会影响医德。例如某医院一位医生，对专业技术不熟练，手术做不下来，患者病痛解除不了。可是他却不能听取同事的合理化建议。日常不参加医院、科室组织的学习，不钻研专业知识，也不去上级医院进修学习新技术、新知识。在科室与同事斤斤计较，不能和平相处。为此，在医德医风考评中多次不合格。这位医生职业行动力低下，推动力不足。由于他的这种内在——反向的动机使他在面对工作任务时不能以自己的行动带动工作的进展，裹足不前。工作中缺少发展与创新，更没有学习与进步，导致他工作开展困难。面对患者问题不能解决，遭到患者多次投诉。

没有全民健康，就没有全面小康。党的十九大提出要实施健康中国战略，为人民群众提供全方位全周期健康服务。医务工作者有信心，有决心，也有能力在各级党组织的坚强领导下，进一步强化服务意识、规范服务行为、践行服务承诺，不断提高医院科学化、精细化管理和服务水平。医生的职业行动力与医德息息相关。修医德，铸医魂，强医技，提高职业行动力。为早日实现"健康中国、健康百姓"目标作出应有的贡献。

第二节 "仁恕博爱"：自我奉献与行动意愿

一、"仁恕博爱"

仁，即为仁爱，本意是对人友善。恕，用仁爱的心待人，用自己的心推想别人的心，将心比心。博，广博，博大。爱，对一切客观存在的事物充满信心和喜爱。

"仁恕博爱"即为医者对患者有仁爱之心，对一切存在的事物有无私、广博的爱。

我国古代医者身怀"仁恕博爱"之心。明代有一位伟大的临证医学家——万全，他在我国医学史上以儿科、妇科、痘疹等享誉盛名，所著全书有二十多种，已刻板收入《四库全书》的书目有十种。他在《育婴秘诀》中写道："医者，仁术也，博爱之心也。当以天地之心为心，视人之子犹己之子，勿以势利之心易之也。"这些表明了万全倡导和践行医者仁恕博爱的医德情操。在万全行医生涯中，有一次遇到一个孩子，一直咳嗽，迁延不愈。孩子的父亲到处求医，吃药，按摩，针灸，火罐，烧香，访遍了方圆十里的医生，用尽各种各样的办法，迁延七个月仍然没有好转。人们疑惑地问他父亲，为什么不去请万全医生来诊治呢？原来，孩子的父亲和万全医生积有宿怨。可是，孩子病成这样再不找万全医生诊治恐怕有性命危险。情急之下，他父亲来请万全。万全丝毫不计前嫌，快速赶到孩子床前，详细询问病情，认真诊治，思考治疗方案。经过一个月的精心治疗，孩子终于康复了。万全有高超的医术，更有仁恕博爱的胸襟。

二、自我奉献

（一）自我奉献的含意

"奉，即捧，意思是给，献给；献，原意为祭祀，指把事物等恭敬庄严地送给集体或尊敬的人。"[1]故奉献两字合起来就是恭敬地交给或者呈献，意为满怀感情地为他人服务、作出贡献而不求回报。顾名思义，自我奉献就是发自个人内心，心甘情愿地帮助他人，为他人服务而不求回报。

（二）当代医者的"仁恕博爱"与自我奉献精神

奉献，就是一种不求回报的给予。它既是一种高尚的情操，也是一种平凡的精神；它既包含有崇高的境界，也蕴含着朴素的情感。当代医者，继承先人的足迹，继往开来不断奋斗，把"仁恕博爱"精神薪火相传，用医者宝贵的生命谱写了当代的"奉献精神"。

提到"非典"，大家心有余悸。2003年的春天，非典的雾霾笼罩着中华大

---

[1]《现代汉语词典》第七版，商务印书馆，2018.12。

地，让人们内心充满了恐慌和无助。无数的医务工作者为了人民的宝贵生命不畏生死、不计报酬、勇于奉献，驱散了疫病的阴霾。

案例二十一：王晶，北京大学人民医院急诊科护士。2003年4月5日，医院接诊了首例"非典"患者。王晶主动请缨，抗战在非典病房的一线。非典是一种呼吸道传播疾病，通过飞沫传播，医务人员与患者的每一次接触都有可能被传染。当患者需要治疗时她总说："让我来！"她总是抢着为患者输液，调整呼吸机，清理分泌物，做各种生活护理。她把生的希望留给共同抗战的战友，自己却冲在最前线。她不顾个人的安危，始终把患者和热爱的医疗事业放在第一位，直到她生命的尽头。2003年5月27日15时30分，王晶在抗击非典的战斗中光荣殉职，终年32岁。她把自己最美丽的生命无私地奉献给祖国的卫生事业！

当代医者的"自我奉献精神"鼓舞着一代又一代的医务工作者们勇往直前。春节，是中华民族最隆重的节日。2020年的春节，本也应当如往年一样张灯结彩、走亲访友。可是，新型冠状病毒却打乱了这一切。钟南山成为家喻户晓的名字，成为人民心中的保护神。当武汉暴发新冠肺炎疫情，所有能离开的人纷纷乘车离去时，这位曾经参加过抗击非典战役的战士，一位德高望重曾经救过无数患者生命的医生，已经84岁高龄的老者，毅然坐着只有站票的火车抵达武汉并马上投入到战斗中。他一边告诉公众"尽量不要去武汉"，一边却自己登上去往武汉的列车挂帅出征。

钟南山到达武汉后，立刻投入到战斗中，用尽全力与病毒赛跑。2月18日他奔赴多个医院了解疫情后，19日便赶往北京，参加国家卫健委会议。他只休息了4个小时，便从早上6点开始工作。他告诉大家究竟发生了什么，应该怎么办。他夜以继日地工作，带领白衣天使们攻坚克难，为人类的健康鞠躬尽瘁。在一次采访中，钟南山眼泛泪光地说："武汉本来就是一座英雄的城市，这次也是一定能够过关的。"在这次没有硝烟的战斗中，白衣天使们毫不退缩，拿出自己的看家本领和过人胆魄，担当起保家卫国的重任。他们用实际行动诠释了大医精神。

（三）什么是行动意愿

"意，心意，心的方向；愿，愿望，原动力。"① 故"意愿"就是最初的愿

①《现代汉语词典》第七版，商务印书馆，2018.12。

望，是想达到某个特定的目标和方向，然后用尽自己的能力去达成目标和方向。

（四）自我奉献与行动意愿

自我奉献精神，是职工思想素质好、业务能力强的重要标志，具有自我奉献精神的职工才能有更加积极的行动意愿，才能把工作做好。因此，它是医院最宝贵的精神财富。

1. 自我奉献精神本身就是一种行动意愿

自我奉献精神是出色地完成医疗、服务、管理和其他各项任务，不断创出新水平的强大动力。这种积极的充满正能量的精神促使职工更好地完成工作。职工有了自我奉献的精神，才能付诸行动。医务工作者有了奉献精神，就会出干劲、出智慧、出成绩，就会一心扑在医疗卫生事业上。

2020年的2月，在武汉抗击新冠肺炎疫情期间，河北工程大学附属医院也同样积极抗疫，涌现出无数无私奉献，大医博爱的感人事迹。

伟大的医学事业，需要一代又一代医务工作者的无私奉献与默默付出，更需要一辈又一辈白衣战士的薪火相传。2020年的新冠肺炎疫情让医院成了这场没有硝烟的战争的主要阵地。医务工作者们不管年龄、不分性别、不计职位、不论生死，毅然投身到这场战役中。在河北工程大学附属医院复兴院区有几位50后的"老兵"在战场上忙碌穿梭，她们的精神鼓舞着无数白衣战士。

夏素芳同志已经55岁，但她常年工作在护理一线，每四天倒一个夜班。疫情暴发时正值她病休期间，得知疫情情况紧急后，她拖着病痛的身体紧急投入到抗疫工作中。不定期的头痛始终折磨着她，可是她经常偷偷吃下镇痛药继续坚持在工作岗位上。她穿梭在门诊大厅，不停地对就诊患者及家属宣教新冠预防知识；维持收费窗口秩序，让所有排队人员保持一米距离；指导患者在自助机上打印报告单等。同事们看到的是她痛苦的面容，可是患者得到的却是温馨的帮助。

58岁的刘素英同志已经升级当姥姥了。由于年龄偏大，心肌缺血须常年服药。因不适合大运动量，她已离开一线工作岗位。新冠肺炎疫情期间被紧急抽调到医院重要入口的预检分诊工作，她没有一丝怨言，积极投入到这项更加重要的工作中。在疫情最严重时，她不慎摔伤，导致右手腕骨骨折。医生建议在家休息一周，可是她却打着石膏，吊着胳膊又投入到工作中。她说："疫情严重，医院预检分诊的大门口需要我。"她穿上防护服，认真地监测每一位患者的体温，询问每一个患者的旅居史。遇到可疑情况更是仔细询问，认真登记。一天下来顾不上喝水，口干舌燥，多次出现噪音嘶哑。因缺水导致口腔溃疡，饱受疼痛折磨；穿着防护服不透气，捂得要虚脱，可是她仍在坚持。

有一种精神——为了人民健康无私奉献的精神，始终在支持着河北工程大学附属医院的医务工作者，让他们变得无比坚强、无所畏惧。

2. 行动意愿内涵之一：自我奉献精神

作为医务工作者，为患者提供医疗服务时，需尽全力做到专业、细致、周到，确保患者安全。为患者制订治疗方案前仔细考虑各个细节、各种替代方案并详细告知，手术时严格按照术后规程尽量减少并发症的发生……这些都是医生的职责所在，是每一位医生应具备的素养和精神。护士用娴熟的技术，真诚的微笑，温馨的话语将温暖和爱心传递到每一位患者的心里。这是护士天使最美的身影和呢喃，是南丁格尔灯光的延续和绽放。

这些强烈的行动意愿使每一个医务工作者忘我地工作，倾注所有的心血和精力，积极投入到所热爱的医疗事业中。这些行为体现出了他们无私的自我奉献精神。

自从2016年，党中央提出精准扶贫这一要求和任务以来，河北工程大学附属医院积极响应党中央号召，省委组织部要求，积极投入到精准扶贫工作中，向平山县营里乡营里村和桑林口村派驻了两支精准扶贫工作队。在院党委的带领组织下，医院300余名干部职工还与两村的贫困户结成"一帮一"结队帮扶对子，在为"穷亲戚"脱贫致富出谋划策的同时，多次到村里看望、帮扶贫困户。医院每年多次组织专家义诊队开展大型义诊活动；联系河北工程大学种植、养殖等专业的专家入村科普培训；赞助村里成立秧歌队、兴建戏台子，丰富大家的文化生活；援建村卫生室，保障乡亲们的身体健康。医院各个科室的主任，引进的博士，各个学科的专家及相关人员多次为乡亲们进行义诊、走访慰问，推动精准扶贫工作继续前进，把村民当亲人，把驻村当使命。目前，营里村、桑林口村分别建成太阳能发电、商业一条街以及牛、羊、柴鸡养殖场，已成功脱贫，乡亲们在附属医院精准扶贫工作组的带领下，阔步走向致富路。扶贫工作队的队员们说："驻村扶贫工作是一份'感情活'，既要带着对这份工作的情感，更要带着对老百姓的情感。驻村扶贫不是简单的资金和物力支持，而是一项事业，要帮助贫困村解决各项困难，找到自身发展思路。虽然辛苦，但是只要能出成效，再辛苦也值得。"

3．行动意愿内涵之二：敬业精神

敬业，是中华民族的优良传统和高尚美德，是我国古代诸家学派所共同推崇的德行，共同倡导的精神。医务人员的敬业则更具特殊意义，因为我们的"业"是救死扶伤的业，是受生命之托的业。医务工作者的职业是一手挽着健康，一手推开死亡的特殊职业，有着特殊的使命。我们认真严肃地对待工作就是敬畏生命，每时每刻的敬业就是不给病魔得逞之机。

作为医务人员如何做才能敬业呢？

首先，医务工作者要热爱自己的工作岗位。医务工作者是神圣的天使，是崇高的职业。但是医务工作者也有自己的烦恼和困苦，要调整好心态，干一行爱一行，牢记全心全意为患者服务的宗旨，热爱自己的工作，这些热爱来自个人的行动意愿。

其次，遵纪守法，认真完成本职工作。医院就像是个庞大的机器，医院的职工就是机器的各个零部件。只有各个部件都正常工作，这个庞大的机器才能正常快速运转。所以，只有认真完成自己的本职工作，使各个零部件都处于正常状态，才能使医院这个大机器永不停歇。强大的行动意愿不断地支撑医务工作者尽心竭力地完成本职工作。

再次，对工作充满热情，有高度的责任感。这些是敬业的前提。我们欣赏那些将工作中的奋斗拼搏看作人生快乐和荣耀的人。岗位赋予人责任，有责要有为，一个岗位就是一个责任。医院的每一位职工就是机器的零部件，只有充满热情的、具有强烈的事业心和责任感的把每一项工作做好，才能保证医院这个大机器的正常运转。

最后，要不断学习，自觉地提高岗位技能和业务素质。医务人员面对的是生命，这就要求我们不断提高专业技能才能真正履行好岗位职责。爱岗敬业要从小事做起，从跟患者的每一句沟通，每一个操作，每一次查房做起。在工作中总结经验，勇于创新，不断提高专业技能，发展才能，培养人格。

案例二十二：2020年的新冠肺炎疫情让全球人的心中充满了恐慌。在疫情防控期间，医务工作者忘我工作的敬业精神感动着人们。

李慧杰，是河北工程大学附属医院一名普通的95后护士。当医院接到支援省会机场航班防疫的指令时，她第一时间向护理部递交申请。当她踏上去往省会的列车时，父母眼眶湿润了。她说："我是护士，职责所在，疫情需要，毫无保留奔赴战场！"

到机场首先接受的就是穿脱防护服的培训。工作人员最重要的是做好防护，在完成工作的同时做到零感染。8月份的暑伏天，她一遍一遍穿脱着三层防护用的所有装备，汗水浸透了衣服，一点点的检查所有可能暴露自己的细节，流程演练了无数遍。她深知，只有尽职尽责做好本职工作才能最大限度地保证自己的安全、队友安全，省会所有的防疫人员安全，否则损失不可估量。

机场检疫，最重要的就是核酸采集操作，鼻咽拭子和口咽拭子尤为重要。集体培训时，她认真听讲解，刻苦练习，确保每一个手法每一个动作都做到准确无误。要想做好只有自己先试验，刚开始不熟练时，她经常会弄疼自己，但是她知道，只有在自己身上体验过，才会给旅客最正确舒适的操作。入境旅客部分为外籍，身为国门守卫者，语言沟通是最重要的。她苦练英语口语，每天背诵大量的英语词汇，在这样一个国际大环境下不断提高自己。

在2020年9月8日全国抗击新冠肺炎疫情表彰大会上，习近平主席说："抗疫斗争伟大实践再次证明，中国人民所具有的不屈不挠的意志力，是战胜前进道路上一切艰难险阻的力量源泉。"这些平凡的医务工作者，在平凡的岗位上兢兢业业做出了不一样的成绩。她们的敬业和奉献精神感动着我们。我们相信，只要有像她们这样的白衣战士坚守，我们的人民就会安全，我们的国家就会安全。

第三节 "安神定志"：自我约束与行为承诺

一、安神定志

"安神，使心神安定；定，稳定，坚固；志：意志，意愿。"①安神定志意思是心神安定，意愿坚定。《黄帝内经》中写道，"志闲而少欲，心安而不惧，形劳而不倦"。

我国古代"药王"孙思邈非常注重医德，他曾说："我为医者，须安神定志，无欲无求，先发大慈恻隐之心，誓愿普救含灵之苦。"

当患者忧于自己身体欠佳，苦苦寻觅各种治病良方时，患者自己已经真气失守，心烦意乱。此时，更加需要医者安神定志，无欲无求，胆大心细，排

---

① 《现代汉语词典》第七版，商务印书馆，2018.12。

除杂念，审之又审，慎之又慎，只有这样才能发现真正的病因，给予正确治疗方法。

北周天和七年（公元572年），宇文护自继承乃兄爵位后，日夜想窃国。他拥兵自重不顾一切擅权。不久，宇文护患病，终日躺在卧榻上，喉头被浓痰所堵塞，有气无力地咳嗽。太医们诚惶诚恐，战战兢兢地开药方、煎药。婢女将煎好的药自己尝过后，小心翼翼地端到宇文护的面前，太医们两腿发抖地看着他服药。宇文护被汤药所呛，突然咳嗽不止。于是大怒，一边使劲地咳嗽，一边打着手势，命手下将太医们拉出去砍头。几天过去，宇文护的病丝毫不见好转，可是太医们却都逃走了。

此时，孙思邈来到宇文护的病榻前。他知道宇文护病情严重且杀医无数。可是，他却神情淡定，详细询问发病过程，仔细观察面相、舌苔、皮肤，观察咽部情况，认真分析痰中腥臭的原因，根据宇文护的病症对症下药。几天后，宇文护病情明显好转，还能在病榻上坐起。此时，宇文护问孙思邈如何答谢？是否要黄金，美女，房屋，官职等，孙思邈却摇摇头，说："这些我都不要，只是希望能借阅一些善本古籍。"他是一心想着多读些医书，积累些经验，能诊治更多的病者。孙思邈不为利益所动，不为权势所累，不因钱财而为，安神定志诊治了无数的患者，普救众多苍生。

二、自我约束

（一）自我约束的含义

约束，即监督，束缚。自我约束就是人们自觉地自我修养，自我监督，自我教育等。

我国古代的儒家思想认为自我约束行为，关键是自律，要自律就要修身。儒家视修身为一种德性教育，认为修身是个体发展的基础，是人求"学"问"道"的起点，也是获得良好的人际关系，具备治理国家能力的基础，还是能否实现"齐家、治国、平天下"理想的重要条件。

自我约束是自控力、自制力、自律力的集中体现，是自觉地遵守国家的各项法律法规，遵守各项规章制度和行业标准，自觉地规范自己的言谈举止，自觉地进行自我修养、自我约束、自我监督，自我完善和自我教育。作为医务工作者，只有自我约束，才能不为他念所动，廉洁行医；只有自我约束，才能专心致志，治病救人。

（二）如何提高医务人员的自我约束力

首先，要提高自我约束的意识。马克思主义哲学思想认为："事物的发展是由内因和外因共同作用的结果，但是内因是事物发展根本的推动因素。"思维决定行动，医务人员只有自己思想重视，才能在医疗活动中时刻提醒自己，按照国家的法律法规及各项规章制度廉洁行医。

作为新时代的医务工作者，提高自我约束能力，要把思想政治建设摆在首要位置，真正让党的最新理论成果成为引领医院文化建设的灯塔航标。从思想教育这个源头抓起，坚持抓在日常、融入经常，着力推进"两学一做"学习教育常态化、制度化，在"学"上深化拓展，在"做"上聚力用劲，在"改"上精准发力，坚持不懈学习宣传贯彻习近平新时代中国特色社会主义思想，把牢医院文化建设政治方向。

其次，多学多看，警钟长鸣。当今社会，竞争激烈，物欲横流。医务工作者要树立正确的世界观、人生观、价值观、权利观，时刻保持清醒的头脑。医务工作者要接受反腐警示教育，做到警钟长鸣。医院的行风办每年定期组织全院职工观看反腐倡廉警示教育纪录片。很多院长、主任、甚至名医都锒铛入狱，悔恨终生。听听他们发自心底的忏悔，看看他们因不能自我约束而导致的严重后果，每一个医务工作者的心中都响起了警钟，一遍遍地告诫自己：千万莫伸手！

再次，恪尽职守，踏实工作。医生不仅要医治患者的病，也要医患者的心。不管工作有多么不容易，还是要坚持脚踏实地地去做事情。虽然有时候受委屈、被辱骂，甚至有时丢掉工作，但当医生穿上白大褂时，其他一切就变得不是那么重要，治病救人再次又成为主题。医生从灵魂深处总是想着让患者康复，这是医务工作者的职业道德底线，使每一个患者能够健康出院，是医务人员义不容辞的责任。

三、行动承诺

承诺，意思是同意、认可、答应做某事，或答应对某项事务照办。"承诺"此词语出自西汉·司马迁《史记·季布栾布列传》："楚人谚曰：'得黄金百斤，不如得季布一诺。'"

行动承诺，顾名思义即为我们要用行动来实现我们的承诺。说得多，不如做得好。对于医务工作者来说，行动承诺就是让医务人员干事，最终的行动承诺就是要求医院把患者的疾病治愈，减轻患者的痛苦，达到患者的满意。

四、自我约束与行动承诺

（一）自我约束是实现行动承诺的前提

要想实现行动承诺，就必须规范医疗行为，注重医德培养，提高专业技能，只有这样才能保证完成行动承诺。

一位父亲，为了让放荡不羁、不务正业的儿子明白只有自我约束，才能有所作为的道理，煞费苦心。一天外出，儿子口渴难耐，终于找到一口水井。可是，水井那么深，怎么才能喝到水呢？父亲找到一个水桶，把水汲出，儿子得以解渴。父亲说，水在桶里，受到水桶的约束才可能被人喝到。同样人只有通过自我约束，才能使自己有所作为。儿子恍然大悟，痛改前非。在生活中的确有着许多像水桶对水这样有形的约束，这其中有外加的，也有自觉的。这种自觉的行为就是"自我约束"。

"自我约束"即有意识地控制自己，有原则地对待事物。"自我约束"常意味着放弃一些东西，尽管这些东西正是你渴望已久的。面对诱惑与欲望，能够"自我约束"的人懂得如果不放弃往往会失去更多珍贵的东西。德谟克里特曾说："和自己的心斗争是很难堪的，但这种胜利则标志着这是深思熟虑的人。"这句话正是对"自我约束"者的一种肯定。

自我约束可以提高专业技能。儒家学派代表人之一孟子所说的"富贵不能淫，贫贱不能移，威武不能屈"正是当时自我约束的最高标准。孔子主张人在修养的过程中，用来自内部的"自由"和来自外部的"他由"来不断提升自己的境界。鲁迅，是我国近代文学史上的巨匠，为救万众、改变旧中国而弃医从文。在鲁迅的童年，他师从寿吾镜先生在三味书屋攻读诗书。一次因去药店为父亲买药而迟到，老师生气地说："十几岁的学生还睡懒觉，上课迟到，再迟到就别来了。"鲁迅未做丝毫辩解，默默地回到座位，在他的课桌刻下一个"早"字，心里暗暗许下诺言，以后一定早起，不再迟到。鲁迅先生一生勤奋耕耘，留下许多不朽著作。在从事医学的工作中，自我约束可以规范我们的医学诊疗行为，让我们在遇到难题时，不去盲目地顺从，也不去想当然，而是自律地查询相关资料，循证客观的理论依据，从而提高医疗专业技术水平。

自我约束可以提高医德。医德医风建设贵在可以提高医务人员的整体素质，增强医务人员的自我约束意识。为此，附属医院依靠制度的完善配套来规范医务人员的行为。几年来依据国家有关法规和卫生部的具体规章，结合医院实际制定了《廉洁行医制度》《全院各类人员职业道德规范》《实施医德规范奖惩办法》以及《办事公开化制度》等一系列规章制度，组织全院的医务人员认真学习讨论，分类辅导讲课。医院还组织医德知识竞赛和专题考试，受教育面达90%以上。还制订了岗前培训制度，凡新调入医院或大学毕业分配到医院的人员，都要集中进行医德规范和岗位职责教育。这些工作，大大增强了医务人员的自我约束意识，起到了防患于未然的作用，同时也规范了医疗工作行为，提高了工作质量。

医院在日常的工作中，不忘加强职业行为规范的培训和管理。与患者接触和沟通最多的是护士，所以各个医院都非常重视对其工作能力及职业行为的管理，把护士的培训贯穿在临床工作的始终。在每年的护理分层培训中，把护理职业行为规范，护士条例列为必须培训的内容之一，让护士明白应该做什么，应该怎么做，什么样的事情不能做，从而约束自己的行为，提高工作效率和服务质量。

自我约束还可以提高社会信誉。例如，河北工程大学附属医院为了提高自我约束力，在强化内部监督约束措施的同时，还注意广开监督渠道，依靠社会力量，帮助医院做好医德医风建设。一是聘请社会监督员。医院特意聘请地区政府部门、新闻界的人员，通过模拟病人，明查暗访，对医德医风情况进行真实地反馈和监督。医院还建立了《社会监督员工作制度》，从而使这方面工作坚持经常化、规范化。二是听取社会舆论。深入社区、农村、厂矿企业，定期走访，听取其对医院医德医风工作的意见和建议。主动与报社、电台等新闻单位联系，及时反馈社会各界的批评和意见，发现问题及时整改。三是设立举报箱，院长信箱和意见簿等，及时掌握患者反映的问题，协调各医疗科室和职能部门认真查证处理。这些监督约束行为使社会舆论知晓医院的自律监督行为，体现了该院严格、全方位的管理体系，树立了良好的社会信誉。

（二）行为承诺促使我们自我约束

古人讲："君子一言既出，驷马难追。言必信，行必果。"意思就是我们有了承诺，就要想方设法地去达到我们的目标，兑现我们的诺言。

《论语·学而》中，曾子曰："吾日三省吾身，为人谋而不忠乎？与朋友叫而不信乎？传而不习乎？”由此可见，儒家非常重视个人的道德修养，以求能够塑造出理想的人格。在当代社会，作为医务工作者，每天要面对各种各样的患者，各种各样的要求，更要重视自身的修养和约束。这样才能在复杂环境中恪守医德，形成良好的品格和不卑不亢的人格，才能不负患者的信任和期望。

医务人员心中有了治病救人的信念和承诺后，就要时时刻刻提醒自己，注意自己的行为和形象，对生命充满敬畏之情。医务人员的敬畏感表现在敬畏生命、敬畏患者、敬畏规则、敬畏事业。敬畏生命，因为生命最宝贵，只有一次，失去不能再来；敬畏患者，因为患者从某种意义上说是医务工作者的老师，医务人员的知识、本领都是从他们身上学来的，敬畏患者要落实在尊重、宽容、理解和帮助他们的实际行动中；敬畏规则，是敬畏社会的法则和规律，不能违背法则和规律从事医疗工作；敬畏事业，因为事业是人生中的重要部分，它给我们带来兴趣、快乐、幸福和价值。有了如此的敬畏和承诺，才能自我约束，去努力完成承诺。

第四节　“精勤不倦”：自我发展与行动能力

一、精勤不倦

《大医精诚》中写道：“学者必须博极医源，精勤不倦，不得道听途说，而言医道已了，深自误哉。”意思为学医之人一定要广泛地学习医学本领，专心勤奋、毫不懈怠，不能听到几句没有根据的传说，就说已经掌握了医学知识，那是犯了重大错误的。故“精勤不倦”意为专心勤奋，毫不懈怠，努力不断。

为什么医务工作者要“精勤不倦”？因为人体的构造是极其复杂和精微的，其复杂和精微程度已经远远超过了登月工程。医生要精准辩证，对症下药，当然不是容易的事。“经方之难精，由来尚矣”。临床寒热、虚实之差只在咫尺之间，若有毫厘之差则千里之失，确实是用药如用兵。

宋代著名医药学家冦宗奭说：“疾病可凭者，医也；医可据者，方也；方可持者，药也。”医护工作者在学问理论上要做到博学、精通、专约，要做到“无一方不洞悉其理，无一药不精通其性”。精勤不倦是达到理通术精的基本途径，理通术精是仁爱救人的前提条件。

清代著名医药学家赵晴初曾经说："医非博不能通，非通不能精，非精不能专，必精而专，始能博而约。"医务工作者必须刻苦读书，持之以恒，知难而进。赵晴初还说："医司性命，学贵持恒。知难而进，必有所成。若惧重而怯，畏难而退，斯不可为医也。阅历多则死书自能活用，读书多则临证自身权衡，而其要首贵有恒。"

明代医药学家陈实功说："勤读先古明医确论之书，须旦夕手不释卷，一一参明，融化机变，印之在心，慧之于目。"孙思邈之所以能成为学问渊博，医术高明，兼通内、外、妇、儿、五官、针灸各科的圣手，就是因为他践行了"博极医源，精勤不倦"。他18岁时便开始立志学医，涉猎群书，深研医理，广采各家之长，白首之年，未尝释卷。

晋代药学家葛洪自幼家贫，"饥寒困瘁，躬执耕稼"，自恨"农隙之暇无所读"，于是就背着书箱到处借书，但很难借到所需之书，起早贪黑，把砍的柴变卖后换来纸笔抄书。由于他发奋求学，自强不息，涉猎群书，终于在药学上取得巨大成就，成为世界上制药化学的先驱。

朱良春，首届国医大师，首批全国继承老中医药专家学术经验导师，南通市中医院首任院长，南京中医药大学终身教授。朱良春先生于2015年12月13日在南通逝世，享年98岁。"每日必有一得"是朱良春近70年来学习、研究中医的座右铭，在这种信念的支持下，数十年如一日，艰苦学习、勤于临证、不断总结、善于发现、明察体悟，才有了一个个闪亮的火花，一套套学术思想的形成。点点滴滴临床经验的积累，各种临床行之有效的方药的问世，一例例治验的病案，一本本记载行医心得的书籍的问世，终于成就了一代国医大师。

二、自我发展

自我发展，是精神分析理论中关于自我形成的见解。自我发展的基本特征在于：它是一个过程，一个结构，它的起因在于社会，受目的和意义的指导。自我发展是一个漫长的过程，这个过程是运动着的，并在运动中得到平衡。自我发展具有目的性，是在寻求意义和目的过程中决定行为的。①

医务工作者时刻充满了压力和竞争，只有不断地自我发展，才能跟随上时代的步伐，追赶上技术的快车，对得起患者的信任。

---

① 李维：《卢文格的自我发展理论》，《心理科学通讯》，2016年第6期，第36-40页。

医务工作者如何自我发展呢?

1. 充分认识自己

工作中我们要做一个有心人,不断反省自己的点滴表现,总结自己是一个什么样的人,找出自己的优点和缺点。

我们也要善于取长补短,扬长避短。同时,对于自己的缺点要积极努力地去克服。例如,当医务工作者值守夜班,不停地忙碌一夜的时候,已经感到很累了。此时,有的人反映强烈,遇到小小的刺激便会被激怒。当知道自己的问题时,尽量缓解和调整自己的情绪,遇到刺激冷静几分钟再做出反映。这样,就可以减少很多不必要的麻烦。

古诗写道"不识庐山真面目,只缘身在此山中。"认识自己有时候的确比较困难。当局者迷,旁观者清,周围同事的态度和评价能够帮助自己充分地认识自己、了解自己。我们也要尊重他人的态度与评价,学会冷静地分析。对于他人的评价我们既不能盲从,也不能忽视。自我观察、充分认识自己是自我教育、自我提高的重要前提。

2. 注重品德的培养

古人讲"善良、仁爱、公正、谦逊、诚信、勤俭"等,这些高尚的道德需要我们不断地自我培养和修身。

在我国社会主义环境下,社会主义医德重视人民群众的生命价值,将患者的伤病、生死安危放在首要的位置。我国也非常重视社会主义医德的教育,对医务人员有组织、有计划地施以系统的医德影响,培养医务人员高尚的医德品质,树立社会主义良好的医德新风,为人民健康服务。医务人员要自我发展,医术是基础,医德是关键。德是立人之本,医务人员只有修身,培养高尚的品德才能在理论知识、医疗技术等方面有更多的建树。

3. 善于钻研、开拓创新

糖丸,是预防脊髓灰质炎的疫苗。一粒小小的糖丸,承载的是许多人童年里的甜蜜记忆。这粒糖丸里包裹着的是一位"糖丸之父"顾方舟为抗击脊髓灰质炎而无私奉献的艰辛故事。

1955年,百废待兴的中国多地暴发"脊髓灰质炎"(俗称"小儿麻痹症")疫情。1957年,31岁的顾方舟临危受命,开始进行脊髓灰质炎研究工作。

1958年,顾方舟在我国首次分离出"脊灰"病毒,成功研制了"液体"疫苗。为了检验疫苗对人体是否有副作用,顾方舟曾冒着瘫痪的危险,喝下了一小瓶疫苗溶液。1周过去,他发现自己的生命体征没有出现异常,于是又做了一个惊人的决定：让自己的幼子服用疫苗，证明疫苗对儿童同样安全。1960年12月，首批500万人份疫苗生产成功，在全国11个城市推广开来。此后的一年多时间里，顾方舟还与同事研制出了"脊灰糖丸疫苗"。这种糖丸不仅好吃，还能在常温下存放多日。糖丸疫苗的推广，让"脊灰"的年平均发病率从1949年的$4.06/10^5$，下降到1993年的$0.046/10^5$。生产放心疫苗，一直是顾方舟的倡导和坚持。他善于钻研、勇于创新、以身试药。他的这种精神激励着他不断为医学事业做减法，甚至做除法，始终践行着医疗工作者的使命。

在平时的工作中医务工作者要面对很多新知识、新技术、新思维、新情况、新问题、新矛盾，如果不能及时学习，补充知识的不足，就不能跟上行进队伍，落后于新时代、新征程。医学是一门实践性学科，需要在实践中总结经验，需要在学习中应用和实践。对于新知识、新技术要积极学习，并不断提高自己的专业水平，利用新技术减轻患者的痛苦。

三、自我发展与行动能力

（一）自我发展增进行动能力

我们的生活、工作是一个不断努力、适应和改变的过程。在这个过程中，有的人不畏生活的艰辛，不惧工作的阻力，克服困难、不断进取，人生的道路越来越精彩。这些人的自我发展道路是积极向上的，这种发展作用于行动能力，使行动能力大大提高。相反，有的人在人生的道路上遇到困难后就一蹶不振，怨天尤人。这样的人便缺乏自我发展，欠缺行动力。

人的自我发展分为三个阶段：

第一个阶段，是自我的阶段。在这个阶段，人是以自我为中心的。把自己关注的中心，当作是别人关注的中心。据传，古代医者孙思邈已近弱冠时，凸显成熟，身高腿长，体态瘦削，行走如风。他通过给家人亲友开药方，已经积累了一些经验，于是就扩大了自己的诊疗范围，甚至天天冠冕堂皇地把葫芦挂在胸前主动出诊。当他遇到狂犬病患者时，竟敢拍着腰间的葫芦说："我什么病都能看。"还夸下海口说："狂犬病好办，不就是中毒解毒吗？"于是，孙思邈在简单问过患者家属情况后，就提笔写下方子。由于不对症，患者服药后病情更加恶化，最后一命呜呼。后来家属来找他索命并且要求他为死去的患者当孝子。

此阶段的自我发展刚刚萌芽，行动能力尚有欠缺，两者皆需要提高。

第二个阶段，是他人阶段。当人意识到，别人并非围绕着自己运转，就开始让自己去迁就别人，随别人运转。此时，就会把目光转向别人，谦虚地学习别人的长处，弥补自己的短处。古代医者孙思邈的人生在这一阶段时，便不恋故土，主动去拜师学艺，学习别人的经验和技术来提高自己的能力和水平。孙思邈为找终南山，费尽周折，走得脚板起泡，终于见到了终南山上的道观。为了能留下来，他争着去做脏活、累活、重活，对道观里的各种法事也尽力张罗，后慢慢将精力转向医学。他对每一个比自己强的人，皆怀有谦恭之心，偶尔从师兄那里听得一方，便立刻记下来。孙思邈在道观遇到的尊者对他的影响极大。他充分利用道观的藏书，按照道长的要求一本一本地啃读。经过这番研修，对道教文化认识更深，以至相伴终生。《千金方》中不仅处处融会道家理念，且有许多方子直接取自彭祖、葛洪等道学大师。

此阶段的自我发展已经开始不断生长、进步和扩大，行动能力也随之越来越强。此时自我发展如停滞不前或有退步，那行动能力也随之减弱和衰减。

第三个阶段，是独立阶段。在这个阶段，终于能够在一定程度上分清楚哪些是别人的，哪些是自己需要做的。故此阶段的行动能力已经明显的强大了。孙思邈在这一阶段时，笨功不辞，胸中自有经典万卷。此时的孙思邈，心中时刻挂记百姓，他一边为百姓看病一边处处收藏各种药方，大胆地实践和创新。他看病不分"坏人"和"好人"，精心呵护少小婴孺。孙思邈为救治小婴孩，把古方的药物名称和使用剂量适当更改，亲自为孩子煎药并看着孩子吞下；同时，继续跟踪观察孩子的药物反应。孩子危险期终于过去了，孙思邈的薄衫也被汗水湿透了。此阶段，自我发展已经成熟，行动能力也随之变得非常强大。

（二）行动能力影响自我发展

肯尼迪说："最大的危险，是无所行动。"没有行动，一切都是空谈。行动能力强的人，会主动地去完成各项工作，实现各种目标。从而，自我发展也水涨船高。

案例二十三：某医院的普外科新来两名医生——李医生与王医生。上级医师每天带领两位医生查房，下医嘱，开处方，做术前准备，为术后患者换药。

李医生，每天按时来上班，到点就下班。他想，我现在刚刚来科室，还要参加医院的科室轮转，以后定在哪个科室工作还不一定呢。他每天查房时，对患者的情况了解不清楚，下医嘱时经常张冠李戴，开处方不是剂量写错就是用法弄错。术前准备也马马虎虎；术后换药不去换药室在病房执行，导致患者伤口愈合欠佳，延长患者住院时间。与护士不能良好沟通，工作配合不默契，出现漏洞时大家都不愿意去帮助他堵漏。

王医生，每天第一个到达科室，先查看自己的患者以便了解他们的情况，然后查看病历，翻阅检查结果。当上级医师查房时，他成竹在胸，认真准确汇报病历，与上级医师共同制订出最好的治疗方案。他总是随身带一个小本子，把重要的医嘱和治疗方案记录下来，等查房完毕，回到办公室时，他总是及时准确下达医嘱。每次下达特殊医嘱，他都不忘跟护士核实和解释，以保证患者治疗的正确性。王医生的桌子板下面有一个标准规范的处方模板，他总是把处方写得整齐正确。遇到术前患者，他总是合理安排时间，处处为患者着想，把每一项术前准备有条不紊地做好。为患者换药时，他按照正确的流程严格遵循无菌操作，从不偷懒。天很晚了，他还帮助护士测量术后患者的定点血压。

行动能力弱的李医生，自我发展当然每况愈下，最终会在医务人员的竞争中败下阵来。而行动能力强的王医生，自我发展会随之上升，在医疗工作的实践中越来越出色。

第五节 思想政治教育与职业行动力

文化管理的魅力在于用核心价值观凝聚共识，从而使医院上下同欲，共赴目标，实质是通过员工对医院愿景、办院宗旨、医院精神、医院制度等文化要素的高度认同，完成了核心价值观的培植培育。而其根本目的在于提升医务工作者的价值追求，提高医务工作者的职业行动力。

文化是一个国家、一个民族的灵魂，没有文化的国家犹如一盘散沙。一个国家、一个民族如此，一个单位、各种组织也是如此。一个没有文化的单位以及组织就没有凝聚力，难以形成合力，终究成不了大业。医院是救死扶伤，担当人民生命健康的神圣场所，医务工作者的精神风貌、价值信仰、职业操守、医疗护理防治的技术水平、行医风气等文化要素，不仅体现着医院的层次，决定着医院发展的未来，关键还影响着人民的健康与健康水平。

一、以习近平有关医疗卫生事业的重要思想为职业行动力引航

党的十八大以来，我国的医疗卫生事业攻坚克难，实现了以治病为中心向以健康为中心的重大转变。

2016年8月，习近平总书记在全国卫生与健康的大会上发表重要讲话，指出："没有全民健康，就没有全面小康""要把人民健康放在优先发展的战略地位"。总书记还强调，要坚定不移贯彻预防为主方针，坚持防治结合、联防联控、群防群控，努力为人民群众提供全生命周期的卫生与健康服务。2016年10月，中共中央、国务院印发并实施《健康中国2030规范纲要》。总书记有关医疗卫生事业的重要思想与《健康中国2030规范纲要》，为实现以治病为中心向以健康为中心的重大转变提供了依循，指明了方向。2021年3月习近平总书记在福建三明市沙县总医院实地了解医改惠民情况时，指出："人民至上、生命至上。人民的幸福生活，一个最重要的指标就是健康。健康是1，其他的都是后面的0，1没有了什么都没有了。"

为了让医院上下更好的理解、把握习近平总书记有关医疗卫生事业的重要思想与《健康中国2030规范纲要》，医院专门开设了"红船引航""名家有约"坊、"咨询热线"，聘请相关专家、名家、学者传经送宝，让习近平有关医疗卫生事业的重要思想为职业行动力引航。

二、以"共产党人的精神谱系"为职业行动力催生力量

2021年2月，习近平总书记在党史学习教育动员大会上发表重要讲话，强调："在一百年的非凡奋斗历程中，一代又一代中国共产党人顽强拼搏、不懈奋斗，涌现了一大批视死如归的革命烈士、一大批顽强奋斗的英雄人物、一大批忘我奉献的先进模范，形成了井冈山精神、长征精神、抗疫精神等伟大精神，构筑起了中国共产党人的精神谱系。"如何利用这一宝贵的资源，通过传承红色基因，赓续共产党人的精神血脉，为职业行动力催生力量，是本节重点探索所在。

石家庄白求恩医院是河北工程大学教学附属医院。为了传承与弘扬好白求恩精神，让白求恩精神在一代又一代的医务工作者的身上绽放光辉，河北工程大学附属医院成立了"白求恩研习社"。研习社的宗旨是"弘扬传承白求恩精神，学做白求恩，以精益赤诚奉献人民"。党委书记任名义社长。活动形式

由三个模块构组成：白求恩精神、白求恩故事、白求恩在行动。"白求恩研习社"的成员将之俗称为"追忆白求恩、定标白求恩、争做白求恩"。这个研习社的活动特点是特别重视仪式感，利用仪式感来烘托整个活动的庄严与神圣。例如，为了更好地感悟、更深刻地理解白求恩精神，研习社的成员每周二上午都会提前一个小时上班，一起集体诵读毛主席的《纪念白求恩》，感悟白求恩精神。为了增强效果，研习社特别重视诵读背景的制作、音乐的选配、诵者衣饰的选择。至今这个活动已经深入人心，成为经典，研习社最多时近百人。现在入社要经过报名、陈述报告、答辩等一系列选拔程序。很多人以是研习社的成员而感到光荣自豪。做白求恩样的好大夫成为许多研习社成员的职业梦想和追求。一位研习社成员、内科老专家说：除了集体诵读以外，他自己也常常诵读《纪念白求恩》。毛主席用不到1000字的小短文，生动地将一个"对工作极端负责任，对同志、对人民极端热忱"的白求恩呈现在人民眼前。尤其是"从前线回来的人说到白求恩，没有一个不佩服，没有一个不为他的精神所感动。晋察冀边区的军民，凡亲身受过白求恩医生的治疗和亲眼看过白求恩医生的工作的，无不为之感动。"他常常被感动得热泪盈眶，这些话像一面镜子，反照和鞭策着自己。如今，不仅他，还有他的团队都把毛主席的《纪念白求恩》作为每天必诵或齐诵的科目，用白求恩毫无自私自利之心的精神熏陶、激励和鞭策着自己，竭尽全力做一个高尚的、纯粹的、有道德的、一个脱离了低级趣味的人，一个白求恩样的好医生。一位研习社的成员、外科主任医师说，当自己累了、倦了时，会情不自禁地想起《手术台就是阵地》："在非常激烈的齐会战斗中，白求恩大夫为了抢救伤病员，连续手术工作了69个小时。"特别是脑海中会浮现出："'小庙'距离火线不远，上空敌机盘旋，炮弹不断爆炸，硝烟滚滚，弹片纷飞，甚至门口的布帘都烧着了……但两天两夜没休息、眼球上布满了血丝的白求恩大夫，却不顾自身安危，不顾随时会被炮弹击中牺牲的危险，仍然镇定地站在手术台旁，敏捷地为一个又一个伤员手术着。"每每想到《手术台就是阵地》，惭愧心油然而起，疲没了，倦消了，唯感一股暖流与力量。

感召激励着医院上下的不仅仅是白求恩精神，还有柯隶华精神、焦裕禄精神、孔繁森精神、钟南山精神等——这些大公无私的革命精神，大无畏的牺牲精神。

一位护士长在谈起抗疫英雄张定宇时，感慨万千。她说："护理工作千辛万苦，既有脑力劳动，又有体力劳动，既要受得了辛苦，还得受得了白眼，整个班下来，人往往是筋疲力尽、委屈满腹。我们很崇拜抗疫英雄张定宇，尤其是2020年9月8日收看了在人民大会堂隆重举行的全国抗击新冠肺炎疫情表彰大会，看到了步履蹒跚却意志坚定的人民英雄张定宇，就被他的精神所震撼所折服了。他从医30余年，每一次在患者和自己之间做选择，都选择了以患者为先；他阻挡不了自己的病情，却用尽全力把病人从"死神"的手中拉回；在新型冠状病毒肆虐，危害武汉人民健康时，他拖着肌萎缩侧索硬化（渐冻症）的病躯火速组建隔离病区，率先采集样本开展病毒检测，为确认新冠病毒赢得时间，用他一深一浅的脚步与时间赛跑，与病魔鏖战，为生命守护。张定宇说："人的生命长度是有限的，但宽度和厚度是无限的。作为一名党员，我的生命早已不仅仅属于我自己，他属于我们宣誓并为之献身的伟大事业。我们3位护士长相约，成立张定宇先锋小组，受到院党委的大力支持，如今，我们这个先锋小组已经32个成员了。"

　　同样，围绕着"精益、赤诚"的培育，"大医精诚孙思邈讲堂"也发挥着思想政治教育的作用。"大医精诚孙思邈讲堂"以《大医精诚》《大医习业》为主要内容，以板块为单元设置主题活动，如"大医精诚"的认知、大医习业的体验、大医精诚行为的养成。在"大医精诚"的认知板块，通过专家作客"大医精诚孙思邈讲堂"等传播孙思邈行医的思想观点，进一步厘清什么是精诚？大医的标准是什么？医者应该具备的仁心良术有哪些？在大医习业的体验板块，通过仿真情景模拟，体验欲医术精湛需博极医源、精勤不倦；欲诚心救人，需大慈恻隐、一心赴救；大医之体应专心致志、庄重安详，为医之法忌谈谑喧哗、道说是非等。通过体验，进一步加深加强对大医精诚的理解，并进一步明确当今欲成为国之大医应该遵循的标准。在大医精诚行为养成板块，则通过岗位培训、技术练兵、救治模拟、患者评价、最美医者表彰等来促进。

三、以践行党的宗旨为职业行动力铸就辉煌

　　中国共产党的宗旨是全心全意为人民服务。医院作为党和国家卫生保健防御的重要组成部分，它不仅肩负着救死扶伤、保障人民生命安全的神圣职责，还担负着保障人民健康，提高人民生命质量的神圣使命。作为医者，奋力践行全心全意为人民服务的宗旨，将一颗丹心奉献给党，奉献给人民，奉献给光荣神圣的医疗卫生事业，就像顾方舟一样，用精益赤诚书写事业之辉煌。

　　党之骄子顾方舟，中国脊髓灰质炎疫苗研发生产的拓荒者，在1960年脊

髓灰质炎病毒疯狂肆虐，危害儿童健康时刻，临危受命，研制脊髓灰质炎疫苗。他冒着麻痹、死亡的危险，以身试药，将自己、自己的孩子、自己的队友作为试验对象。他使600百万以上的孩子免于残疾。顾方舟舍己为人，是医者之大仁；疫苗糖丸是灵丹妙药，也是顾方舟报效祖国、报效人民的拳拳之心，更是一名共产党人对"不忘初心，不负使命"，全心全意为人民的诠释。

无独有偶，人民英雄钟南山院士在全国抗击新冠肺炎疫情的表彰大会上感言："健康所系，性命相托"就是医者的初心，"保障人民群众的身体健康和生命安全"就是医者的使命。本节思想政治教育之要点，就是将"不忘初心，不负使命"，将全心全意为人民服务的宗旨，体现在医院人对待事业极端热忱、对待工作极端求精，对待患者极端赤诚、对待医术精益求精，体现在职业的行动力上。这里有一个案例能充分说明医务工作者在用赤诚精益诠释着职业行动力：2020年是个特殊的年份，2020年春天也是一个特殊的春天，因为中国人民面临着巨大的考验。在党"疫情就是命令、防控就是责任"的感召下，医院感染管理处处长焦丽艳和她的队友连续33天不休息，每天工作十几个小时，连续十几天睡眠每日不到4个小时，每日电话接打300个以上。既要防止因为防护不足导致医务人员感染，又要避免过度防护导致有限的医疗资源巨大浪费。任何一个地方把控不严，就会带来意想不到的后果。她深入到医院的各个区域，逐一检查，并制定不同的防控流程，组织培训各层级人员34场，涉及5000余人。根据新冠肺炎的特点和医院的实际情况，制订并不断改进消毒隔离制度、措施、处置流程、记录表近50项，督促医务人员严格按流程操作，确保准确掌握新冠防控相关知识，保证每位员工清楚防护用品的正确使用方法。用她们的话就是："守土担责，守土尽责，是共产党员的本分。"

检验科承担着感染性疾病科确诊和疑似标本的检验。为保障检验人员的安全，焦丽艳及其团队从血标本接收、离心、密封血标本打开取样，尿、便标本化验过程，都细心地观察，寻找有气溶胶产生的风险点；为检验协调生物安全柜，根据防护等级配备防护用品，他们制定标本接收的消毒流程、离心流程、化验尿、便标本等操作流程，为了使检验人员感染风险降到最低。

"第一次给疑似患者离心血标本，采集核酸，转运到疾控，持续5小时关注标本转运，检验科离心人员做好防护，边离心边打开紫外线灯管等。""第一次给确诊患者做CT，院领导亲自调度，由专人安排路线，指导消毒员、陪同司机、护士防护，监督周转车辆及CT的消毒，跟保安一起戒严专用CT区域。发热患者做CT的流程不断改进，优化。"

　　为保障就诊患者的安全，最大限度降低患者之间的交叉感染风险，改进现有发热门诊布局和接诊流程，在有限的就诊空间，进行合理的安全分区划定。规划新型冠状病毒感染隔离病区的分区，根据新冠肺炎风险高低分区安置、分类诊治、确定诊疗顺序，关注核酸采集后环境消毒和医务人员更换手套和隔离衣等，指导临床一线医务人员手卫生、环境消毒和室内通风，避免了患者因就诊导致的交叉感染。

　　院感处就是侦察兵，必须戴着放大镜去发现临床科室诊疗操作感染风险，做到早发现、早改进，将隐患扼杀在摇篮。

第七章

精益赤诚　厚德济生——医院愿景与发展

一个医院的愿景是其发展的中长期目标，是医院在多年的奋进拼搏和历史积累的基础上对未来蓝图的谋划，体现了医院全体教职工的职业价值和发展梦想。

自古至今，从医生的个体诊疗到以医院为组织形式的组织协作式诊疗，医生和医院的职业使命并未发生改变，救死扶伤是其永恒的职业使命。济生必先厚德，无德难以济生。一个医院的发展以及愿景的谋划都是要履行这一使命。

党的十八大提出的创新、协调、绿色、开放、共享的社会发展理念体现在医疗行业，体现在医院的职业使命之上，就是要将医院自身的发展与落实党的社会发展理念相统一。医院的发展不是单纯谋求自身的强大，而是要落实党中央提出的以人民为中心的发展理念。医院不仅要把自己的事情做好，还要立足所在地，发挥带头和引领作用，带动一方医疗水平的提高和医疗卫生事业的发展。河北工程大学附属医院在谋求自身的发展中，始终将自我发展与邯郸及冀南地区的发展相统一，充分发挥大学医院所具有的人才和技术优势，努力引领邯郸及其周边地区的整体发展。坚持以精诚为魂，精益赤诚，投身于保生护命的伟大事业是医院的发展旨归，是医院愿景永不褪色的底色。

早在十八大召开之前，2009年，新一轮医改就已启动，目的就是要解决医疗发展中的不协调问题、资源分布不均以及百姓就医困难的问题。其实质就是先从内部解决自身发展存在的墨守成规、各自为政的问题。2015年，国家卫生健康委提出了关于进一步改善医疗服务计划实施方案，为期3年。其中心就是在医疗行业落实以人民为中心的发展理念。2018年这一活动进入到第二个三年建设周期，"以患者为中心"的服务理念的大变革，正在深刻影响着医院的发展方向和进程。

河北工程大学附属医院建立于20世纪70年代，历史上也曾有徘徊不前，动力不足，方向不明确等问题制约着医院的发展。但自2007年该医院进入快速发展时期，3年之内连续晋升三级医院和甲等医院。2013年又与复兴区政府展开合作，建设了复兴院区和复兴三甲项目部。同年，河北工程大学附属医院联合邯郸市117家县、（市）区、乡镇卫生院成立了河北省首家区域医疗联合体。2019年11月，河北工程大学附属医院在邯郸市人民政府的大力支持下，成立了邯郸市首批公立医院医疗集团。2020年，获批河北省首家互联网医院。2021年，成为河北省五家省级区域医疗中心之一。

河北工程大学附属医院之所以能够由小到大，获得长足发展，从根本上讲就是坚持了自己的职业使命，具体落实和践行了创新、协调、绿色、开放、共享的发展理念。在国家和省卫健委各项政策和精神的指引下，河北工程大学附属医院一路走来，发展了自己，也为社会作出了贡献。

作为大学的附属医院，如果不能成为地方医疗行业的领军人物，为地方医疗卫生事业发展作出贡献，那就与自身的地位不匹配。大学之大在于大师云集、大楼耸立；大学医院之大，在于名医荟萃、造福一方。站在医院发展新的起点之上，坚持以特色为重，创建品牌附院；以人才为本，建设和谐附院；打造以精诚为魂，大医云集、大楼耸立，医教研深度融合的现代化大型三甲医院和冀南区域医疗中心。这是医院深思熟虑、谋定而后动，为医院谋划的未来发展思路和目标。中心之谓中心，是技术领先，能够引领行业技术进步，制订行业标准，成为地区同行典范；培育人才，为整个地区的医疗行业发展播种蓄力。医院愿景是自我发展与地区发展的统一，立足优势，坚守使命，引领发展，共享共荣，冀南地区的医疗卫生事业也必将出现一个充满希望的未来。

第一节 上提水平 下惠百姓：医院的规模发展

建设冀南区域医疗中心并非一日之功，而是附属医院全体职工的多年梦想。本世纪初，在谋划医院发展的蓝图时，成为区域医疗中心的愿景早已深植于每个医院职工的心中。如何谋划医院发展，那就是要坚守初心，将自身发展与服务人民的理念相统一。附属医院位于丛台区（现称作丛台院区），限于地理位置，医院的规模非常有限，服务和影响范围局限性很大。为了开拓发展空间，医院谋划和实施了医联体建设的发展计划。这一发展计划其实是体现了医院通过规模发展展现自身实力，引领区域发展的建设思路。

一、"一体三院"：医联体建设构想

2009年，国家启动了新一轮医药卫生体制改革，提出了构建"基层首诊、双向转诊、急慢分治、上下联动"的分级医疗服务体系。2017年4月，国务院办公厅印发的《关于推进医疗联合体建设和发展的指导意见》指出，"我国优质医疗资源总量不足、结构不合理、分布不均衡，特别是仍面临基层人才缺乏的短板，已成为保障人民健康和深化医改的重要制约"。开展医疗联合体（以下简称医联体）建设，是深化医改的重要步骤和制度创新。医联体建设有利于调整优化医疗资源结构布局，促进医疗卫生工作重心下移和资源下沉，提升基层服务能力；也有利于医疗资源上下贯通，提升医疗服务体系整体效能，更好地实施分级诊疗和满足群众健康需求。正如引言中所论及，医联体建设是医药卫生行业落实党的新的社会发展理念的重要举措。在医联体建设方面，河北工程大学附属医院走在了前面。早在2017年，医联体名称正式提出之前，该医院在谋求自身发展之路时，就在沿着这样的思路展开，可以说是较早探索医联体发展之路的医院。

医疗联合体是指由三级医院牵头，联合区县的若干所医院、社区卫生服务中心等，以联合体章程为共同规范的非独立法人组织。将医联体分为：在城市组建医疗集团、在县域组建医疗共同体、跨区域组建专科联盟、在边远贫困地区发展远程医疗协作网四大类。2017年之后，医联体建设发展迅速。很多地区都在积极探索纵向型医疗联合体和不同类型医院之间的合作形式，其主要目的是基于医疗服务协作及医疗服务的整体性和连续性，为患者提供从初级诊疗到最终诊治完成这一整个流程的系统性服务。医疗联合体建设作为尽快提高区域医疗服务能力、满足人民群众不断释放的医疗服务需求的重要举措，已经成为医疗服务体系构建和公立医院综合改革的重要内容。

河北工程大学附属医院立足丛台院区，提出"一体三院"的建设构想。"一体"即实现医疗联合体实质联合，向上联系中国医学科学院阜外医院、中日友好医院、天津医科大学总医院及肿瘤医院、天津市环湖医院、华中科技大学同济医院等知名医院，向下联系117家县级和乡镇医院，使分级诊疗、家庭医生落实到位，各联合体之间信息资源共享。"三院"即丛台院区、复兴院区、新三级医院。附属医院投资5亿元，规划建设利用丛台院区100亩土地，分步改造，将丛台院区建设成邯郸市主城区服务环境好，医疗设施完备的综合大型院区；投资6亿元，建设利用复兴新三级医院97亩土地，打造大专科小综合的特色三级医院；利用好复兴院区，切实发挥全科医生临床培训基地和社区卫生服务职能，做好基本公共卫生服务。以上建设构想实现后，医院将形成丛台院区1500张床位，新三级医院1200张床位，复兴院区300张床位，老年康复护理中心500张床位的服务规模，为实现冀南医疗中心奠定坚实的服务基础。

　　"一体三院"的建设构想体现了以人民为中心的发展思想。加强医联体建设和发展，建设好"百姓家门口的医院"，强化基层医疗卫生机构居民健康守门人能力，方便了群众就近就医。同时，促进了医疗与预防、保健相衔接，使慢性病预防、治疗、管理相结合，医疗卫生与养老服务相结合，可以推动卫生与健康事业发展从"以治病为中心"向"以健康为中心"转变，逐步实现为人民群众提供全方位、全周期健康服务的目标。通过建设和发展医联体，充分发挥区域内三级公立医院的牵头引领作用，引导不同级别、不同类别医疗机构建立目标明确、权责清晰的分工协作关系，促进优质医疗资源下沉，可以逐步解决现有医疗服务体系布局不完善、优质医疗资源不足和配置不合理等问题，推动形成分级诊疗制度，引导群众基层首诊、就近就医。有利于优质医疗资源的上下贯通。不断推进县级医院综合能力建设，加强社区卫生服务机构、乡镇卫生院和村卫生室等基础设施建设，让基层医疗卫生机构的"硬件"水平显著提升的同时，以医联体建设为突破口，可以逐步破除财政投入、医保支付、人事管理等方面存在的壁垒，吸引二级以上公立医院的技术骨干和管理人才资源下沉基层，补上基层医疗卫生机构"软件"的短板。

二、医联体建设的实施

1. "一体"建设

　　河北工程大学附属医院（下文简称附属医院）坐落在河北省邯郸市，邯郸市是一个较大型的三线城市，处于距离北京比较近的位置，有着地理上的优势，为了提升医院的医疗水平，附属医院积极开展与北京、武汉等知名大医院的合作与交流。上联的目的就是要联合知名大医院，通过技术合作、培训进修等形式提升医院医疗水平。医院开通与北京武警总医院、二炮总医院、中日友好医院的远程会诊平台，也实现了与武汉协和医院、天津医科大学总医院、天津市环湖医院神经外科（脑血管病）、阜外医院心血管病治疗以及中日友好医院的内分泌科（糖尿病治疗）等技术的合作，切实助力医院发展为专科特色鲜明、临床疗效显著、服务质量完善的现代化综合性三级医院。在与北京、武汉等知名大医院的合作交流过程中，附属医院派出了一支支青年骨干队伍，连续进修学习半年到一年以上，从技术上、管理经验上、信息技术上向优秀的医院学习。回院之后的青年骨干医师将新技术、新项目很好地运用于临床实践中，为附属医院医疗技术水平的提升打下了坚实的基础。

2013年4月16日，附属医院率先与19个县区的117家基层医疗单位合作，建立了河北省首家区域医疗联合体，为城乡医疗发展建设提供了一个崭新的平台。下联地区其他医疗单位，目的就是充分发挥大学医院的技术和管理优势，对基层医疗单位进行帮扶共建，惠及更多的百姓。

医联体设计了联合体标识，成立了理事会，形成了理事会章程。章程对联合体内人才培养、资源共享、双向转诊、管理效益、技术提高等方面做出了规定，对同质化管理和整体协同力提升订立了目标。

附属医院为各医疗联合体成员单位建立了远程会诊平台，对所有的医联体成员单位进行了远程会诊课程培训，成员单位之间实现了信息、影像等的直接传输，缩短了患者就诊时间和"来往路程"。各成员单位责任明确、主体清晰、衔接有序，社区居民可以在社区卫生服务中心完成二级、三级医院检查的预约与付费，到上级医院后通过为社区转诊患者设立的绿色通道进行检查，完成检查后可在社区卫生服务中心领取报告结果并进一步诊治。在费用政策上，针对社区转诊患者还给予一定的减免。这样真正使患者在第一时间看上了病，将优质医疗卫生资源下沉到基层，建立治疗、护理、康复全程服务链，真正使患者得到了实惠，减轻了就医费用负担，为探索新医改的重要内涵迈出了坚实的步伐。

医联体建设也有多种形式，从松散型到半紧密型，再到现在的紧密型，附属医院也进行了很多的探索。尝试并开展紧密型医联体建设，此举是深化医改的重要步骤和制度创新，有利于调整优化医疗资源结构布局，促进医疗卫生工作重心下移和资源下沉，提升基层服务能力；有利于医疗资源上下贯通，提升医疗服务体系整体效能，更好地实施分级诊疗和满足群众健康需求。

为走出一条新路，医院以小寨镇中心卫生院，武安市冶陶卫生院为试点，提出以"六个同质化"管理为基础，以提升联合体整体协同力为目标的建设思路。

医学人才管理同质化：紧密型医联体内人员全部纳入统一管理、统一调配、柔性流动。联合体牵头单位负责各联合体成员单位绩效考核，考核结果作为卫生院院长的聘用依据。卫生院院长任命由人事关系所在地和附属医院党委联合考察任命。医院科教处对医联体成员单位医护人员进行专业能力评估，根据评估结果和学科发展，有计划地选派到附属医院及其他上级医院相关科室进行进修与培训。医联体系统内开展医师多点执业，互派医务人员或管理人员到双方医院开展工作，双方派驻人员被委任为相关科室或部门的业务副职或相应职务，强化医务人员的"上下联动"。上下流动的专技人员继续保留原身份。专业技术职称聘任、工资待遇、社会保障、退休渠道等原渠道解决。

信息系统同质化：①医疗联合体成员单位远程医疗协作平台模块包括：综合排班管理，电子病历质控，远程影像、远程教学，电子期刊共享，预约诊疗，远程管床，成员单位开通 HIS、LIS、PACS、EMR 等系统数据接口后，即可实现信息共享。②医联体成员单位使用统一的处方和电子病历质控系统，按季度开展病例质量评审，共同提出整改建议，并结合存在问题开展病例书写专题讲座，强化对医联体内电子病历的质量管理。③医联体成员单位开展预约诊疗、检验、病理和医学影像结果互认机制，统一规范检查检验的质控标准。④统一了医联体内医务人员的身份识别号码，可免费使用中国知网和万方数据，以便成员单位人员及时查阅最新科研文献资料。⑤成员单位医生工作站和电子病历系统的双向转诊服务系统通过预约转诊、开放绿色通道、上转患者病历资料查询，下转康复期预约等流程，打通了双向转诊的线上、线下服务网络，实现了双向转诊的有序性。⑥建立紧密型医联体移动版企业微信号（含医生版和患者版），方便医生及时查阅转诊患者信息和治疗情况，向就诊患者提供检验检查报告查询、转诊转检提醒、预约挂号、诊间支付、一日清单查询、满意度评价等移动便民服务。

资源管理同质化：向成员单位开放日间手术室、消毒供应室、血液透析室和大型医疗检查设备等，所产生费用共享比例由双方协商解决。建立医联体内部物流系统，积极推进双方在药品配送、检验、病理、医学影像、核医学和肿瘤放化疗等方面的合作。共建应急响应体系，建立统一的人员、设备、车辆、物资应急响应体系，提高整体协同力，保障成员单位的各项诊疗项目及时正常地开展。

学科建设同质化：按照医联体成员单位人员不同层次统筹安排市级、省级学科方向进修。利用医联体牵头单位强势学科，针对成员单位学科发展，建立学科、专科建设联盟，实现优势互补。利用远程医疗等信息化手段，在紧密型联合体内建立MDT团队，实现实时会诊和专家资源共享，使患者受益。结合牵头单位强势科研能力和成员单位医疗资源，联合建立科研团队，共同申报科研课题成果。

质量管理同质化：医联体成员单位建立完善统一的医疗管理、医疗安全、医疗服务等方面的工作制度，进一步优化流程，提高成员单位的医疗服务能力和管理水平。医疗质量管理统一标准。紧密型医联体内部质量管理由牵头单位统筹负责，定期检查督促核心制度的规范落实等，根据检查过程中发现的问题，举办专题讲座培训，实现医疗质量的同步提升。牵头单位在已发展成熟的诊疗技术中筛选适宜成员单位开展的诊疗项目，指导成员单位实施并推广，实现医联体成员单位整体医疗技术的水平提升。

行政管理同质化：逐步完成紧密型医疗联合体向医疗集团的转变，集团内部明确划分了成员单位管理机构和经营机构各自的责任、权力和利益关系。推动医疗集团经营管理理念、管理模式、管理制度体系本身的专业化、标准化。

完善医疗集团章程，成立医疗集团理事会和管理办公室，实行理事会决策机制下的集团化管理模式，理事会实行例会制度。设立医疗集团学术委员会。委员会由各成员单位的学术委员会委员组成。学术委员会下设若干专业学科组，主要负责各成员单位间的临床指导、学术交流、科研课题评审和联合攻关等工作。

设立医疗集团绩效管理委员会。集团统一对成员单位进行绩效考核，商议解决年度内大型医疗检查设备、日间手术室、消毒供应室和血液透析室等共享使用所产生费用的内部结算问题。

2. 一体建设的具体实施

医疗联合体建设涉及体制、管理、运行等方方面面的问题，在建设过程中相应的制度、机制建设必须同步进行，运行中可能出现的问题也必须有应对预案。

首先，加强顶层设计。顶层设计是任何一项制度实施的基础。一是要推广紧密型医疗联合体建设，建立医疗联合体法人治理结构，明确规定各成员的责任、权利和义务，建立长效、稳定的医疗联合体运行机制，促进医疗同质化，真正在医疗联合体内部实现人员互通、医疗互通和财务互通；二是政府应严格控制医疗联合体的规模和成员机构的数量，在一个区域内鼓励2家及以上的医疗机构牵头组建医疗联合体，促进良性竞争，防止医疗联合体垄断。

其次，加快医保支付方式改革。现行双向转诊制度开展不顺利的重要原因是医疗机构之间的利益冲突。医保作为医疗服务的付费方，应充分发挥经济杠杆作用，成为医疗联合体激励约束的重要手段。一是改革医保支付方式，实行针对医疗联合体整体的总额预算和打包支付，促使医疗联合体形成利益共同体和责任共同体，进行主动控费。同时要实行精细化管理，不能简单地进行总额控制，保证医疗联合体各医疗机构在合理控费过程中的目标一致，避免利益冲突。二是医保部门作为医疗服务的购买方，通过加大不同级别医疗机构的医保报销比例差距，调整起付线、封顶线，来引导患者就医流向，并激励和约束医疗联合体内部不同医疗机构，避免其因为各自利益而阻碍医疗联合体的整体运行。

再次，加强双向转诊服务。患者的支持与信任是医疗联合体发展的重要保障。一是要减少转诊患者不必要的医疗费用支出和时间成本。通过全市统一的双向转诊平台，联通市级公立医院和城区社区服务中心，在医疗联合体内部双向转诊的患者可免收挂号费，转诊后检查结果互认互通。同时，医院可预留部分床位，针对医疗联合体内部转诊患者设置绿色就医通道，直接由医院对应科室安排就诊，减少转诊患者等候时间。二是要加强对基层医疗机构的建设与宣传，逐步改变居民的就医观念与就医模式。要重点做好全科医生培养和家庭医生签约制度，起好"守门人"的作用，在家庭医生服务过程中，逐步加强居民对基层医疗机构和医疗联合体的信任。

最后，强化信息技术支撑体系。搭建信息平台，发挥智慧医疗纽带作用。一是加强全市区域人口健康信息平台建设，实现居民电子健康档案实时源头采集、互通共享。二是加强远程医疗系统建设，依托省、市级三级甲等医院，与社区卫生服务中心建立影像、心电、消毒、慢病联合诊疗等"四大中心"；县域由县级医院与基层医疗卫生机构建立临床检验、影像、病理、心电、消毒供应等"五大中心"，实现优质医疗资源的共建共享，为医疗联合体建设搭建便捷通道。

3. "三院"谋划与建设

附属医院牢牢把握医改目标，在医疗体制改革中勇于开拓创新，积极进取。在邯郸市政府提出实现优质医疗资源调整，均等化服务社区居民的目标时，附属医院领导提出了新的谋划，整合邯郸市第五医院，成立附属医院复兴院区，服务邯郸市西部人民；随即成立筹备组，开始与复兴区人民政府的协商沟通。经过3个多月的沟通，2013的3月2日，附属医院和复兴区人民政府签订了整合邯郸市第五医院并筹建三级医院项目框架协议，筹建了河北工程大学附属医院复兴院区，并于6月6日正式开诊。医院投资2000多万元，优化了流程，改造了环境，购置了西门子16排CT，DR及进口全自动生化仪等设备，开设了内科、外科、妇科、儿科、中医科、皮肤科、口腔科、乳腺科等科室。配置了高级别专家团队，为复兴区的医疗行业注入了新的活力。

复兴院区的成立其实是为附属医院城市医疗集团的建设迈出了第一步。紧接着，再在邯郸市西部筹建一所新三甲医院，即河北工程大学附属医院复兴区新三甲医院项目。该项目位于邯郸市西北部，宏泰路以南、光华大街以东、友诚路以北、七贤街以西，总用地95.70亩（约64万平方米）。新院区规划总床位1200张，总建筑面积145 000m²，其中地上面积110 000m²，地下建筑面积35 000m²。建成后将成为一所集医、研、防保、康复、急救于一体的现代化三级甲等综合医院。

从时间的维度来讲，附属医院始建于1970年，当时为一个卫生学校门诊部，只有10多间房的面积。冀南人民习惯尊称为"白求恩医院"。直到1990年，河北医学院邯郸分院党委决定在原门诊部的基础上建起了病房，正式命名为河北医学院邯郸分院附属医院。科室分内科和外科两个科室。1993年医院更名为邯郸医学高等专科学校附属医院，开放床位500张；2003年由原河北建筑科技学院、华北水利水电学院、邯郸医学高等专科学校、邯郸农业高等专科学校经国家教育部批准合并组建为河北工程学院，医院随之更名为河北工程学院附属医院，床位增加到600张。2006年，河北工程学院正式更名为河北工程大学，医院变更为河北工程大学附属医院。从空间的维度来讲，发展至今，附属医院已经形成以丛台院区为核心，以复兴院区和新三甲医院项目为支撑，以所有的医联体成员单位为补充的"1＋2＋N"的战略布局。2019年11月，河北工程大学附属医院在邯郸市人民政府的大力支持下，成立了邯郸市首批公立医院医疗集团，实现了组建城市医疗集团的发展目标。集团整合成立了12个管理中心和资源共享中心；建立了医疗集团信息共享平台，打造一体化就诊流程；保障了集团内部的后勤物流工作，延伸医学处方的流动和药品共享；充分依托"互联网＋"和云服务，实现远程诊断、结果互认。

社会变化日新月异，新一轮医改正在如火如荼进行。改革的目的就是让百姓看得起病，看得了病，最终让百姓受益。为了适应这种改革趋势，作为公立医院自然应该根据自身情况，在医疗市场中寻找新的定位及发展方向，变被动为主动。充分挖掘院内外各种资源，建立适合自身实际的战略布局，做强特色专科，在全院职工的共同努力下，做实院区规划和医联体建设各项工作，从而实现医院的规模性发展。

第二节　博极医源　德为术基：医院的内涵发展

附属医院以医联体建设为中心的发展之路基本完成了从组织机构、管理、制度和运行等方面辐射冀南地区的医疗网络。但是要想真正成为一个地区的医疗中心还要依靠和凭借医院所具有的先进的技术优势和共荣共存共享的博大情怀。附属医院的内涵式发展就是博极医源，不断提升自身技术水平和管理能力，成为地区行业典范和领军人物。在自身发展的同时，共同带领地区基层医疗机构发展，造福一地百姓，护佑一方平安。

一、勤求博采：传统大医的身体力行

自古以来，医学大家都是勤学好问，博采众长的典范。东汉时期张仲景一生勤求博采，最终成为一代"医圣"。他非常仰慕历史上扁鹊等德术双修的大家，继承了他们的高尚的医德和精湛的医术。但是张仲景反对因循守旧，他不囿于前人成见，"观今之医，不念思求经旨，以演其所知，各承家技，终始顺旧。"他讲求广求勤学，"博采众方"，最终撰写出《伤寒杂病论》十六卷。该书在后世的临床辩证治疗方面发挥了重要的作用。

据传医圣孙思邈从弱冠时便远离故土至终南山楼观台道观内学习。他拜楼观台道长为师，博览道内藏书，学得了基础的药方和为众人治病的行医理念。

孙思邈在行医途中遇见胸中自有经典万卷的佛门老者，拜其为师，广泛涉猎多种书籍如《素问》《甲乙》《名堂流注》《皇帝针经》、十二经脉、三部九候等。孙思邈在跟老者学医的经历中还学会了丝毫不苟，辨析病症慎之又慎的良好医德。前辈们的严谨作风对他影响终生，他每有临床，望闻问切，四法齐上，不苟丝毫，务必使误诊减少到最低。

孙思邈在杨坚称帝后应诏入宫做皇帝的贴身医侍。但是，他却提出要求："只在尚药局当值，却不要任何封号，若有一时半刻空隙，即去乡间一走。"皇帝只好点头答应。当孙思邈凭借一个刻有皇家徽记的木牌进入书库时，只见一排排木架，每排木架上都摆满藏书，有竹简，有薄纸书，还有珍贵绢书。木架一端标出排列顺序：壹、贰、叁、肆……孙思邈立下庞大读书计划，将这些藏书全部读完。他边读边摘抄，把文稿一叠叠订好，整齐地放在案头。为他以后的著作打下良好基础。此时，他还广泛地关注与治病有关的各个环节。看似简单乏味的煎药，孙思邈也倾注极大的热忱：水少，药会熬干，水多，药汁熬不出，有些药熬久了药效挥发等。

为了治好痢疾，他以身试药。为了治疗可怜妇人的难言之隐，他不辞辛苦西行至金城郡地界，与胡人相处求得治病经验。为治疗麻风病，多次实验，独创"石灰酒"汤药。为治疗胞囊之疾，自创葱管导尿。不求名利，婉拒"国子博士"。为治疗风湿之病访遍名医及乡间偏方，求得"增损肾沥汤"。

孙思邈博览群书，广博拜师学艺，极力探究医学根源。并且，在行医过程中，具有不分贵贱，不畏生死，不苟丝毫的高尚医德和准确诊治，起死回生的精湛医术。这些就是我们所说的大医精神，是精诚文化的核心。

二、附属医院的内涵式发展

医院的内涵式发展包括诸多方面，其要有三：一是服务水平的提升；二是学科建设与技术进步；三是自身及其地区人才培养。

德为术基，上述三方面的发展底气不是有没有资金、有没有市场，而是能不能树立以精诚为底气的大服务理念。坚守职业操守，才能攻坚克难；心系患者，才能服务周到，心细如发；大爱无疆，才能共享发展。

（一）更新观念，转变服务方式

人类社会捍卫健康，与疾病抗争的历史可谓艰辛备至。传统社会虽然不乏名医，但是于多灾多难的老百姓而言，却是杯水车薪。更何况还有庸医误病。鲁迅先生（周树人）的父亲患病，小周树人经常变卖家产去药店为父亲抓药。为了找到药引更是煞费苦心甚至耽误寿吾镜先生的课。即使医生尽心尽力诊治，父亲也最终撒手人寰。古代的患者求医问药，遇到良医便感恩戴德，遇见庸医自叹倒霉。

近现代社会，人类与疾病的斗争经历了三个大的历史阶段。自19世纪后半叶开始至20世纪50年代，以治疗手段降低传染性疾病为主，以延长人均寿命为目标的第一次卫生革命用了50年的时间取得了成功。二战结束至20世纪60年代，以预防为主，防治结合，控制慢性非传染性疾病为目标的第二次卫生革命正在继续深入。20世纪末，第三次卫生革命已经悄然来临，其目标却是优化生存环境，提高生命质量和促进身心健康。随着人民群众对提高生命质量的期望日益增长，对医疗卫生服务需求的不断变化，医生和医院的思想观念也需要与时俱进。这种改变的实质就是之前以病为中心的服务模式转变为以患者为中心的服务模式。

当下经济、科技快速发展、生活节奏加快，人群收入增加；医疗保证制度改革逐步实现全面医保，疾病谱发生了变化；人口逐步老龄化，需求多样化；都市化的进展，健康知识需求也发生变化。人群收入增加，生活节奏变快就要求现代医院必须改善服务态度，提高工作效率。人口老龄化，需求多样化就要求医院服务要适应不同的层次，制定相应的策略。医疗保证制度改革逐步实现全面医保，疾病谱的变化，就要求我们加强卫生保健的宣传并提升社区的服务能力。

服务观念的更新，随之而来的是机制和管理的变革和创新。以患者的需求为标准，简化就医流程、降低医疗成本、改善就医环境；并且将服务延伸至院前的预防，健康指导、健康体检、日常的保健和院后的随访，健康指导、心理咨询等。医院优化门诊布局和服务流程，扩大服务范围，完善患者就医"一医——一患——一诊室"的人性化诊疗模式，提高门诊的服务质量。改善急诊布局，完善急诊工作制度和急诊就医流程，合理调配诊疗资源，畅通急诊绿色通道，促进急诊急救整体水平的发展和提高。

附属医院以前的门诊大厅，墙边放着两排椅子，墙上贴着两张宣传吸烟有害健康的字画，还有一个可以看时间的钟表。空旷的大厅有时候显得异常冷清。现在的门诊大厅布局发生了翻天覆地的变化。进入大厅，正面墙上是电子显示屏。电子屏幕滚动播放附属医院的科室介绍，手术开展，科研成果等，还显示门诊医生的排班表。这些方便门诊患者了解科室情况和选择就诊医生。旁边的墙上书写："一切为了患者"，彰显了附属医院以患者为中心的服务理念。东南角是醒目、大方的一站式服务中心。就诊的患者遇到问题或困难时，可以到此咨询和寻求帮助。当外地患者需要复印住院病历时，服务中心可以帮助邮寄，这样做节省时间减少奔波。大厅的地上贴着各种颜色的导引线，方便直观地指引患者找到就医位置。还有自动门诊挂号、缴费机器，可减少患者排队找现金等不便。同时，附属医院还开通了门诊网上预约挂号系统，患者可以在网上提前预约医生，到院后可以享受不等待排号的优惠待遇。建立门诊远程会诊中心、"云诊室"，提供在线医疗咨询、专家会诊、药品配送等服务，加快促进形成基层首诊、分级诊疗、双向转诊的就医新格局。

更新观念，不仅是看得见的服务方式的转变，更是救死扶伤、解患者病痛的医疗技术的提高。随着科技的发展，3D影像技术日趋完善，3D电影以三维立体的视觉效果带给观众全新的视觉体验。同样，在外科医疗行业中，3D腹腔镜以"手术视野更清晰、解剖层次更明显、技术操作更安全"的显著优势，将传统腹腔镜呈现的二维图像还原为立体图像，放大效果更好、立体感更强，尤其是精细结构的暴露上优势明显，能有效增强手术操作者对深度的感知，寻找准确的手术层面并判断其与相邻组织和器官的关系，清晰地显露及切除肿瘤，使血管骨骼化及淋巴结清扫更为彻底，尤其有利于经验丰富的专家实施手术操作，更为以"精准外科"为主流的手术操作和研究方向提供了有力的硬件支持。

附属医院的普外科在学科带头人的带领下，改变观念，勇于创新。从传统的开放手术到微创手术，从2D平面视野腹腔镜技术到3D立体视野腹腔镜技术。他们一路走来，不断开拓进取、精益求精，随着3D腹腔镜的成功引进，普外科更是将其发挥至极致，已常规开展3D腹腔镜下胃癌根治术、结、直肠癌根治术、肝脏肿瘤切除术、脾脏切除术、胰腺假性囊肿内引流术，胰十二指肠切除，后盆脏联合切除等等高难度、复杂手术，标志着附属医院普外科以3D腹腔镜微创技术为核心，引领着普外科治疗技术的进步和发展。除此之外，人工关节置换手术（包含膝、髋及其他关节置换）、关节镜诊疗技术、妇科内镜诊治技术、神经血管介入诊疗技术、心血管介入诊疗技术、外周血管介入诊疗技术、血液透析治疗技术、肿瘤放射治疗技术等限制性医疗技术已经非常成熟，为广大邯郸市民开展治疗的同时，也吸引了长治、聊城、安阳等周边省市的患者来院就诊。

这些变化是思想观念的改变，是管理和服务方式的转变，是医疗技术和治疗方法的创新。这些转变正是一切以患者为中心的精诚精神的外在表现。

（二）加强学科建设，强化医疗质量

医院在改革和竞争中，内涵建设的关键就是加强学科建设。学科是医院赖以生存和发展的基础，是医院发挥社会效益的基本组成单位，直接反映医院在整个医疗市场中的竞争力水平，对医院的可持续发展尤为重要。医院重点学科的数量及学科水平直接反映了医院的综合实力及地位。

1. 加强重点学科建设及团队建设

重点学科的建设是衡量一个医院的科研水平，教学质量的重要指标，有助于提升医疗机构整体水平，也是培养专业人才、实现技术创新的基础。医

院科技能力的提高以及科技竞争力的强化，医疗资源的合理配置，服务质量的提升，都会受益于重点学科的建设。重点学科有诸多新技术新项目的研发，标志着医院的实力和水平。河北工程大学附属医院位于四省交界区域，担负着晋冀鲁豫接壤处保护百姓生命和健康的重任。从建立医院开始，就以皮肤科闻名四省。皮肤科为国家中医药管理局培育专科，河北省临床重点专科，市重点学科，拥有河北省唯——家皮肤科院士工作站。科室学科带头人德艺双馨，人员梯队建设合理，拥有皮肤外科、皮肤病理、皮肤肿瘤、皮肤激光等亚学科团队。曾获得中国医师协会奖，省医学进步奖，市拔尖人才奖，市重点学科带头人等多个奖项。并担任中国医师协会委员、中华医学会银屑病学组委员、河北省医学会副主任委员、中西医结合学会副主任委员、中国抗癌协会委员、市医学会皮肤病分会主任委员等职务。科室在带头人的带领下，重视临床与科研相结合，从临床中挖掘科研思路，国际首例发现葡萄状佛隆那菌引起皮肤暗色丝孢霉病，首创氯喹治疗原发性皮肤髓外胞浆细胞病，这些重大发现和研究填补了世界的空白。这些新技术新项目的研发，使皮肤科的声誉日益提高，经济效益和社会效益也不断提升，成为高层次人才培养的摇篮，同时为医院的可持续发展打下了良好的基础。

为加强科研团队建设和人才培养，提高科学研究能力和水平，促进学科建设与发展，提升科研自主创新能力及核心竞争力，附属医院组建了10个科研团队，并给予充足的资助经费，拿出专项经费作为发展重点学科建设的日常支出。同时，为了调动医务人员从事科研的积极性和主动创新性，制订了适合医院发展的科技奖励办法和机制，给予相应的科技奖励。附属医院还选拔20名临床骨干医师，每年资助相应的资金用于学科带头人的培养。

作为大学的附属医院，在拥有丰厚医疗资源的基础上还有着强大的科技后盾。附属医院充分发挥大学多学科优势，促进医农工学科交叉融合发展，创新性地成立了医学工程转化中心，建设高水平的生物医学技术平台，将中心建设成高水平科学研究、人才培养、学术交流的重要基地和医药科技成果转化的重要平台。本着"服务医疗，打造科技健康，全民健康"的新理念，创新发展了医工农理结合项目多达十几项。这些项目的良好发展为医院的内涵建设注入新的活力。

为提高科研水平和开展科研合作，科研与临床需求相结合，医院成立精准医疗检测中心。中心占地面积400多平方米，实验室符合国家生物安全Ⅱ级标准，以第二代基因测序技术为基础，中心开展遗传性肿瘤基因检测，肿瘤靶向用药、化疗用药及免疫药物用药等肿瘤个体化用药指导基因检测，肿瘤早期筛查即预后复发监控检测，心脑血管用药等基因检测，新生儿遗传代谢病筛查，呼吸道病菌核酸检测等包含多科别的检测。精准医疗检测研究中心的成立和良好运行推进了本地区精准医疗的临床应用，提高了医院在冀南地区的影响力。

附属医院大力发展重点学科，促进品牌形象建立，也带动了与之相关科室的进步和提升，在全院范围内形成了特色优势学科层出不穷的发展势头。在重点学科发展的同时，不忘记其他学科的发展。始终以抓住高层次人才培养为核心，对医疗、教学、科研等重点学科内容有序建设。以疾病诊治链为纽带，整合资源，打造优势学科，提升核心竞争力，由心、内外科领衔，急诊、影像、介入等科室共同参与，扎实打造心脏中心；以神经内、外科为领衔，急诊、影像、介入等科室参与，扎实打造脑病中心；以普外科、妇产科、骨科为领衔，其他科室参与，努力打造微创外科中心。

在打造疾病中心的同时，积极成立多学科会诊（MDT）团队。

例如：肝癌的患者，治疗方法有多种，不同的治疗方法会为患者带来不同的收益和效果。比如一个可以手术根治性切除的患者，却应用了介入和靶向治疗，就可能将一个可以根治的患者变成了非根治的患者。而一个不能通过手术获益的患者却进行了手术切除，就可能造成肿瘤的复发转移，达不到手术根治的效果。所以，如何在这些不同的方法中进行合理的选择，让患者得到最大的收益，就涉及多学科协助。医院成立了多个MDT团队，如肿瘤MDT、脑病MDT、心脏MDT等。这些团队取长补短、互相合作、默契配合，制订出合理的治疗方案使患者得到最大的益处。

案例二十四：某日凌晨1点，一声急促的铃声打破了病房的宁静，急诊送来一位车祸至骨盆多处骨折，周身多处软组织损伤的7岁患儿。骨盆骨折是一种严重外伤，占骨折总数的1%～3%，多由高能外伤所致，半数以上伴有合并症或多发伤，致残率高达50%～60%。最严重的是创伤性失血性休克及盆腔脏器合并伤，救治不当有很高的死亡率，可达10.2%。入院后，当班汪医生立即给予抗休克等相应急救措施，护理人员开放静脉通路，完善化验室检查，做好术前准备。15分钟后，接到检验二科报告：该患者为O型Rh阴性血，也就是大家通常说的"熊猫血"。这让医护本来就提着的心一下子提到了嗓子眼，科室主任当机立断向院区负责人报告，启用"多学科诊疗模式（MDT）"，开通绿色通道，联系普外科、输血科、影像科、彩超室，并与市配血站取得联系，时刻准备紧急调配血液。经多方协作、发挥各学科专业优势，患儿得到了及时有效的救治。通过多学科联合会诊，在排除内脏损伤出血的情况下，为日后手术做好了保障。

（三）抓牢人才培养，为医院和地区发展提供人才支持

医院诊疗质量的提高关键在于有一批医德高尚、技术过硬的人才队伍；一个地区的医疗水平的提高关键也在于有众多敢于扎根基层的技术骨干。河北工程大学附属医院远见卓识，多年来一直致力于建设自己的人才培养机构，以国家临床医师资格考试实践技能考试基地、国家住院医师规范化培训基地等建设为契机，大力度建设和形成自身的人才培养体系，培训不仅提高了院内医护人员的技能和素质，还为地区基层医疗单位培养了数量可观的人才。正可谓，一枝独秀不是春，百花齐放春满园。

1. 加强院内医护人员基本技能及专业素质培养

医院作为一种组织形式，就其性质而言，一方面具有经济属性；另一方面又具有社会属性，即医院也是由不同个性、不同需求、不同地位、不同生活经验和习惯的"人"组成的，构成了特殊的组织群体。作为医院的管理者要将这些人培养好，要成为具有向心力、凝聚力的集合体并为共同的目标奋力前进，那么培训是一个有效的手段。

首先，要强化岗前培训。对于新入职工，管理者一定要了解员工基本情况、特长等，对员工充分了解后，这样可以按照员工特长制订未来职业规划，激发员工的行动力，调动员工积极性。新员工入职时，医院组织新员工座谈会或者见面会，面对面与新员工进行交流，了解他们的基本情况。医院还设立高层管理者接待日，所有员工都可以找管理者谈谈工作想法和感受，方便医院掌握员工思想动态，从基层了解情况。对新入职的医护人员培训重点是基本知识、基本技能和基本操作，为下一步的临床实践打下基础。培训还包括法律法规，各项规章制度，安全，医院感染，常见危急重症的抢救，各种医务礼仪。有历史的医院在长期的发展过程中，形成了自身的一套医院文化，如医院的办院方针、宗旨、理念、院歌、院景等。对新入职工的文化培训能够增加员工的自信心和自豪感。重要的是通过岗前培训，使新入职工的行动与医院动作同步，思想与医院动态一致，精神与医院的内涵靠拢。

其次，要突出岗中培训。从国际、国内的医疗发展来看，医护人员如果在工作中忽视学习，专业业务水准很快就会与行业的发展脱节，有些老经验、老

思想会严重影响医院的整体水平。从专业培训角度、从学习型医院角度来考虑，需要不断增强医护人员的专业化素质。岗中培训涉及多个方面，包括专业知识和技能，临床先进的科研成果，先进的治疗手段，临床中需要解决的实际问题。急救知识与技能培训，临床工作中的相关制度培训，例如十八项核心制度中的各个制度及制度中的要求和内涵。还有工作中的相关流程培训，预防院内感染相关知识，临床用药相关知识，质量控制中各个指标的要求，工作中的不良事件等。这些涉及多方面的培训使临床医师在工作中提高了自身的专业水平和综合素质，使工作质量大大提高，从而使患者得到的服务水平有了很大的提升。这就是一切为了患者的思想所在。

再次，注重带教老师的培训。医院是大学的附属医院，带教是义不容辞的工作，且责任重大。带教老师的培养尤其重要。带教老师的言行举止、知识水平、专业素质、仪表态度、工作责任心都会对学生的思想和行为产生较大影响，也关系到学生的身心健康。

培养和选拔医德师德高尚的带教老师，把治病救人的白衣天使形象展现给学生。培养带教老师过硬的业务和技能，把医学的看家本领传授给学生。培养带教老师的言行规范，把一丝不苟的作风，精益求精的技术一招一式地示范给学生。培养老师的爱心和同情心，把医者仁心的内涵，身体力行地教给学生。培养老师高度的责任心，把健康所系性命相托的责任传承给学生。培训老师因材施教，把知识更加高效快捷地传授给学生。

2. 人才兴院：引进来，送出去

人才，不仅是再生型资源、可持续性资源而且是重要的资本性资源。人才，是医院运行和发展的骨干力量。特别是在当前医改和激烈竞争的环境中，留住人才，培养人才，盘活现有人才并发挥他们的潜力和主动性，减少人才管理风险是十分重要的工作。

附属医院在飞速发展过程中，引进多名博士引领学科建设，提高专业技术水平并开展新技术新项目。本着"人才兴院"的方针，重视人才，引进人才并尊重人才，给予人才好的待遇和适当的发展平台。附属医院提供各种便利条件，给予人力、物力和财力的大力支持，为他们提供良好的事业平台。这些博士到临床，管理和发展科室的新技术、新项目。附属医院的医疗技术和水平有了明显的提高。

在引进人才的同时，附属医院不忘培养自己的人才队伍。积极培养和选拔优秀的学科带头人，注重学科带头人的素质培养，重视人才梯队建设，积极建立和创造良好的学术环境，引入竞争机制，倡导尊重人才，尊重知识的良好风尚。并且，附属医院倡导尊重老专家，崇尚和发扬老专家献身于医学事业的崇高精神。尊重老专家的同时，注重发挥青年医师的骨干作用，为优秀人才的培养和发展创造更好的环境。

中层干部、科室老主任到达退休年龄，附属医院提拔任用一批年轻的主任。在院周会上，院领导带领新任的年轻主任向老主任致敬，感谢老主任的辛勤付出和为医院发展做出的卓越贡献，并鼓励新主任，沿着先辈的足迹，继承光荣传统，继往开来再创医院新的佳绩。这种精诚的行医精神不断延续，是医院内涵发展的重要方面。

针对附属医院的现状和发展方向，培养不同学科不同岗位的人才，做到全面布局整体发展。附属医院安排职工出去读书，让他们在医学的象牙塔内吸取更加广博的知识，获得更加深厚的能量；派出科室的骨干力量到国内领先的医院进修学习，在那里提升专业水平，提高综合素质。同时选派精英到国外知名医院学习，在那里开阔眼界学习世界先进的技术操作，接受更加超前的思想理念。这些人才回到附属医院，在不同的科室和岗位发挥他们的光和热。

"引进来，送出去"使附属医院的人才队伍不断壮大，使"人才兴院"的办院方针在附属医院真正落地生根，不断发出新芽并茁壮成长。

3．面向地方的人才培育

河北工程大学附属医院是国家临床医师资格考试实践技能考试基地、国家住院医师规范化培训基地，拥有河北省重点实验室2个，是河北工程大学临床医学硕士和承德医学院硕士研究生培养基地、本科临床教学基地。依托国家级培训基地，附属医院广泛开展了院内外培训。现已培养"一带一路"国家留学生177名、硕士研究生172名、规培生375名，涉及皮肤科、神经内科、肿瘤科、耳鼻喉科、骨科、急诊科、麻醉科、内分泌科、心内科、肾内科、血液内科、普外科、神经外科、胸外科、影像科、整形外科等。

临床技能训练中心建筑面积1200余平方米，包括临床腔镜训练室，急救训练中心（AHA美国心脏病协会BLS培训中心复兴院区）、内、外、妇、儿等专业操作技能模拟训练室、手术示教系统演示室，向全体学员全天候开放，配备专职人员负责日常管理，保证各专业基地操作模拟培训有序进行。各专业基地根据需要制订临床技能操作培训计划并实施。中心为邯郸地区国家执业医师资格考试考点，临床腔镜训练、急救训练、内、外、妇、儿专业操作技能模拟训练室向全体学员开放。医院获得2019年河北省规范化医师技能比赛妇科、外科专业三等奖和2020年河北省研究生（内科）技能大赛二等奖。根据省卫生健康委安排，中心承担邯郸市2019年度和2020年度两批基层卫生人才能力提升培训，培训覆盖邯郸地区200多个乡镇。2019年培训项目共培训学员2552人，其中医务人员2008人，管理人员252人，护理人员292人，均已按规定完成相应培训任务，受训学员考核合格，顺利结业。2020年培训项目共培训学员132人。

河北工程大学附属医院于2015年成为河北省住院医师规范化培训基地。在省市卫生健康委的指导下，承担了住院医师规范化培训任务，完成了2015级、2016级和2017级共223名住培学员的培训。工作中严格按照国家卫生健康委、河北省卫生健康委《住院医师规范化培训基地认定标准》和《住院医师规范化培训内容与标准》要求，保证培养质量。同年，经省卫生健康委批准附属医院与邯郸市第三医院签订协同基地协议，并开始招收口腔全科、眼科专业住院医师规范化培训学员。

2018年4月，附属医院建立全科医学科并设置全科医学科病房和2间全科医学门诊，同时建立了胜利桥社区卫生服务中心、四季青社区卫生服务中心和丛东社区卫生服务中心3个全科医学科基层实践基地，培训基地不定期指导实践基地按照培训标准开展临床教学实践活动。

坚持"人才兴院，质量立院，科研强院的办院方针"，突出学科建设和人才建设，在科研理论上有建树，在医疗质量上有成果，在临床教学中有成绩，在临床诊治中有声誉。秉承"明德、术精、卓越"的院训，不断提高医疗技术和水平，提升优质护理服务内涵，培育精诚团结的医疗团队，为地方培养更多的人才，真正成为冀南区域的"中心"。

第三节 敬天保民 普救含灵：
医道从天道，医院发展价值旨归

一、发展旨归：敬天保民，普救含灵

人道对于天道的效仿和学习在其他章节中已经有过专论，此处不再赘述。这里需要阐释的是天之道何为？人之道何为？

敬天保民是人之道。"天地者，生之本也"，人为何要出于仁爱之心，爱民保民？这其实是对天道的遵从和顺应。先有天地，然后有万物，天道的运行产生了万物。荀子也曾说："天有其时，地有其材，人有其治，夫是之谓能参。"（《荀子·天论》）其意如王先谦所言："人能治天时地财而用之，则是参于天地。""梁启雄云："天有其时，谓寒来暑往，春生夏长秋敛冬藏。地有其财，谓地生动植矿等物质。人有其治，谓人类因天时地材的适宜性而善用之。"关于天道与人道这种关系，储昭华曾有过类似的论述："人道……就其根本源泉来说，同样是至上天道的一种特殊的体现形态。人的活动同样必须遵循这种涵盖、统御一切的普遍法则，不得违背天道。"然而如何遵循天道呢？"天能生物""地能载人"（《荀子·礼论》），就政治生活的最终归宿而言，天地生民养民，人要遵循天道，即要敬天保民。尽管荀子隆君，"君者，国之隆也；父者，家之隆也。隆一而治，二而乱，自古及今，未有二隆争重而能长久者。"（《荀子·致士》）但是他对君主权威的维护也并不是为君，而是利民。"而人君者，所以管分之枢要也。故美之者，是美天下之本也；安之者，是安天下之本也；贵之者，是贵天下之本也。"（《荀子·富国》）而且政治权力的来源并不是君，而是民。"天之生民，非为君也，天之立君，以为民也。"（《荀子·大略》）那么君主在政治生活中发挥什么作用？"君者，何也？能群也。能群也者，何也？曰善生养人者也。"（《荀子·君道》）可见君主的职责仍是遵天道，尽人道，"善生养人"。

荀子这里是从国家治理、君王职责的角度论及人之道。对于医家而言，人之道要体现在医之道中，即孙思邈所说的"普救含灵"。河北工程大学附属医院秉承这一医道，经历了四十多年的艰苦奋斗，不仅取得了长足的发展，更加将济生救人的医家之道一以贯之。而且在未来的发展之路上，医院立足河北省南部的区位特点和优势，设计医院愿景，规划发展蓝图，继续将传统医家的价值理念传承发展下去。

二、医院精神：精益赤诚，奋进开创

在医院几十年的发展历程之中，一个个成绩的取得，一个个难关的突破，一个个台阶的迈进塑造形成了附属医院独有的精益赤诚、奋进开创的医院精神。医院精神是医院职工在一举一动、一言一行中表现出来的医院共同的价值取向和追求，它代表着一种医院力量。这种精神和力量体现在医生个体的日常行为中，更体现在为谋求发展的奋力拼搏之中。

案例二十五：一名获救的长治游客专程来邯郸到河北工程大学附属医院寻找救命恩人。事情是这样的：7月7日，山西游客张女士与同村另外几名同伴前往山西壶关红豆峡峡谷游玩，上午10点左右，正当一行人行至峡谷深处时，张女士突然晕厥，不省人事。而此时，峡谷内下着瓢泼大雨，张女士的几位同伴在这突如其来的意外面前无计可施，只能无助地向周围大声呼救："快来人啊，救命呀……"而此时，恰巧有邯郸一行游客就在附近，听到呼救声后，其中一位男士果断上前说："我是医生，让我看看。"这位医生迅速从随身包裹中取出几粒"速效救心丸"，给张女士服下。同时，这位医生又采取了胸外按压、掐人中等急救方式全力施救。几分钟后，张女士逐渐从昏迷中醒来。看到她暂无大碍，张女士的同伴才松了一口气。这时才想起打听医生的姓名，但医生的回答很简单："我是一名医生，救死扶伤是我应尽的职责。"由于担心张女士再发生意外，医生又给她留下几粒"速效救心丸"后才转身离去。张女士同伴再三追问，从其同行者口中得知，他是邯郸市卫校的，但始终没有留下姓名和联系方式。7月21日，张女士驱车来到该院寻找救命恩人，经过多方打听，才得知这位大义医生是河北工程大学附属医院全科医学科原平主任。

人生中充满了各种选择，每个人做出的选择都掺杂着各种的因素。在现实生活中，见到路边老人摔倒扶还是不扶？河南郑州"李××"案，扶老人被讹而赔光家底的事件向大家暴露了这个问题。在那年的春节联欢晚会小品《扶不扶》中，也告诉我们应该怎么做。虽然现实中仍有很多不尽人意的事情，但是作为医生，当一个生命遇到危险时，不可能袖手旁观，一定会竭尽全力救死扶伤。

其实他们不仅仅是医生，还是有血有肉有着柔软内心的个人；不仅能救死扶伤，还会扶危济困，用一颗赤诚的心去温暖社会上一个又一个需要帮助的人。

案例二十六：2012年的5月8日和5月10日《邯郸晚报》刊登了《朱育刚，你是真正的活雷锋》和《朱育刚，用真诚构建医患和谐》为题的两篇报道，报道的就是附属院医生朱育刚同志无私地为一名住院患者陈××自掏腰包6000余元医药费的先进事迹。事情也是这位患者主动联系晚报记者进行报道后才被公开的。事情的经过是这样发生的：那年73岁的患者陈××，原本是一名工程师，1992年因劳累过度被医院诊断为糖尿病综合征，从此四处求医，住院费已花费9万余元，家里再无任何经济来源。3月23日他再次来到附属医院时，已患有严重糖尿病、糖尿病周围血管病变及伴有肺炎等多种症状，医院也三次下达病危通知书，而他的家人则在为医疗费发愁。他想回家放弃治疗，朱育刚医生此时为他鼓劲，并悄悄为老人付了1000元住院费。在随后的11天里，朱育刚竟用自己的工资为他交了6000余元住院费。但他还多次叮嘱陈××和他的家人，这事儿不要告诉任何人，他说："这都是小事，真没什么！"

2012年，6000多元是一笔不少的收入，然而朱育刚医生却悄悄地为患者交了住院费。这种在为患者救死扶伤的同时，能对患者如此热情的医生医院还有很多很多，他们无疑都是很好的榜样。榜样的力量是无穷的，他们用实际行动诠释了医院救死扶伤、患者至上、极端热情的医院精神。

医院精神就像一条纽带，把职工的命运和医院的命运联系一起，使每位职工工作中产生了归属感和荣誉感，使医院凝聚力进一步增强。

在无数个精益赤诚、开拓进取、奋进开创的进步阶梯上，尤其是2009年的那个夏天值得铭记。医院领导班子大胆创新，把创建三级甲等综合医院定为全院目标。这对于一个亏损4000多万的医院来说，谈何容易，所有人都知道，这是一项非常艰难而重要的工作，对医院再上新台阶，实现跨越式发展具有强有力的推动作用，但这也是一个在当时很高也很难实现的目标。附属医院相对于三甲医院的标准差距较大，软件硬件都要大力加强，许多人对此缺乏信心。而创建三甲医院是一项复杂、繁重的系统工程，涉及医院工作的方方面面，需要每一位职工的共同参与。在这样的环境和条件下，附属医院领导班子带领全院职工走上了创建三甲医院的艰苦征途。

时任附属医院院长的刘志军这样说道"'创建'三级甲等综合医院"是项复杂而重要的工作，我也知道面临着前所未有的困难和阻力，但是我也进行了认真的思考，如果不前进这一步，医院就没办法发展，只有敢想，才能敢干，我们反正一无所有，那就从头开始吧。"

当时附属医院员工仅有不到400人，大家也不知道三甲医院到底是什么样的管理模式和状态，于是院领导带领职工赴各大医院参观学习，召开座谈会、专题讨论会，结合医院实际对学习经验进行讨论分析，通过找差距，明确改进和努力的方向。参观小组学习结束后回院，院领导带头制订了全方位的创建计划和方案，建立了领导小组，抽调专门人员进行方案的具体负责和落实。在每个职能部门、临床科室都确定了责任联系人，并与部门领导和科主任签订了创建三甲医院责任状，同时，将创三甲工作与年底科室、个人评优结合起来，鼓励科室和职工在创三甲中做出成绩、作出贡献。科室负责人责任扛起来了，动起来了，但是普通员工还没有认识到医院迎评的重要性和意义，附属医院开始了深入科室的宣传发动，以中层干部、科主任、护士长为重点，逐步延伸到全体职工，发动了立体、全方位的宣传攻势，做到重点突出，有的放矢。还在院周会、院长办公会、科主任、护士长等各级会议上进行动员发动，利用院报、橱窗、报栏、大屏幕、局域网、横幅标语等形式进行创建氛围的渲染和创建知识的讲座，让全院职工都知道创三甲，都了解三甲医院的内容，都清楚创三甲的重要意义。努力营造人人参与的迎评氛围。大家都在努力优化着各项医疗流程，规范着各项规章制度。院领导带队深入科室对照标准进行逐项梳理，对需要完善的项目建立完成进度时刻表，建立创建进展定期汇报会，阶段性地开展创建效果评估。同时组织五大督查组深入一线督查，发现问题及时整改，加快了医院与三甲医院各个标准的接轨。

附属医院上下士气高昂，以饱满的热情和积极的姿态全身心投入到艰苦的创建三甲医院工作中，默默付出、无怨无悔。在接下来的日子里，职工齐努力，加班加点日夜奋战。职能部门与临床沟通，完善相关制度、优化工作流程，做到制度可行、流程切合实际。职能部门定期监督、检查、指导，临床按期整改，应用PDCA管理方法持续改进工作质量。模拟各种应急演练，包括突然停水、停电、火灾、暴力，大量食物中毒、危急重症患者抢救等，通过真正的实际演练，发现问题提出改进措施并不断持续改进。多科室，多部门，多学科、多种方式和方法的培训，提高医院职工的综合素质和应急能力。狠抓医疗质量及病历书写，学习和执行医疗核心制度，制订医院各项规章制度并落实。提高整体护理服务水平，创建优质护理服务病区，以少带多发展至全院全病区。各个科室梳理条款整理相关文案资料，做到资料清晰有序、内容齐全、保存完整。医院抽调各专业人员包括医疗、护理、检验、院感、影像、门诊、病案等成立内审组分条款包科室，院领导带队，定期到各个科室检查督导。发现问题，提出意见，限期整改并按期追踪。在院领导的带领下，全院职工不分昼夜齐努力，没有节假日只有"你的工作是否按时完成"；没有任何原因只有"你能做到多好"；没有请假只有"我能克服困难"。当院领导带领职工站在医院门口热烈迎接评审专家的那一刻，一切都值得！全体职工西装革履，以饱满的精神状态迎接评审专家，他们内心的火热可以抵挡冬日的寒风！医院最终顺利通过了省卫生厅专家组的严格评审，于2010年底顺利晋升为"三级甲等综合医院"。

永远不会忘记，备战三甲期间医院职工日夜奋战的那么多个夜晚；永远不会忘记，夜里两点召集开会时，科主任不到10分钟齐刷刷出现在会议室时的那份感动；永远不会忘记，院领导夜间巡视病房时，加班加点的医师护士们以医护值班室地板为床的瞬间；永远不会忘记，在2010年的那个冬天，一支支身着单薄西服却依然热情似火的迎检队伍；附院人，将对医院的爱和付出，根植于这四十余年的岁月长河中……

三、医院愿景：建设成为高水平冀南区域医疗中心

经过四十余年的精心耕耘，医院无论医疗技术、硬件水平还是社会效益都发生了翻天覆地的变化，医院仿佛是一艘冲出暴风雨之后的船舶，稳稳把握住医疗改革的风向，一路畅行。

这是一座让百姓放心的示范窗口单位，自它诞生之日起，始终牢记社会责任，精益赤诚、奋进开创，坚持群众满意重于经济效益，在积极加强自身建设，为行业科技进步与地方经济发展服务的同时，秉承着精益、赤诚、卓越的院训，重视对医疗技术的精益求精，重视对患者的高度热忱，力求将精湛的医术和无私的爱心回报给社会，创建人民满意的和谐平安医院，为大众健康保驾护航。

论及医院的未来发展，勾勒医院发展愿景："以推进公立医院改革为契机，以新技术开发为主导，以教学科研为支撑，在新技术开发、疑难重症诊治、危急重症抢救方面冀南领先，省内先进，建设成为一所集重预防、精治疗、善教育，医患互信和谐发展的现代化医院和冀南区域医疗中心。"

这一愿景立足医院多年发展的成绩和基础，既美好前瞻又脚踏实地。立足地方、发挥优势；技术先进、兼容并包；精准定位、错位发展。这一愿景将为发展提供源源不竭的动力，引领医院走向更广阔的发展之路。

河北工程大学附属医院复兴院区（一期工程）项目是冀南区域医疗中心规划实施的项目之一，是一体三院建设规划的重要组成部分，是实现医院规模发展和内涵提升的关键项目。项目建设面积为27787平方米，其中地上建筑面积为25520平方米，地下建筑面积为2267平方米。地下2层，主要功能为动力机房，医疗气体机房及其他后勤保障用房。地上16层，1～3层为门诊、医技用房，4～16层为标准病区。本项目总规划床位数为624床。

河北工程大学附属医院复兴院区（一期工程）项目落地后，将带动提升邯郸及周边地区疑难、危重患者的救治能力，充分发挥医院心脑血管疾病、肿瘤疾病的预防及治疗、传染病防控及诊治等方面专科优势，有效提升医院及医疗集团成员单位疫情防控、教学、科研、疾病救治等方面综合能力，通过医疗集

团、专科联盟和远程医疗协作"上联下带"作用，形成引领带动、分级协作、互为依托、三位一体的河北省省级区域医疗中心，并为成为晋冀鲁豫四省交界区域医疗中心奠定良好基础。

学科建设方面，在外科发展委员会整体规划下，优化骨科、普外科、泌尿外科、神经外科、整形外科等学科结构，细化亚学科方向，深挖学科内涵建设，在医教研方面提升区域性竞争能力。在现有省级重点学科、重点专科基础上，有计划、有重点地加大支持力度，打造国家重点学科/重点专科5～6个。增加10～12个省级重点学科、重点专科，帮助医疗集团二级医疗机构申报邯郸市重点学科、重点专科15～20个。依据学科建设发展规划，组建皮肤科医学中心、大外科医学中心、心血管医学中心、肿瘤医学中心等优势学科集群（医学中心），形成以优势学科为轴心，辐射并带动临床其他学科跨越式发展的新局面。

科研方面，进一步推动与中国医学科学院阜外医院、中日友好医院、华中科技大学同济医学院附属协和医院、天津医科大学、天津环湖医院等国家级高水平医疗教学机构在医疗技术、教学、科研等方面深度合作；融合河北工程大学综合学科优势和天津医科大学医学教育资源，更好地推动医工结合、医农结合、医理结合等新技术新项目的合作，为邯郸及周边地区医疗新技术新项目开展探索新途径。

教学方面，依托河北工程大学和承德医学院的教学优势，对医疗集团、专科联盟、医联体分院等基层医疗机构的医务人员、全科医师进行业务能力提升培训，强化基层人才培养和人才梯队建设。

分级诊疗方面，附属医院有着良好的基础，在18个社区卫生服务中心（乡镇卫生院）建立了全国首批基层特设专家工作室。22名派驻人员担任各基层医疗机构名誉院长或业务副院长，并依托各自"健康小屋"开展"健康大讲堂"、入户随访、健康教育和家庭医生签约等活动。2019年，医院3个健康小屋被邯郸市卫健委评为"星级健康小屋"。医院将进一步凝聚117家医疗集团成员单位，在医疗质量管理、信息化建设、医疗技术同质化等方面深化合作，共同带动邯郸及周边地区整体医疗水平提升。

在信息一体化建设方面，医院已完成互联网信息平台的搭建，并按要求与省互联网医疗服务监管平台正式对接，2020年获批河北省首个互联网医院牌照，获得互联网医院经营资格，成为河北省首家互联网医院。利用互联网医院建设优势，建立涵盖预约诊疗、双向转诊、远程影像、远程病理、远程会诊、远程管床、远程教学和医疗质量同质化管理等方面医疗协作平台。精准对接群众多样化需求，使诊疗更加安全、就诊更加便利、沟通更加有效、体验更加舒适，不断满足人民群众医疗服务新需求。

今天的附属医院已然得到了邯郸乃至冀南地区百姓的认可，医院住院患者满意度在河北省64家三级医院中排名第一；被国家卫健委等九部委评为2013—2017年度全国创建"平安医院"活动表现突出集体；被卫生健康委、健康报评为"管理创新医院"；在河北省省直医院综合绩效考核中荣获第二名；医院连续两年荣获卫生部医管司与健康报社颁发的"全国医院改革创新奖"，如今附属医院已成为邯郸930万人民的健康新名片。

一个组织的愿景是大家共同的奋斗理想，附属医院建设冀南区域中心的愿景也是所有附院人的奋斗梦想。谈到医院的愿景和未来发展，不同岗位的附院人都在为愿景的实现而攻坚克难、勤奋工作。医院心内一科主任刘红谈到心内的科研梦想，她认为心脏电生理实验研究能够帮助医生发现很多疾病的根源，是人类探求身体奥秘，治疗疑难重症的有效路径。未来，心内将在这一领域发起科研攻关，向未知领域探求。不仅在不断接近科学真理，也在不断走向医院的愿景。神经科的梦想是要建立集预防、诊断、诊疗为一体的高级卒中中心。王主任谈到神经科技术攻关计划，说道："缺血性卒中后再灌注治疗，特别是经动脉的机械取栓治疗，在2020年2月被世界卒中组织主席Marc Fisher教授评为近十年来全球脑血管病最重要的进展。再灌注治疗中，绕过静脉阿替普酶溶栓直接取栓在神经介入领域目前还未实现，而这正是神经内科今后较长时期的重点研究课题。"骨四科主任刘玉刚从事脊柱侧弯研究，他的梦想就是什么时候能给邯郸的孩子搞一个脊柱健康普查，寻求援助基金为生病的孩子免费治疗，让孩子们更加健康地成长。河北工程大学附属医院有众多的科室部门，有那么多的医生护士，他们有各自的工作岗位，他们的职业梦想朴素、简单、他们的追求执着、专注，他们正在用自我的理想之光照亮着奔向附院愿景的通途。

精益赤诚、厚德济生，中华传统中医文化博大精深，中华大医精神源远流长、历久弥新。在社会主义国家建设现代化一流医院，古要承中华精诚大医之精神，今要贯彻落实党的以人民为中心的发展理念，济生救民是河北工程大学附属医院永远的初心和永恒的事业。冀南大地多慷慨，附院在这片土地上定然能够不辱使命，璀璨绽放，绘就互联、互通、共享、共荣的冀南地区医疗卫生事业的新画卷。

参考文献

［1］［唐］孙思邈. 备急千金要方［M］. 李景荣等校释，北京：人民卫生出版社，1998.

［2］［汉］张机. 伤寒论［M］. 北京：中医古籍出版社，1997.

［3］黄帝内经［M］. 北京：中华书局，2016.

［4］［晋］杨泉. 物理论，《古今图书集成·医部全录》第 12 册［M］. 北京：人民卫生出版社，1983.

［5］［宋］王怀隐. 太平圣惠方［M］. 北京：人民卫生出版社，1958.

［6］［宋］史堪. 史载之方［M］. 上海：上海科学技术出版社，2003.

［7］［宋］寇宗奭. 重刊本草衍义，《中国医学大成》第 10 册［M］. 北京：中国中医药出版社，1997.

［8］［明］寇平. 全幼心鉴，全幼堂刻本［M］. 中国中医科学院图书馆藏。

［9］［明］陈实功. 外科正宗［M］. 北京：中医古籍出版社，1999.

［10］［明］徐春甫. 古今医统大全［M］. 北京：人民卫生出版社，1991.

［11］［明］王孟英. 王孟英医学全书［M］. 北京：中国中医药出版社，1999.

［12］［清］喻昌. 医门法律［M］. 北京：中医古籍出版社，2002.

［13］［清］喻昌. 医门法律［M］. 上海：上海科学技术出版社，1983.

［14］［清］程国彭. 医学心悟［M］. 天津：天津科学技术出版社，1999.

［15］［魏］王弼注，楼宇烈校释. 老子道德经注校释［M］. 北京：中华书局，2018.

［16］邬国义，胡果文，李晓路撰. 国语译注［M］. 上海：上海古籍出版社，2017.

［17］［清］焦循撰，沈文倬点校. 孟子正义［M］. 北京：中华书局，2018.

［18］［清］王先慎撰，钟哲点校. 韩非子集解［M］. 北京：中华书局，2018.

［19］许维遹，梁运华整理. 吕氏春秋集释［M］. 北京：中华书局，2018.

［20］杨伯峻. 列子集释［M］. 北京：中华书局，2018.

［21］［清］郭庆藩撰，王孝鱼点校. 庄子集释［M］. 北京：中华书局，2018.

［22］［清］王先谦. 荀子集解［M］. 北京：中华书局，2013.

［23］胡适. 中国哲学史大纲［M］. 上海：上海古籍出版社，1997.

［24］蔡元培. 中国伦理学史［M］. 北京：商务印书馆，1984.

［25］何兆雄. 中国医德史［M］. 上海：上海医科大学出版社，1988.

［26］F.D. 沃林斯基. 健康社会学［M］. 北京：北京社会科学文献出版社，1999.

［27］［德］恩斯特·卡西尔，著. 人论［M］. 甘阳，译. 上海：上海译文出版社，2004.

［28］［美］露丝·本尼迪克特，著. 文化模式［M］. 王讳等，译. 北京：社会科学文献

出版社，2009.

［29］［美］威廉·大内著. Z理论——美国企业界怎样迎接日本的挑战［M］. 孙耀君、王祖融，译. 北京：中国社会科学出版社，1984.

［30］［美］彼得·圣吉. 第五项修炼［M］. 张成林，译. 北京：中信出版社，2008.

［31］［美］小田康友，等. 病人期望的医患关系［J］. 医学教育，2003.

［32］张鸿铸. 论医院文化建设中人的敬业精神［J］. 中国医学伦理学，2007.

［33］高阳. 如何加强临床医学重点学科建设与管理的思考［J］. 世界最新医学信息文摘，2018.